プライム 脳神経外科

3

脳・脊髄動静脈奇形と
頭蓋内・脊髄硬膜動静脈瘻

監修
木内博之
斉藤延人
編集
中瀬裕之

三輪書店

注　意

　この分野の知識と技術は常に変化しています．新たな知識や技術の広がりに伴い，研究や治療の手法に適正な変更が必要となることがあります．読者の皆様には，医療に関する最新情報や製薬会社から提供される薬剤の推奨用量，投与方法，投与期間，禁忌等に関する最新情報について十分に確認することを推奨いたします．

出版者

——プライム脳神経外科——
監修のことば

　本シリーズは名前に「プライム」を冠することからもおわかりのように，脳神経外科の最高の手術書を目指して企画いたしました．現在，第一線で活躍されているエキスパートの先生方を執筆陣にお迎えし，次世代を担う脳神経外科医のために，執筆者自身の経験と知識そして役立つ技術を余すところなく伝えていただいたと考えております．

　本シリーズは代表的疾患である脳動脈瘤，脳梗塞（虚血），脳（脊髄）動静脈奇形，グリオーマ，頭蓋底腫瘍，機能外科的疾患を取り上げ，それらの治療に必要な，戦略，アプローチ，手術手技を実際の臨床の場でイメージできるような実践的な手順書となるよう配慮しました．そのため，本シリーズではイラストをより多く掲載し，ビジュアル面を充実させました．イラストを用いる利点は，実際の描写を強調あるいは省略できること，また，本来見えない死角部分を描き加えられることです．これにより，執筆者の意図をより的確に伝えることができると思っています．また，本文の記述スタイルを簡潔な箇条書きとし，合間に，見やすいBOXを配置して，手術のコツ，強調したいポイント，落とし穴，トラブルシューティングなどを明記しました．これらの工夫により，通読しなくとも必要に応じてページを開けば，すぐに欲しい情報にアクセスすることが可能となり，利便性がより高まったと考えております．そして，本シリーズの最大の特色は，執筆陣に比較的若い世代の先生をお迎えした点です．実臨床における通常の治療から難易度の高い手術まで，実際に手術している目線からの適切な示唆に富む内容をご執筆いただきました．素晴らしい玉稿を賜りました執筆者の先生のご協力なくして本シリーズの刊行は成りえませんでした．第一級の先生方を執筆者にお迎えすることができたことに心より感謝申し上げます．この場をお借りして厚く御礼申し上げます．

　本シリーズの作成にあたり，監修の立場からは，シリーズ全体の構成と最低限押さえるべき内容を提示するにとどめ，各巻の詳細な内容や執筆者の人選は各巻の編集の先生に一任しました．監修者として最も傾注した点は，編集者の人選であったと言っても過言ではありません．各エキスパートの独自の編集により，その領域に必須な事項を余すところなく的確に掲載できたと考えております．全巻をとおして，「マニュアルとしての手術書を目指す」との当初の目的を全うしつつも，編集者の個性が光るバラエティーに富んだシリーズとなったものと思います．ご多忙のなか快く編集をお引き受けくださった，中瀬裕之先生，隈部俊宏先生，河野道宏先生，三國信啓先生には深く感謝申し上げます．

　また，読者の皆様におかれましてはどうか『プライム脳神経外科』全巻を座右の書としていただき，これからの脳神経外科を担う新たなエキスパートとして活躍されますことを心より祈念しております．

木内博之　　斉藤延人

第3巻の序

　脳神経外科の最高の手術書を目指して企画された『プライム脳神経外科』シリーズの第3巻「脳・脊髄動静脈奇形と頭蓋内・脊髄硬膜動静脈瘻」を編集させていただきました．第1巻「脳動脈瘤」，第2巻「脳虚血」に引き続いて，第3巻は“脳・脊髄動静脈奇形および頭蓋内・脊髄硬膜動静脈瘻”の治療に必要な戦略・アプローチ・手術手技を実際の臨床の場でイメージできるような実践的な手順書を目指して，この分野の第一線で活躍されているエキスパートの先生方にお願いして，ご自身の経験と知識および実践で役立つ技術を伝えていただきました．

　まず，第Ⅰ章は「脳・脊髄動静脈奇形と頭蓋内・脊髄硬膜動静脈瘻の臨床病態と診断」．成因から自然歴，臨床病態，診断，分類と画像診断まで，この疾患の概略を理解するのに役立ちます．第Ⅱ章は「その他の血管奇形の臨床病態および診断と治療方針」として，血管性腫瘍，血管奇形，海綿状血管腫，developmental venous anomaly を取り上げました．第Ⅲ章は「脳動静脈奇形の治療」です．外科治療・血管内治療・定位放射線治療に分けて最新の治療法を紹介していただきました．読者の皆様にはこの3つの武器の特性・効果・限界を理解していただき，multimodality treatment では治療法をどのように組み合わせていくかを考えて治療にあたっていただきたいと思います．第Ⅳ章は「頭蓋内硬膜動静脈瘻の治療」です．硬膜動静脈瘻は，流出静脈路の形態をもとにした分類がいくつか提唱されています．治療としては，主に血管内治療と定位放射線治療が紹介されています．その後，部位別の頭蓋内硬膜動静脈瘻についてわかりやすくまとめていただきました．第Ⅴ章は「脊髄動静脈シャントに対する治療」．特殊な疾患ですが，治療の実際やポイントが記載されています．最後に，第Ⅵ章は「各部位の脳動静脈奇形／硬膜動静脈瘻や特殊な病態の治療」．個別に論じたほうがよいと考えた特殊な疾患の治療の実際が紹介されています．

　本書の特徴は，別々にまとめられていることが多かった脳・脊髄動静脈奇形と頭蓋内・脊髄硬膜動静脈瘻を“動静脈シャント疾患”として一つにまとめたことです．脳・脊髄の動静脈シャント疾患のほぼすべてを網羅しており，ここまでまとまった成書としては類を見ないと思っています．

　最後になりましたが，ご多忙にもかかわらず御執筆いただきました著者の先生方に篤く御礼申し上げます．また，作業の遅い我々を見捨てずに本書の編集を最後までご担当いただきました三輪書店の久瀬幸代様に心から感謝申し上げます．表紙に大きく描かれているフクロウ（知性や賢者の象徴）のように，本書が日常診療において「脳・脊髄動静脈奇形と頭蓋内・脊髄硬膜動静脈瘻」の病態の理解や治療に役立つことを願っています．

2019 年 5 月吉日

奈良県立医科大学 脳神経外科
教授　中瀬裕之

目　次

第Ⅰ章　脳・脊髄動静脈奇形と頭蓋内・脊髄硬膜動静脈瘻の臨床病態と診断

1　脳動静脈奇形の臨床病態　（大石哲也，吉村晋一，岩田亮一，淺井昭雄）……… *002*
　　成因と発育……*002*　　分子生物学……*004*　　疫　学……*006*　　自然歴……*006*
　　分　類……*006*　　臨床病態……*008*

2　脳動静脈奇形の診断　（月花正幸，中山若樹）……………………………………… *009*
　　診断概要……*009*　　各種画像検査……*010*　　治療のための臨床分類……*014*

3　頭蓋内硬膜動静脈瘻の臨床病態　（金丸和也，木内博之）……………………… *015*
　　成　因……*015*　　疫　学……*015*　　自然歴……*016*　　臨床病態……*016*
　　循環動態……*017*

4　頭蓋内硬膜動静脈瘻の分類と診断　（里見淳一郎）………………………………… *020*
　　硬膜動静脈瘻の分類……*021*
　　発症形式による分類—発症形式が軽症（無症状もしくは耳鳴など）か重症（頭蓋内出血もし
　　　くは中枢神経症状）か？……*023*
　　硬膜動静脈瘻の重症化に関連する因子の重みづけ—症状と静脈還流形態，どちらがより重症
　　　化に関与しているか？……*023*

5　脊髄動静脈シャントの分類と臨床病態　（飛驒一利）……………………………… *025*
　　脊髄硬膜動静脈瘻（dural AVF）……*025*　　脊髄硬膜外動静脈瘻（epidural AVF）……*027*
　　脊髄辺縁部動静脈瘻（perimedullary AVF）……*027*
　　髄内動静脈奇形（intramedullary AVM）……*029*

6　脊髄動静脈シャントの画像診断　（髙井敬介）……………………………………… *031*
　　MRI……*031*　　造影 MRA……*035*　　静注多列 CT……*036*　　動注多列 CT……*036*
　　血管造影……*036*　　3D コンピュータ画像……*037*

第Ⅱ章　その他の血管奇形の臨床病態および診断と治療方針

1　血管性腫瘍と血管奇形　（難波克成）………………………………………………… *042*
　　血管性腫瘍・血管奇形の International Society for the Study of Vascular Anomalies（ISSVA）
　　　分類とそのコンセプト……*042*
　　脳神経外科領域に関連深い血管奇形……*048*

2　海綿状血管腫　（山田修一）…………………………………………………………… *050*
　　病理学的所見……*050*　　症　状……*051*　　海綿状血管腫からの出血……*051*
　　家族性と遺伝……*051*　　画像診断……*052*　　治　療……*054*　　治療成績……*055*
　　その他……*056*

3　Developmental venous anomaly　（青木（小野田）吏絵）………………………… *057*
　　病　因……*057*　　構造の特徴……*057*　　病　理……*057*　　臨床病態……*058*
　　画　像……*058*　　合併する病態……*060*　　DVA with early venous filling……*060*
　　まとめ……*062*

第Ⅲ章 脳動静脈奇形の治療

（1）外科治療

1 脳動静脈奇形の外科治療：Spetzler-Martin（S-M）grade Ⅰ-Ⅱ （菊田健一郎） ……………………… 066
    適 応……066　　ポイント……066　　方 法……067

2 脳動静脈奇形の外科治療：Spetzler-Martin（S-M）grade Ⅲ-Ⅳ （栗田浩樹） ……………………… 073
    手術戦略・手術支援……073　　手術手技……074　　術後管理……079

3 脳動静脈奇形の外科治療の工夫 （吉岡秀幸，木内博之） ……………………………………………………… 080
    術前塞栓術……080　　手術手技と工夫……080

4 Eloquent 領域の脳動静脈奇形の外科治療 （中冨浩文） ……………………………………………………… 086
    Eloquent 領域……086　　ポイント……086　　方 法……086
    症例1：感覚路近傍の破裂動静脈奇形……087　　症例2：視覚野の破裂動静脈奇形……091

5 非表在性脳動静脈奇形に対する外科治療 （髙木康志） …………………………………………………………… 095
    手術適応……095　　画像所見……095　　治療法の選択……095　　手術手技……096
    術後成績……100

（2）血管内治療

1 脳動静脈奇形の血管内治療のコツとポイント （伊藤 靖） …………………………………………………… 101
    治療戦略の決定……101　　セッティング……102　　Onyx™ 注入手技の実際……103

2 脳動静脈奇形の血管内治療：特に塞栓物質について （宮地 茂） ………………………………………… 111
    液体塞栓物質の種類……111　　各塞栓物質の特性の違い……112
    使用法……113　　使い分け……117

（3）定位放射線治療

1 脳動静脈奇形に対する定位放射線治療の実際とコツ （芹澤 徹） ……………………………………… 119
    適 応……119　　ポイント……119　　方 法……119　　照 射……124
    フレーム除去……124　　照射後の観察……124

2 治療困難な脳動静脈奇形に対する定位放射線治療 （城倉英史） …………………………………………… 125
    治療困難な脳動静脈奇形とは……125　　大きな動静脈奇形に対する適応……125
    大きな動静脈奇形の治療……126　　塞栓術との併用について……130
    分割照射について……131

第Ⅳ章 頭蓋内硬膜動静脈瘻の治療

（1）治療法

1 頭蓋内硬膜動静脈瘻の治療方針 （桑山直也） ……………………………………………………………………… 136
    治療を決める前に確認すべき項目……136　　治療適応を見極める……140
    治療方法を決める……141　　血管内治療……142　　開頭術……144

2 頭蓋内硬膜動静脈瘻の血管内治療のコツ：経静脈的塞栓術（TVE） （盛岡 潤，村尾健一）……… 145
    画像診断……145　　経静脈的塞栓術の適応……147　　経静脈的塞栓術の方法……148
    合併症……149　　症例提示……150

3 頭蓋内硬膜動静脈瘻の血管内治療のコツ：経動脈的塞栓術（TAE）（大西宏之）························ *153*

適　応····*153*　　ポイント····*153*　　塞栓方法····*154*

4 頭蓋内硬膜動静脈瘻に対する定位放射線治療（ガンマナイフ）（川岸　潤，城倉英史）··············· *161*

適　応····*161*　　治療の実際····*161*　　治療成績····*164*

5 頭蓋内硬膜動静脈瘻に対する定位放射線治療（サイバーナイフ）：
治療成績と合併症を中心に　（小林正人）··· *166*

適　応····*166*　　方　法····*166*　　治療計画作成時の注意点····*167*　　治療効果····*169*
合併症····*169*

（2）部位別頭蓋内硬膜動静脈瘻の治療

1 横・S状静脈洞部　（秋岡直樹）··· *171*

適　応····*171*　　ポイント····*172*　　方　法····*172*

2 上矢状静脈洞部　（増尾　修）··· *177*

総　論····*177*　　治療の実際····*177*　　液体塞栓物質による経動脈的塞栓術····*178*
固体塞栓物質による経動脈的塞栓術····*180*　　経静脈的塞栓術····*182*

3 海綿静脈洞部　（中川一郎）··· *185*

分　類····*185*　　適　応····*185*　　治療方法····*186*　　経静脈的塞栓術の実際····*186*

4 テント部　（鶴田和太郎）··· *191*

テント部硬膜動静脈瘻の特徴····*191*　　Tentorial sinus の分類····*191*
テント部硬膜動静脈瘻の分類····*191*　　テント部硬膜動静脈瘻の治療適応と方法····*192*
経動脈的塞栓術症例····*193*　　経静脈的塞栓術症例····*195*
外科的シャント離断術例····*196*

5 前頭蓋底部　（長谷川　仁）··· *198*

疫学―わが国における悉皆調査····*198*　　自然歴····*198*　　診　断····*198*
治療の適応と選択····*198*　　外科的治療····*199*　　術後評価····*203*

6 頭蓋頚椎移行部　（佐藤健一）··· *204*

ポイント····*204*　　頭蓋頚椎移行部の正常血管解剖····*204*
頭蓋頚椎移行部硬膜動静脈瘻の特徴····*205*　　症　状····*206*　　診　断····*206*
治　療····*208*　　術後管理····*209*

第Ⅴ章　脊髄動静脈シャントに対する治療

1 髄内型脊髄動静脈奇形の治療　（長内俊也）··· *214*

治療総論····*214*　　治療各論····*216*　　外科的治療····*217*　　定位放射線治療····*219*

2 脊髄辺縁部動静脈瘻の治療　（高見俊宏，内藤堅太郎，大畑建治）································· *220*

直達手術の適応····*220*　　直達手術のポイント····*221*　　術中画像····*221*
神経モニタリング····*222*　　脊髄硬膜内操作のポイント····*223*
術後管理で注意すべきこと····*224*　　まとめ····*224*

3 硬膜動静脈瘻の外科治療　（山口　智）··· *225*

適　応····*225*　　ポイント····*225*　　術前評価および計画····*225*　　手術について····*227*
考えられる合併症····*229*

4 脊髄硬膜外動静脈瘻の治療 （竹島靖浩）……………………………………………… *230*

背　景……*230*　　定　義……*230*　　発症形式……*231*　　疫　学……*233*
要　因……*234*　　鑑別診断……*234*　　治　療……*234*　　まとめ……*236*

5 脊髄動静脈シャント（脊髄動静脈奇形 / 動静脈瘻）に対する血管内治療 （田上秀一）……………… *237*

脊髄動静脈シャント疾患の分類……*237*　　硬膜動静脈瘻（dural AVF）……*237*
硬膜外動静脈瘻（epidural AVF）……*239*
辺縁部脊髄動静脈瘻（perimedullary AVF）……*240*
髄内動静脈奇形（intramedullary AVM）……*241*

第VI章　各部位の脳動静脈奇形 / 硬膜動静脈瘻や特殊な病態の治療

1 大脳半球間裂動静脈奇形の手術 （宇野昌明）……………………………………………… *246*

頻　度……*246*　　局在部位による分類……*246*　　手術方法……*247*　　術後成績……*253*

2 小脳動静脈奇形の手術 （弘中康雄）………………………………………………………… *254*

適　応……*254*　　方　法……*254*　　限　界……*259*

3 脳室近傍部動静脈奇形の手術 （阿南英典，山口浩司，川俣貴一）………………………… *260*

手術適応……*260*　　術前塞栓術……*260*　　円筒脳べら……*260*　　皮膚切開・開頭……*261*
術中支援装置……*261*　　Nidus 摘出……*262*　　円筒脳べらの適応の限界……*264*

4 脳幹部海綿状血管腫の手術 （斉藤延人）…………………………………………………… *265*

アプローチの選択……*265*　　Occipital transtentorial approach……*265*
Trans-4th ventricle approach……*267*　　Anterior petrosal approach……*270*

5 小児脳動静脈奇形 / 硬膜動静脈瘻に対する血管内治療 （石黒友也）……………………… *272*

臨床症状……*272*　　治療適応……*272*　　血管内治療……*274*　　Galen 大静脈瘤……*274*
DSM with AV shunt……*275*　　IDAVS……*276*　　Adult type of DAVS……*276*
脳動静脈奇形・動静脈瘻……*277*

6 小児脳動静脈奇形 / 硬膜動静脈瘻に対する定位放射線治療

（林　基弘，田村徳子，堀場綾子，森谷圭佑，川俣貴一）……………………………… *278*

適　応……*278*　　ポイント……*278*　　治療の実際・治療動線とシステム……*279*
治療計画（ガンマナイフ）……*281*　　治療成績……*282*　　副作用・限界……*283*

索　　引 ……………………………………………………………………………………… *286*

本書では本文において，動静脈奇形（arteriovenous malformation）を AVM，
動静脈瘻（arteriovenous fistula）を AVF と略して掲載しています.

イラスト：彩考（大桑あずさ）
今﨑和広
スタジオ・コア（昆　工）

執筆者一覧

監　修

木内　博之　　山梨大学大学院 医学工学総合研究部 脳神経外科 教授

斉藤　延人　　東京大学大学院 医学系研究科 脳神経外科学 教授

編　集

中瀬　裕之　　奈良県立医科大学 脳神経外科 教授

執　筆（掲載順）

大石　哲也　　関西医科大学 脳神経外科

吉村　晋一　　関西医科大学 脳神経外科 病院教授

岩田　亮一　　関西医科大学 脳神経外科 助教

淺井　昭雄　　関西医科大学 脳神経外科 教授・診療科長

月花　正幸　　北海道大学医学部 脳神経外科 客員臨床助教

中山　若樹　　北海道大学医学部 脳神経外科 講師・病棟医長

金丸　和也　　山梨大学大学院 医学工学総合研究部 脳神経外科 病院
　　　　　　　准教授

木内　博之　　山梨大学大学院 医学工学総合研究部 脳神経外科 教授

里見淳一郎　　きたじま田岡病院 脳神経外科 院長

飛驒　一利　　札幌麻生脳神経外科病院 脳神経外科 院長

髙井　敬介　　東京都立神経病院 脳神経外科 医長

難波　克成　　自治医科大学附属病院血管内治療センター 脳血管内治
　　　　　　　療部 教授

山田　修一　　奈良県立医科大学 脳神経外科 学内講師

青木（小野田）更絵　　東海大学医学部 脳神経外科 助教

菊田健一郎　　福井大学医学系部門医学領域 脳脊髄神経外科分野 教授

栗田　浩樹　　埼玉医科大学国際医療センター 脳卒中外科 教授（診
　　　　　　　療部長）

吉岡　秀幸　　山梨大学大学院 医学工学総合研究部 脳神経外科 学部
　　　　　　　内講師

中冨　浩文　　東京大学大学院 医学系研究科 脳神経外科学 准教授

髙木　康志　　徳島大学大学院 医歯薬研究部 脳神経外科学分野 教授

伊藤　靖　　　信楽園病院 脳神経外科 研究部長

宮地　茂　　　愛知医科大学医学部 脳神経外科 教授

芹澤　徹　　　築地神経科クリニック 東京ガンマユニットセンター 院長

城倉　英史　　古川星陵病院 鈴木二郎記念ガンマハウス 施設長

桑山　直也　　富山大学医学部 脳神経外科 診療教授

盛岡　潤　　　城山病院 脳・脊髄・神経センター 副センター長

村尾　健一　　城山病院 脳・脊髄・神経センター 顧問

大西　宏之　　大西脳神経外科病院 脳神経外科 部長

川岸　潤　　　古川星陵病院 鈴木二郎記念ガンマハウス

小林　正人　　埼玉医科大学病院 脳神経外科 教授

秋岡　直樹　　富山大学医学部 脳神経外科 診療講師

増尾　修　　　横浜市立市民病院 脳血管内治療科 科長

中川　一郎　　奈良県立医科大学 脳神経外科 准教授

鶴田和太郎　　虎の門病院 脳神経血管内治療科 部長

長谷川　仁　　新潟大学脳研究所 脳神経外科 講師

佐藤　健一　　広南病院 血管内脳神経外科 副部長

長内　俊也　　北海道大学医学部 脳神経外科 診療講師

高見　俊宏　　大阪市立大学大学院 医学研究科 脳神経外科 准教授

内藤堅太郎　　大阪市立大学大学院 医学研究科 脳神経外科 講師

大畑　建治　　大阪市立大学大学院 医学研究科 脳神経外科 教授

山口　智　　　Department of Neurosurgery, University of Iowa
　　　　　　　Hospitals and Clinics

竹島　靖浩　　奈良県立医科大学 脳神経外科 助教

田上　秀一　　久留米大学医学部 放射線医学講座 講師

宇野　昌明　　川崎医科大学 脳神経外科 教授

弘中　康雄　　奈良県西和医療センター 脳神経外科 部長

阿南　英典　　東京女子医科大学 脳神経外科 助教

山口　浩司　　東京女子医科大学 脳神経外科 准講師

川俣　貴一　　東京女子医科大学 脳神経外科 教授・講座主任

斉藤　延人　　東京大学大学院 医学系研究科 脳神経外科学 教授

石黒　友也　　大阪市立総合医療センター 脳血管内治療科 副部長

林　基弘　　　東京女子医科大学 脳神経外科 講師・ガンマナイフ室長

田村　徳子　　東京女子医科大学 脳神経外科 助教

堀場　綾子　　東京女子医科大学 脳神経外科 助教

森谷　圭佑　　東京女子医科大学 脳神経外科 助教

第I章

脳・脊髄動静脈奇形と
頭蓋内・脊髄硬膜動静脈瘻の
臨床病態と診断

I-1 脳動静脈奇形の臨床病態

大石哲也，吉村晋一，岩田亮一，淺井昭雄

成因と発育

血管発生と新生

- 血管の発生は，中胚葉系の前駆細胞から血管内皮細胞が分化して原始血管叢（primitive vascular network）を形成する脈管形成（vasculogenesis）に始まり，そこから血管が伸長してネットワークを形成していく血管新生（angiogenesis）❶，さらには間葉細胞のリクルートメントによる平滑筋細胞の発生と，2つの細胞成分間の相互作用による血管成熟（vascular maturation）という一連の過程によって形成される❷（図1）.
- これらの一連の血管形成過程で，血管内皮増殖因子（vascular endothelial growth factor：VEGF）❸，線維芽細胞成長因子（fibroblast growth factor：FGF），angiopoietin，Eph/ephrin系などのさまざまな因子によって血管網を形成する.

> **Memo 1**
> 『脳神経外科用語集 改訂第3版』では，血管新生は vascularization と記載されているが，本稿では従来通り angiogenesis とした.

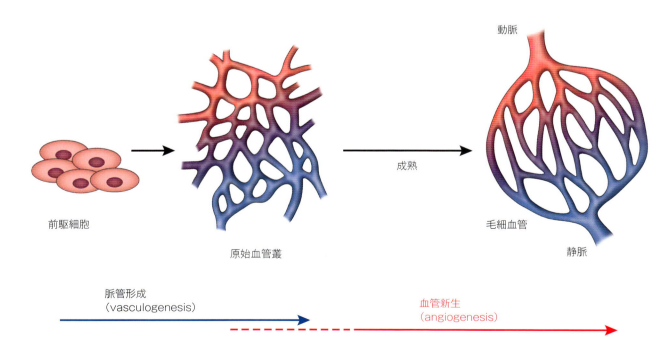

図1 血管発生

成因

- 動静脈奇形（AVM）は，正常な毛細血管系が欠如しており，異常血管塊（nidus）を介した動脈と静脈の集合体を形成している（図2）．
- 一般的にその発生起源は，胎生約3週頃に発生する血管形成異常の遺残であると考えられている．すなわち，血管が細動脈・毛細血管・細静脈に分かれるこの時期に何らかの異常が血管に生じて，血管増殖因子の過剰発現，血行力学的因子が加わることにより成長・成熟する．
- しかし，この時期の異常発生を経時的に実臨床で確認した例はなく，Galen大静脈瘤の多くが胎内診断されるのに対して，頻度の多いはずの脳AVMが，胎内診断されることはない❹．
- また，*de novo* AVMとして報告されている例もあり，先天性疾患としてのみ成因を説明するには疑問の余地が残る．
- Yaşargilは，AVMの成因を局所的な毛細血管の増殖的異形成（proliferative capillaropathy）と考え，さらにその病態は，血流によるストレスや出血・血栓化などにより複雑に変化する動的なものであることを認識すべきと述べている．
- この考えに従うと，血管内皮細胞のもつ遺伝的な要因（primary trigger）に，局所的な血管形成過程における環境因子（secondary trigger）が作用することにより，AVMが発症すると考察される（図3，図4）．

Memo 2
脈管形成（vasculogenesis）と血管新生（angiogenesis）
脈管形成は発生初期の胚で起こり，血管新生は発生初期のみならず成体でも起こる過程であるとされたが，成体においても脈管形成が，骨髄由来の血管内皮前駆細胞（endothelial progenitor cell：EPC）から起こることが報告され[1]，かつ脳血管奇形でもEPCの存在が確認されている[2]．脈管形成と血管新生は発生過程だけでなく，成体においても起こる現象であり，その過程での異常により血管奇形が発生するとすれば，発生初期だけではなく出生後にも血管奇形が発生しても不思議ではない．

Memo 3
VEGFとAVM
AVMの発生，増大においてVEGFの増殖シグナルが関与している[3]．成人例/小児例ともにnidus内血管および周囲組織においてVEGFが発現しているが，特に小児例では強く発現する傾向にある．周囲組織でのVEGF発現は，外科的摘出後の再発との関連性が報告されている．

Memo 4
小児AVM
15歳以下の発症はAVM全体の約10～20％，小児脳血管障害のうちAVMの占める比率は約15～30％で，特に出血性疾患のなかでは約50％を占める．小児AVMは出血を初発として発症するものが約60～90％で，初発が痙攣のみの場合も，そのうち約15～25％に出血が加わる．乳幼児期に発症したAVMの特徴をまとめる．
① 男児に多い．
② AVMのfeederは中大脳動脈，drainerは上矢状静脈洞に最も多く認める．
③ 初発症状に心不全徴候を認める．
④ 発生部位は脳実質による抵抗の少ない脳裂沿いであり，sylvian fissure沿いに多く認める．
⑤ AVMの形状は，一般的にいわれているようなnidusをもつものは少ない．
⑥ fistula-type AVMが多く，1～数個の動脈瘤様の瘤状物を伴うことも特徴の一つといわれている．また，小児のAVMはサイズが小さいものが多く，摘出可能な症例では予後良好とされている．

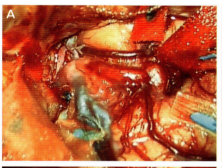
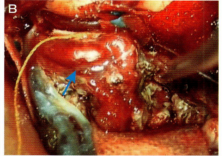
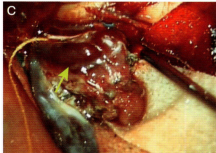
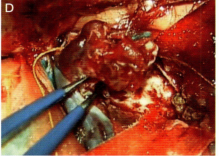
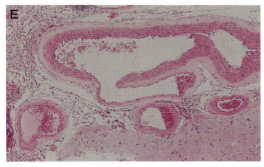

図2．AVMの組織
A：脳表．B：feeder処置前，→はred vein．C：feeder処置後，main drainerは通常の色調に戻っている（→）．D：nidus．E：nidusのHE染色組織標本（×50）．大小さまざまな血管の混在を認める．

- また，secondary trigger が早期に作用すれば大きな病変に進行する可能性があり，作用する時期が遅ければ限局性の病変になりうると考えられる[4]．

> **Memo 5**
>
> **CAMS**
> Lasjaunias は，体節（metamere）の分化の過程で，各種の血管病変〔AVM，動静脈瘻（AVF）〕が同じ体節に起こる症候群を，cerebrofacial arteriovenous metameric syndrome（CAMS）として提唱した．
>
> **Cobb 症候群**
> Cobb 症候群は神経皮膚症候群の一つであり，脊髄動静脈シャント（spinal arteriovenous shunts：SAVS）と椎体や皮膚などに発生した血管病変が同一の髄節に認められる疾患である．1915 年に Harvey Cushing のレジデントであった若い Cobb 医師によって報告された．

分子生物学[5]

遺伝子異常

- ほとんどの AVM は孤発性に発生する．
- 遺伝性突然変異に基づき発生するものとして，遺伝性出血性毛細血管拡張症（hereditary hemorrhagic telangiectasia：HHT），CAMS（cerebrofacial arteriovenous metameric syndrome），Cobb 症候群がある❺．
- HHT は，皮膚・粘膜の毛細血管拡張，脳を含む主要臓器の AVM などの血管形成異常を引き起こす常染色体優性遺伝疾患である❻．

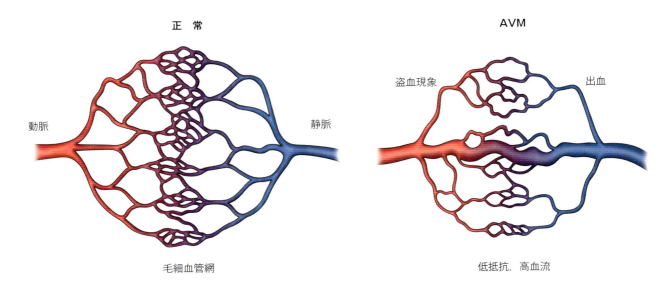

図3. AVM の血管構造

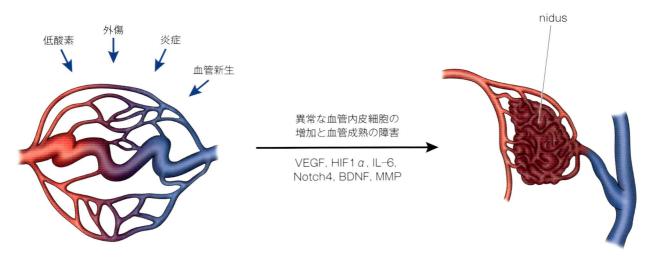

図4. AVM の成因と発育

- 責任遺伝子として，TGF-β/BMP シグナルカスケードに属する endoglin，activin receptor-like kinase1（ALK1），SMAD4 の 3 つが同定されている．

発生の分子メカニズム

- Endoglin，ALK1 は，TGF-β と結合し，血管新生に関与する．
- 血管壁における TGF-β の役割は，細胞外マトリックス産生を調整することにより，血管内皮細胞と平滑筋細胞の間の相互作用を維持し，脈管系の発達の促進，形態・機能の正常維持である．

動物モデル ❼

- Endoglin，ALK1 もしくは TGF 受容体のいずれかをノックダウンしたマウスでは，胎生中期に心血管形成不全のため死亡する．
- しかし endoglin ヘテロ接合体マウスでは，生存・成長が可能であると同時に，出血や毛細血管拡張などの所見が確認され，ヒト HHT 同様，発症年齢，重症度は不均一となる[7]．
- また HHT マウスにおいては，VEGF の過剰発現を起こす虚血，炎症，損傷治癒などにより，後天的に異常血管が増生する．

発育の分子メカニズム

- 孤発性の AVM でも，TGF-β，BDNF，IL-6，ANGPTL4 の SNP（一塩基多型）が報告されている（表 1）．
- AVM に関連する遺伝子異常は，炎症，血管新生，脈管形成，構造タンパクに影響を与えることで病態形成にかかわっている．
- 血管新生において重要な因子である VEGF は，健常成人での血管構築においてその発現が抑制されているが，AVM では発現が亢進している．

表1... AVM に関連する一塩基多型

分 子	SNP（一塩基多型）	関連性
TGF-β2	-879 G/G	AVM の発生リスク増加
TGFR-β2	-875 A/G	AVM の発生リスク増加
IL-17A	-197 G/A	脳出血のリスク増加
BDNF	rs6265（Val66Met）	BDNF 分泌の低下，神経損傷後の予後不良
ANGPTL4	rs11672433	AVM の発生リスク増加
MMP-3	rs522616（-709 A/G）	脳出血と関連
MMP-9	rs9509	脳出血と関連
IL-1α	-889 C>T	AVM の発生リスク増加
IL-6	-174 G/C	脳出血のリスク増加
ACVRL1	IVS-35 A/G	AVM の発生リスク増加

ANGPTL4：angiopoietin-like 4, ACVRL1：activin resecptor-like kinase1, BDNF：brain-derived neurotrophic fator, IL：interleukin, MMP：marixmetalloprotein kinase, TGF：transforming growth factor

---

Memo 6

HHT に関連した AVM
HHT 患者の 5～10% に脳 AVM を伴う．通常の AVM と比較して，次のような違いがある．
① 多発性が多い．
② 1 cm 以下の micro AVM が多い．
③ 多くは脳表に存在し，drainer も表在静脈であることが多い．
④ AVF を合併することも多い．
⑤ 自然歴については Willemse らの 196 例の検討によると，年間出血率は 0.36～0.56% であり，sporadic AVM より低い[6]．

Memo 7

Notch シグナルと AVM
AVM の病態解明のためにモデル動物の開発が必須であるが，マウスの血管内皮で Notch4 を活性化させることで，異常血管の増大やシャント形成などの AVM 様の異常血管構築を再現できた．新たな治療標的として注目されている．

- 脳AVMの血管内皮は，正常と異なる性質を有し，増殖能や遊走能が高く，血管新生や炎症に関与する因子の発現異常が報告されている．
- AVMが動的な変化（増大，縮小，再発など）を示すことがあり，これらの因子が関与している可能性がある．

疫 学

- 米国およびオランダでの2つのpopulation-based dataによると，AVM症例の年間発見率は1.1人/10万人である．
- また，スウェーデンでの11年にわたるpopulation-based prospective studyでの，新規の年間発見率は12.4人/100万人で，出血発症70%（脳内出血58%），痙攣発症15%であった．
- これらの研究対象の多くは症候性で，限られた母集団であり，無症候性を含めた本疾患の厳密な発生率は明らかではない．
- Grossらのメタ解析では，男女比55：45，平均発症年齢は33.7歳で，発症形式は出血発症52%，痙攣発症27%であった[8]．

自然歴

出血率

- AVMの年間出血率は2〜4%，出血例では最初の1年は6〜18%，その後は4%に戻るとされている．
- Grossらのメタ解析における年間出血率は，未出血例では2.2%，出血例で4.5%，全体で30%であった．
- AVMが自然閉塞する頻度は1.3%と少ない．

出血のリスク因子

- AVMの自然経過において，出血率を上昇させる因子として，深部局在，出血の既往，深部静脈のみの関与，動脈瘤合併では出血率が高く❽（図5），drainerの狭窄などの血管構築などにも注意を要する[11]．

分 類

- 一般的に脳血管奇形は，従来は病理組織学的に分類されていたが，近年は発生学および分子遺伝学的に分類されるようになった．
- 脳血管奇形は，実際的には，機能的アプローチにより分類される．

病理組織学的分類

- ①動静脈奇形（AVM），②発生学的静脈形成異常（developmental venous anomaly），③毛細血管拡張症（telangiectasia），④海綿状血管腫（cavernous angioma）．

> **Memo 8**
>
> **AVMと動脈瘤（表2参照）**
> AVMには動脈瘤の合併が知られているが，①nidus内，②flow-relatedまたはfeeder，③AVMと関連しないタイプの動脈瘤がある．
> Stapfら[9]の連続463例の検討では，117例（25%）の患者で動脈瘤を認めた．21例がnidus内のみに存在し，54例がfeeder，18例はAVMと関連しない動脈瘤であった．残りの24例は3タイプのいずれかが混在していた．Redekopらは，flow-related動脈瘤を近位型と遠位型に分類しているが，遠位型はAVMの摘出で動脈瘤の消退を認めるが，近位型は縮小しなかったと報告している[10]．

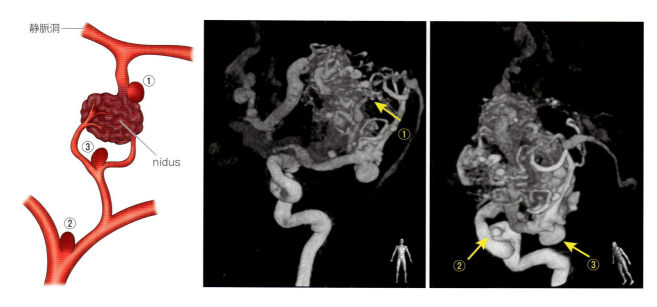

図5. AVMと動脈瘤
① nidus内の動脈瘤. ② flow-related 動脈瘤（近位型）. ③ flow-related 動脈瘤（遠位型）.

表2. 脳AVMに関するSpetzler-Martin分類（1986）

特　徴		点　数
大きさ	小（＜3cm）	1
	中（3〜6cm）	2
	大（＞6cm）	3
周囲脳の機能的重要性	重要でない（non-eloquent）	0
	重要である（eloquent）	1
Drainerの型	表在性のみ	0
	深在性	1

大きさ，周囲脳の機能的重要性，drainerの型の点数の合計点をgradeとする．
重症度（grade）＝（大きさ）＋（機能的重要性）＋（drainerの型）
　　　　　　　＝（1, 2, 3）＋（0, 1）＋（0, 1）

（文献12を参照して作成）

臨床的分類

- 実地臨床においては，手術のリスクの評価に基づいたSpetzler-Martin分類が用いられる（表2）．
- 本分類による術後神経脱落症状の出現率は，grade 1で0%，2で5%，3で16〜21.9%，4で21.9〜27%，5で16.7〜31%と報告されている．
- しかし実際の診療では，S-M gradeのみで治療方針を決定することは困難で，同じgradeであっても，病変の出血率，病変の部位や形，穿通枝の関与，出血既往，患者の年齢や神経症状などの違いを考慮しつつ，各症例に応じた治療方針を検討していく必要がある❾．

Memo 9

High-grade AVM（Grade 4と5）の自然歴

High grade AVMは出血率が低いという報告や，low grade AVMよりも出血率が高いという報告があるが，いずれにせよ出血した場合の予後は不良とされている．Hanらの，1997〜2000年の連続73例の解析では，全体の年間出血率は1.5%と過去の報告よりかなり低く，その一方で外科的治療の罹患率および死亡率がそれぞれ17%，22%と高く，部分治療の症例では，逆に年間出血率が10.4%に上昇した[13]．Laaksoらの，63例のhigh-grade AVMを無治療で平均11年追跡した結果では，23例（37%）が追跡期間中に出血し，年間出血率は3.3%であった．また経過中出血した23例は，1年後に6例（26%）が死亡しており，9例（39%）が中等度ないし高度の神経学的後遺症を呈した[14]．

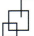

臨床病態

病態

- AVMの病態は，動静脈間に毛細血管が欠損し，静脈系に過大な圧が加わることである．
- Nidus 内部には正常脳組織を伴わないとされているが，diffuse type では脳組織が介在する **10**．

発症形式

- 脳のあらゆる部位に発生するが，80〜85％がテント上である．
- 脳AVMの破裂により，脳出血あるいはくも膜下出血をきたす．また，脳室内出血の形をとることもある．
- 脳AVMの出血は，動脈からではなく，静脈性出血である場合が多い．
- 出血をきたしやすい特徴として，小さいもの，出血歴を有するもの，nidus 内に動脈瘤をもつもの，深部への静脈還流をもつもの，drainer が狭窄したもの，drainer が単一のものなどが知られている．
- 妊娠は出血のリスクと考えられる **11**．

臨床症状

- 20〜40％は，痙攣発作で発症する．
- てんかん発作は，出血発症例に比べて大きいAVMで多い傾向がある．
- AVMに伴い慢性頭痛をきたすことも比較的多い（10〜20％）．
- AVMに血流を盗られ（脳内盗血）周囲脳組織への血液供給が不足した結果，脳循環不全を起こし，精神症状，認知症，局所神経症状などをきたすこともある．
- 拡張した静脈により mass effect をきたすこともある．

予後

- 予後は動脈瘤に比して，良好である．
- 初回出血による死亡率は約10％，再出血の危険性は20％，再出血による死亡率は約13％，およびその後の出血による死亡率は約20％である．
- 出血後の機能障害は通常の高血圧などの脳内出血に比べて回復しやすい．
- 重篤な後遺症は 20〜30％ と報告されている．

Memo 10

Cerebral proliferative angiopathy（CPA）

一般的なAVMとは異なる臨床的・画像的特徴を示す病変として，Lasjaunias らによって提唱された．AVMとの相違点として下記が挙げられる．
①若年女性に多い．
②出血の頻度は少なく，虚血による症状で発症することが多い．
③正常脳実質が病変内に介在する．
④病変の大きさに比しシャント量が少ない．
⑤明らかな dominant feeder はなく，feeder の拡張はあっても軽度で flow-related aneurysm はない．
⑥ feeder の狭窄・閉塞．
⑦硬膜動脈が関与し進行することが多い．
病変部における慢性的な虚血による血管新生・増殖性変化が，この疾患の病態と考えられている．

Memo 11

妊娠分娩とAVM

妊娠・分娩はAVMの出血リスクとなる．Gross らの報告では，妊娠中の年間出血率は10.8％であった[15]．
日本脳神経外科学会による 2010〜2011年の2年間における妊娠・出産・産褥に関連した脳卒中アンケート調査では，97例の出血性脳卒中が報告され，うち25例がAVMからの出血であり最も多くを占めた[16]．また，日本脳卒中学会による 2012〜2013年の2年間の調査結果では，111例の出血性脳卒中のうち，AVMからの出血によるものは19例で，動脈瘤が原因であった22例に次いで多い結果であった[17]．2つの報告では妊娠中期〜後期に破裂しやすく，産褥期に減少する傾向にあった．血圧上昇や血液量の増加がその原因と考えられている．

I2 脳動静脈奇形の診断

月花正幸, 中山若樹

はじめに

- 脳動静脈奇形（AVM）には，出血・痙攣・頭痛などによって医療機関を受診し発見される症候性の場合と，脳ドックなどのスクリーニング検査にて偶然発見される無症候性の場合がある❶.
- 脳 AVM は，MRI および MRA が普及した現在において，発見することは比較的容易となってきている.
- 脳 AVM が発見された後の治療法は，経過観察，開頭手術，血管内治療，放射線治療の単独または組み合わせによるものが考慮されており，多岐にわたる.
- ARUBA 研究により，脳 AVM の予後は侵襲的治療群のほうが内科的治療群に比して，死亡ないし症候性脳卒中の発生率が 3 倍高いと報告された[18]❷.
- ARUBA 研究における症例の治療内容はわが国と異なる印象があり，また長期予後は不明である．治療方針決定においては，個々の症例ごとに判断することが依然重要である❸.
- 脳 AVM のサイズや部位によって侵襲的治療の難易度は大きく異なり，治療適応や手術方法の判断が左右されるため，適切な画像診断とその評価は非常に重要である.

診断概要

- 脳 AVM の診断において最も一般的に用いられ，脳ドックなどのスクリーニング検査で発見されるのは MRI および MRA である.
- 脳血管撮影（DSA）は，病変の血管構造を最も詳しく把握でき，関与する栄養血管，nidus の広がり，drainer の経路を正確に判断することができる.
- 3D-CTA は，細かい血管の描出は DSA に比べると劣るが，病変全体の血管の位置関係や頭蓋骨との位置関係を三次元的に把握できるメリットがある.
- 脳 AVM の治療適応判断もしくは侵襲的治療の難易度には，病変の局在が eloquence か否かが重要になる❹.
- 病変の局在が eloquent である場合，具体的な脳機能と病変の正確な位置関係を把握する必要があり，MR tractography, functional MRI, 脳磁図（magnetoencephalography：MEG）が有用である.

Memo 1

脳 AVM の有病率は 15〜18 人/10 万人で，そのうち約 70 % が出血発症だといわれている．未出血例での年間出血率は 1.7〜2.2 % で，生涯出血率は簡単な近似値として（105 －年齢）% で表される．出血の内訳は，くも膜下 30 %，脳実質内 23 %，脳室内 31 %，複合型 31 % という報告があり，再出血も含めた全脳 AVM の年間出血率は 2〜4 % にのぼり，脳動脈瘤破裂よりも高い頻度である．診断後 20 年間の出血率は 42 % に達するともいわれ，出血した場合の死亡率は 29 %，罹患率は 27 % と脳動脈瘤破裂のそれよりも予後は若干良いものの，この高い出血率は予防的治療の必要性が高いことを示唆する.

Memo 2

ARUBA 研究とは，コロンビア大学神経内科の Mohr 教授らが，未破裂の脳 AVM において内科的治療と外科的治療の優劣を比較した初めての無作為化試験（2007 年 4 月〜2013 年 4 月）である．結果は，一次評価項目であった死亡または症候性脳卒中が外科的治療群で 3 倍も多く生じてしまったため，平均 33.3 ヵ月の追跡期間で早期に終了した.

- これらの画像診断を組み合わせ，近年では脳 AVM の適切な治療方針を個々の症例において決定している．

各種画像検査

CT（図1）

- 未破裂脳 AVM は，単純 CT にて高吸収域と低吸収域の混在が多く，一般的に周囲脳圧迫所見は認めず，血管壁在血栓や石灰化の所見を 25〜30% の症例に認める．
- 造影 CT では，nidus が強く造影され不均一で境界が不規則な高吸収域を示す．
- 出血 AVM は，単純 CT にて脳実質内血腫による脳皮質下高吸収域が最も多く，血腫とそれによる脳の圧迫所見が認められる．
- 近年では，3 D-CTA にて nidus や drainer を明瞭に描出することができる[19]❺．

MRI（図2）

- T2 強調画像では，nidus は蜂の巣状（honeycomb）の血管無信号域，drainer および feeder は棒状の血管無信号域を示す．
- T1 強調画像では，AVM 周囲脳組織にグリオーシスおよびヘモジデリン沈着を示唆する局所的低信号を認める．
- T2* や susceptibility-weighted imaging（SWI）では，従来の T1 強調画像より出血の既往を鋭敏に描出することが可能で，今後の再出血のリスクを推測することができる．特に SWI は感度が鋭敏で，従来では描出できなかった病変を可視化することができ有用性が高い．
- MRA では，nidus は網状の不明瞭な血管影として描出され，そこに連続する栄養動脈や drainer は拡張発達した強い信号で認められるが，

Memo 3
ARUBA 研究では，内科的治療が外科的治療を明らかに上回っていることを示したが，外科的治療が根治療法であり，内科的治療は保存的治療であると考えれば，もっと長期間観察できていた場合に異なる結果が得られた可能性は否定できない．また，外科的治療には外科的切除術以外に血管内塞栓術や放射線治療が多く含まれており，再発が多く，根治療法とはいえない塞栓術を施行した症例が多かったことも結果に影響を与えた可能性がある．実際の根治療法にはこれらの併用療法が多いが，本試験では根治療法に外科的切除術を併用した症例は 1 例しかない．

Memo 4
Eloquence area とは，損傷により重篤な後遺症が出る場所としており，運動野，感覚野，言語中枢，視覚野，視床，視床下部，内包，脳幹，小脳脚，小脳の深部核を示している．

Memo 5
近年では，時間要素を加え血行動態の評価も可能となった time-resolved 3D-CTA（4D-CTA）が，術前計画において活用されている．

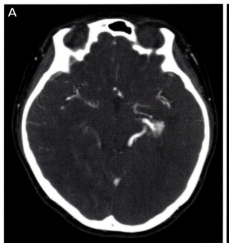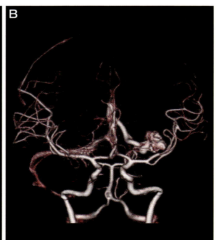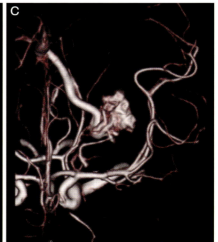

図1　頭部 CT
A：頭部造影 CT 軸状断．左側頭葉内側（海馬〜側脳室下角）に nidus を認め，drainer を認める．B・C：3D-CTA．nidus の大きさと drainer が明瞭に描出されている．細かな feeder は特定できない．

AVMの複雑な構造の詳細を描出するには難がある❻.

MR tractography（図3）

- MR tractographyとは，中枢神経における軸索に起因した水分子の不等方性拡散の性質を利用した画像法である．
- 深部白質において白質の神経線維を描出することができ，錐体路や視放線とnidusの位置関係を把握できる．摘出術の際の危険を予知することが可能となってくる[20]．

functional MRI（図4）

- 運動野の評価には，上肢や下肢の運動タスクによるfunctional MRIが有用であり，実際にタスクをかけた状態で評価することで病変と運動野の位置関係を確認できる．

脳磁図（MEG）（図5）

- 体性感覚誘発磁場により運動野を特定することができ，かな読み課題などにより言語領域も推定できる．
- てんかんを有する症例では，その焦点の特定にも有用である．

SPECT・PET

SPECT

- AVMを介した血流は脳組織に取り込まれず，nidus自体は低集積となり描出されない．
- 周囲脳組織の血流低下を伴う場合（盗血現象）は，周囲の組織も低集積となる．

Memo 6
現在では，3 Tesla以上の高磁場MRIによるtime-of-flight（TOF）MRA撮影が可能になり，穿通枝レベルの血管評価も可能となっているが，DSAに比して得られる情報量は依然少ない．

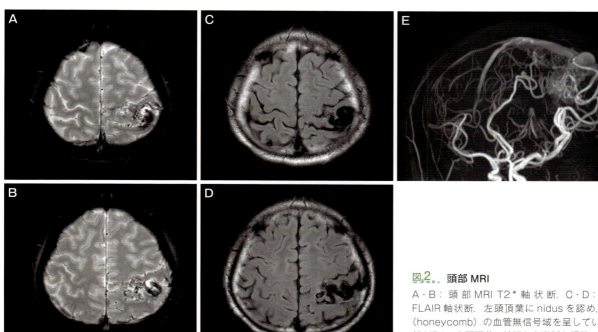

図2. 頭部MRI
A・B：頭部MRI T2*軸状断．C・D：頭部MRI FLAIR軸状断．左頭頂葉にnidusを認め，蜂の巣状（honeycomb）の血管無信号域を呈している．E：頭部MRA．左頭頂葉に拡張した動脈と網状で不明瞭な血管影（nidus）およびdrainerを認める．

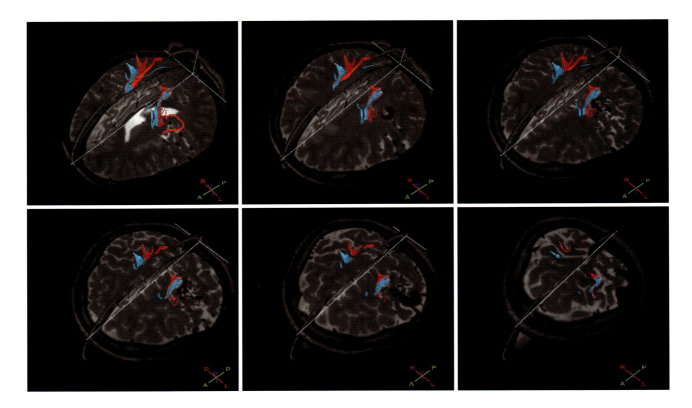

図3. 頭部 MR tractography
図2と同一症例．左頭頂葉の AVM の症例に対して，錐体路を青で，感覚路を赤で描出し，nidus との位置関係を確認している．患側の感覚路は中心前回に移動し，錐体路と共存している．手術治療を考慮するうえでは，有利な条件といえる．

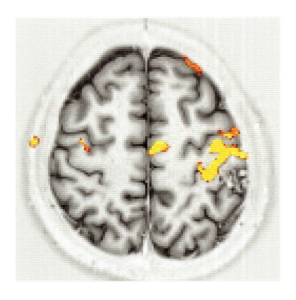

図4. 頭部 functional MRI
左頭頂葉の AVM 症例にて，右上肢の運動タスクとして右手の finger tapping を行っている．黄色の部分が運動野の手の領域であり，nidus は中心後回に位置しており，運動野に近接して存在することがわかる．

PET

- PET では，nidus や drainer 内の脳血液のプールの影響を受け，SPECT とは異なり nidus 本体は高 CBF（脳血流）として検出される．
- 周囲脳組織の $CMRO_2$（脳酸素消費量），CBV（脳血液量），OEF（酸素摂取率）を評価でき，misery perfusion の有無と重症度を知ることができる❼．

> **Tips 7**
> 進行性神経脱落症状を示す AVM の周囲脳が CBF の低下，OEF の上昇を認めている場合は，misery perfusion の循環代謝状態と考えられ，AVM の摘出後に脳浮腫をきたす可能性が高いことが推測される．

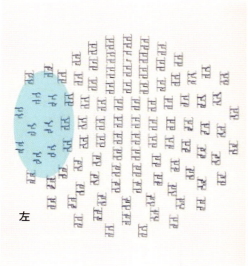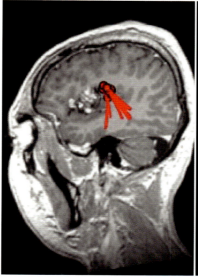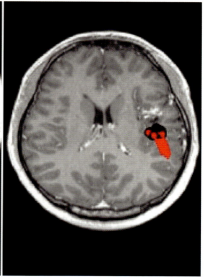

図.5. 脳磁図（MEG）
左側頭葉のAVM症例．赤で示した部分は，かな読み課題による双極子の局在を示している．白い点状影はnidusである．

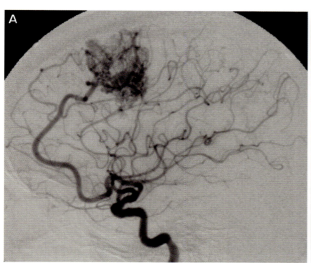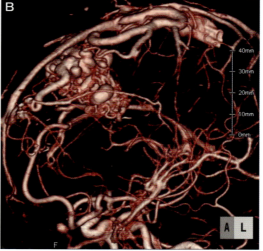

図.6. 左前頭葉AVM症例における脳血管撮影（DSA）
A：脳血管造影の左内頚動脈撮影側面．B：脳血管造影の3D再構成像．流入血管とdrainerの描出に有用．

DSA（図6）

- DSAは，病変の血管構造および血行動態を詳細に把握でき，侵襲的手術の術前には現在もほぼ必須の検査となっている．
- 通常の内頚動脈撮影，椎骨動脈撮影，外頚動脈撮影に加えて，拡大撮影，ステレオ撮影，マイクロカテーテルを用いた選択的feeder撮影，回転撮影などを行い，血管構築を詳細に評価することが可能である．
- 関与するすべてのfeeder，nidusの形態，drainerの経路，穿通枝の関与を正確に判断するだけでなく，その造影される速さなど動的情報も得ることができる❽．
- DSAは非常に有用であるが，出血発症後間もない時期に施行すると

Tips 8
穿通枝の関与は，後述するSpetzler-Martin分類に含まれていないが，手術の難易度，術後の成績に大きく関与するため，DSAにて十分に検討する必要がある．

表1. Spetzler-Martin 分類

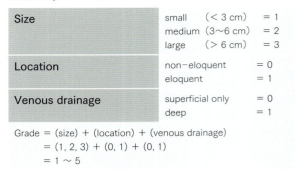

Size	small （＜3 cm） = 1 medium （3〜6 cm） = 2 large （＞6 cm） = 3
Location	non-eloquent = 0 eloquent = 1
Venous drainage	superficial only = 0 deep = 1

Grade = (size) + (location) + (venous drainage)
　　　= (1, 2, 3) + (0, 1) + (0, 1)
　　　= 1〜5

> **Memo 9**
> 画像上出血源不明の脳内血腫で，若年で健康な患者の場合，再出血予防のために可能であれば早期の開頭血腫除去，病変の摘出が推奨されている．これは出血による血腫の圧迫や，血栓化により DSA 上描出されないことが原因と考えられている．血腫を伴う小さな AVM が問題となり，出血直後は occlut であったものが数週間後に DSA で造影された例や，数年後に発達した AVM として発見された例も報告されている．比較的若年患者の出血源不明の脳内血腫の症例を保存的加療した場合，定期的な画像フォローが望ましい．

nidus の描出が不十分となることがあり，待機手術を計画している場合は手術直前に再度 DSA を行う必要がある．

- 脳内出血発症例において，DSA を施行しても AVM は描出されないが，組織学的に AVM が証明される場合，angiographically occult AVM と呼ばれている❾．

治療のための臨床分類

Spetzler-Martin 分類[21]（表1）

- Spetzler-Martin 分類とは，脳 AVM の治療方針の決定や治療結果の比較検討を行う際に，外科的摘出の際の難易度を表す指標である．
- Spetzler-Martin 分類は，画像検査をもとに ① nidus の大きさ，② drainer の型，③ 周囲脳の神経学的機能の重要性（eloquence）の 3 因子を組み合わせて点数化し，1 点（grade I）〜5 点（grade V）の 5 段階に分けたものであり，grade が高いほど一般的に難易度が高くなっている❿．

> **Memo 10**
> Nidus の大きさは，最大径が 3 cm 未満を small で 1 点，3〜6 cm を medium で 2 点，6 cm 超を large で 3 点加える．サイズが大きいほうが摘出術の難易度は高い．eloquence area は **Memo 4** のとおりで，これらの部位は eloquent として 1 点を加える．drainer については皮質静脈系に入るものを表在性（superficial），深部静脈に入るものを深在性（deep）とし，深部静脈に流出しているものは表在性のものよりも手術予後が不良であり，1 点を加える．

- 外科的摘出術による神経学的後遺症発生率は，Spetzler-Martin 分類の grade I は 0〜8%，grade II は 5〜36%，grade III は 16〜32%，grade IV は 21.9〜65%，grade V は 16.7〜33% と報告されている[22]．
- 一般に，Spetzler-Martin 分類に基づいた外科治療の成績から，grade I〜III では治療対象とし，grade IV，V では治療対象外と考えられることが多いが，実際の診療においては，Spetzler-Martin 分類のみで単純に治療方針を決定することは困難である．
- 同じ grade であっても個々の症例により，その病態や患者背景は全く異なるため，詳細な画像評価と患者背景をもとに，それぞれに応じた適切な治療を検討する必要がある．

おわりに

- 脳 AVM の治療において，各種画像診断は，個々の症例における治療適応判断の重要な要素である．そして，治療介入する際の適切な手術方法の選択，侵襲的治療の際の留意すべき要素の評価に非常に重要である．

I 3 頭蓋内硬膜動静脈瘻の臨床病態

金丸和也，木内博之

はじめに

● 硬膜動静脈瘻（AVF）は稀な疾患で，成因や自然歴については未だ不明な点も多い．本稿では，これらについて現在の知見を概説する．

成　因

● 硬膜 AVF の多くは，平均 60 歳以上に発生する．
● 外傷や静脈洞血栓症による静脈洞の狭窄・閉塞に伴って発生する．
● また，凝固異常や静脈性高血圧も原因の一つに挙げられ，実際，静脈性高血圧負荷ラットで硬膜 AVF が発生することが確かめられている[23]．
● 以上より，硬膜 AVF は，脳動静脈奇形（AVM）と異なり後天性疾患と考えられている．
● 組織学的には，硬膜において硬膜動脈から硬膜静脈へのシャントが認められ，静脈洞へ流入するのが確認されている．海綿静脈洞部や舌下神経管部では，骨内でシャントが形成されることがある．
● 遺伝的凝固異常症として，プロトロンビン G20210A 変異，第V因子ライデン変異，protein C 欠損，protein S 欠損などの関連が指摘されている[24]．
● 血管新生に関連する basic fibroblast growth factor（bFGF），vascular endothelial growth factor（VEGF），hypoxia induced factor（HIF），transforming growth factor-β（TGF-β）などの関連が指摘されているが，その詳細な機序は明らかとなっていない．

疫　学

● わが国で行われた後方視的調査[25]（表 1）によると，硬膜 AVF の新規診断は 0.29 人 / 人口 10 万人・年で，診断時の平均年齢は 62.7 歳であった．
● 部位別発生頻度は海綿静脈洞部が 48％と最も多く，次いで横・S 状静脈洞部が 26％で，この部位が最多とされる欧米とは相違していた．以下，いずれも 10％未満の割合であるが，脊髄（6.7％），上矢状静脈洞部（4.7％），前頭蓋底部（3.6％），テント部（3.6％），頭蓋頚椎移行部（3.0％），anterior condylar confluence（ACC）部（1.6％）の順であった．全体で，多発病変は 7.0％に認められた．

表1．部位別硬膜 AVF の特徴

	CS	TSS（+Cf）	spine	SSS	ACB	tentrium	CCJ	ACC	others
割合（%）	48	26	6.7	4.7	3.6	3.6	3	1.6	5.9
平均年齢（歳）	65	63	58	57	62	57	61	61	―
女性の割合（%）	80	42	28	21	13	20	32	54	
aggressive−1	4.0	39	98	49	53	41	57	8.3	―
aggressive−2	3.9	20	0	36	9.4	15	2.3	0	―
ocular symptoms	90	2.8	1.0	1.4	5.7	1.9	6.8	4.2	―
tinnitus	13	39	3.0	13	3.8	9.3	23	88	―
others	2.7	8.0	0	8.6	15	19	2.3	4.2	―
asymptomatic	1.7	7.7	2.0	7.1	26	24	21	0	―

aggressive−1：intracranial hemorrhage, venous infarction, spinal symptoms, aggressive−2：increased intracranial pressure, seizure, hydrocephalus, CS：cavernous sinus, TSS：transverse−sigmoid sinus, Cf：confluence, SSS：superior sagittal sinus, ACB：anterior cranial base, CCJ：craniocervical junction, ACC：anterior condylar confluence.

- 男女別については，海綿静脈洞部（80%）と ACC 部（54%）で女性の割合が高く，そのほかはすべて男性優位で，男性の割合がそれぞれ前頭蓋底部（87%），テント部（80%），上矢状静脈洞部（79%），脊髄（72%），頭蓋頚椎移行部（68%）であった．
- 症状が重篤なもの（頭蓋内出血，静脈性梗塞，脊髄症状，頭蓋内圧亢進症状，痙攣，水頭症；表1の aggressive−1 + 2）で発症する割合は，それぞれ脊髄（98%），上矢状静脈洞部（85%），前頭蓋底部（63%），横・S 状静脈洞部（59%），頭蓋頚椎移行部（59%），テント部（56%），ACC 部（8.3%），海綿静脈洞部（7.9%）であった．

自然歴

- 脳表静脈逆流の有無が重要であり，それがない場合は予後良好である場合が多い[26] **❶**.
- 脳表静脈逆流があり，出血や静脈うっ滞による神経症状がある場合には，出血の再発や神経症状の悪化の危険が高く，積極的治療の対象となる**❷**.
- 脳表静脈逆流があっても無症候性の場合は，症候性となるのは年間 1.4〜2% 程度である．

臨床病態

- 臨床症状の主因は，シャント血の静脈逆流によるもので，拍動性耳鳴から重篤な静脈うっ滞による浮腫や静脈梗塞，さらに静脈破綻による出血がある．
- 海綿静脈洞部硬膜 AVF では，拍動性耳鳴，眼球突出，結膜充血・浮腫（三徴）や眼圧上昇から視力障害（重症例では失明）が生じる**❸**（図 1）.

Memo 1
里見らは脳表静脈への逆流を認めない場合，経過観察中に脳表静脈逆流が出現する頻度は低く，98% で治療が必要となる症状の悪化がなかったと報告している．

Pitfalls 2
出血発症例では出血後 20 日間に 35% の症例で再出血が生じたとする報告や，脳表静脈逆流を有する 20 例（そのうち症候性例が 16 例 80%）を経過観察し年間 15% のイベント発生率であったとの報告があり，このような症例では迅速な治療が望まれる．

Pitfalls 3
急激な眼圧上昇で発症した場合，視力温存のために，緊急の血管内治療が必要になる場合がある．

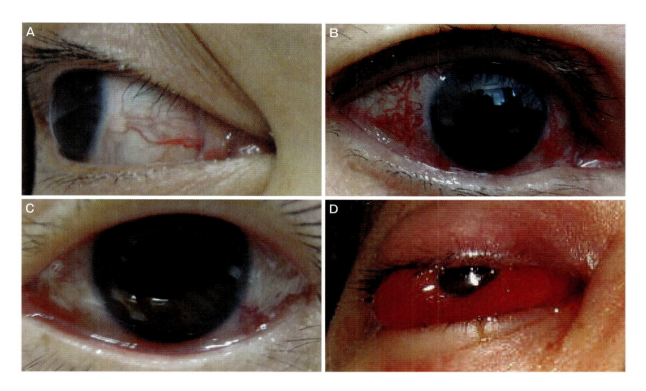

図1. 海綿静脈洞部硬膜AVFの眼球所見
A：結膜充血が軽度認められる．B：結膜充血が強い例．C：結膜浮腫が強い例．D：高度の結膜充血浮腫，全眼球運動障害と視力低下を認め，緊急治療を施行した例．

- また，外転神経麻痺や動眼神経麻痺などによる複視が，単独または合併して生じることもある．
- 前頭蓋底部，テント部，頭蓋円蓋部，頭蓋頸椎移行部❹[27, 28]に発生する硬膜AVFでは，突然の脳内・くも膜下・硬膜下の出血を呈する（図2）．drainerに静脈瘤が存在する場合は，出血の危険が高い．
- 脳表静脈逆流がみられる場合に，その領域に静脈性浮腫や静脈性梗塞が出現し，局所神経脱落症状や痙攣を生じる（図3）．ときに脊髄静脈へ下行性に流出し，脊髄症状を呈することもある．
- 直静脈洞へ逆流する場合に，内大脳静脈などの大脳深部静脈のうっ血により大脳基底核部が障害され，錐体外路症状や記銘力障害などが生じることがある（図4）．
- 上矢状静脈洞へ逆流する場合に慢性頭蓋内圧亢進症状を呈し，記銘力障害などの高次脳機能障害を呈したりうっ血乳頭から失明する場合がある．

> **Memo 4**
> 頭蓋頸椎移行部硬膜AVFでは，流出路が頭蓋内静脈の場合に，くも膜下出血で発症することが多いが，逆に脊髄方向の場合には，静脈うっ滞による脊髄症で発症することが特徴的である[27]．また，近年，脊髄動脈が流入し複雑な血管構築を呈する場合も稀ならず存在することが示された[28]．

循環動態

- 脳表静脈への逆流がある場合に，うっ血の程度は，シャント血流量の多寡と，流出静脈路の狭窄などによる流出抵抗の大きさに影響を受ける．
- 脳血管撮影では，外頸動脈系のみに注目するのではなく，内頸動脈撮影や椎骨動脈撮影における脳循環動態をよく観察する．
- 静脈うっ滞が存在する場合には，脳血管撮影で脳表静脈の拡張や特徴的

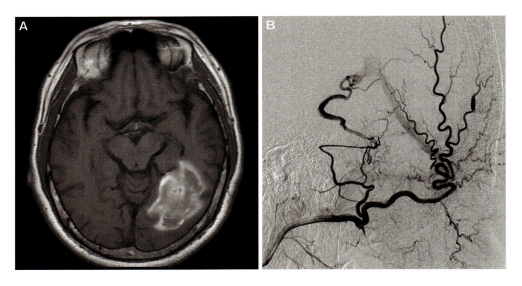

図.2. 脳内出血で発症した左テント部硬膜 AVF
A：左側頭葉に脳内出血を認める．B：左後頭動脈撮影側面像にてテント部硬膜 AVF を認める．

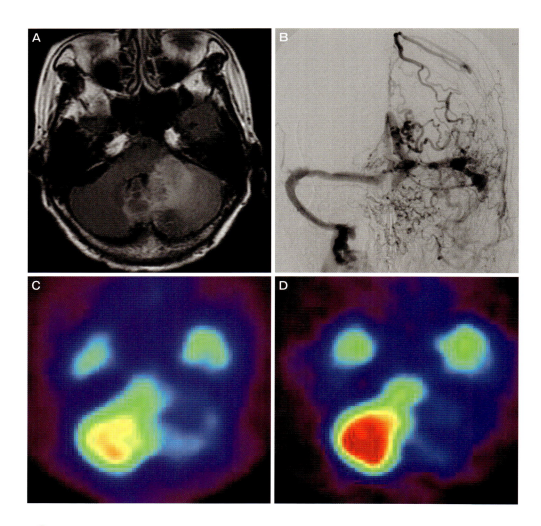

図.3. 静脈性梗塞で発症した左横・S 状静脈洞部硬膜 AVF
A：左小脳半球に高度の MRI FLAIR 高信号を認める．B：左外頸動脈撮影正面像にて小脳半球に高度の静脈逆流を認める．C：安静時脳血流 IMP-SPECT にて，左小脳半球に高度の血流低下を認める．D：アセタゾラミド負荷 IMP-SPECT にて左小脳半球に盗血現象が認められる．

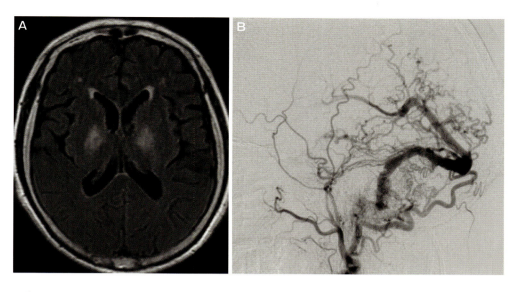

図.4. パーキンソン症候群と認知機能低下で発症した右横・S状静脈洞部硬膜AVF
A：両側視床にMRI FLAIR高信号を認める．B：右外頚動脈撮影側面像にて直静脈洞から深部静脈への逆行性流出を認める．

な pseudophlebitic pattern（拡張と蛇行の強い静脈内に造影剤が静脈相後期までうっ滞する像）がみられ，脳循環時間も延長する[29]．静脈うっ血が強い場合，静脈性浮腫（血管原性浮腫）や静脈性梗塞が出現し，MRIでT2高信号を呈する[30]．

- 脳循環障害の評価にはPET，SPECT（IMP，HMPAO，ECD）❺[30]，MRI（perfusion image，SWI，ASL，ADC）❻[31]，CT（perfusion image，キセノンCT）などが有用である．

> **Tips 5**
> 筆者らはIMP-SPECTを用いて測定した安静時脳血流が，静脈性浮腫や静脈性梗塞において，その障害の程度に比例して低下していること，また，静脈性梗塞では血管反応性が消失していることを報告した（図3）[30]．

> **Tips 6**
> 中川らはMRI磁化率強調画像（SWI）を用いて，静脈内の高信号が脳表静脈逆流を示すことや，静脈の血管径が脳表静脈逆流の程度を反映し，静脈循環動態の評価に有用であることを報告している[31]．

I-4 頭蓋内硬膜動静脈瘻の分類と診断

里見淳一郎

はじめに

- 硬膜動静脈瘻（AVF）の分類として，供血動脈のパターンによる分類，静脈還流形態による分類，発生学的見地からの分類，経時的に静脈流出路が変化する病期分類などがある❶．
- 近年，血管構築所見以外にも発症形式，部位，症状が予後に大きく関与することが報告されるようになってきた．
- 治療適応，治療方法の決定に際し，ダイナミックに変化する本疾患をより詳細に分類・検討することが必要とされている．

Memo 1

Barrow 分類（図1）
古典的な分類であり，頚動脈海綿静脈洞瘻を供血動脈のパターンから4タイプに分類したものである．
type A：内頚動脈から直接，high flow shunt が流入．
type B：内頚動脈硬膜枝が流入．
type C：外頚動脈硬膜枝が流入．
type D：内頚動脈および外頚動脈硬膜枝が流入．
type A は，内頚動脈に外傷による亀裂が生じたもの，もしくは脳動脈瘤の破裂を原因とするいわゆる direct carotid-cavernous fistula (direct CCF) である．type B, C, D がいわゆる硬膜 AVF を指すが，type D がほとんどを占める．
古くより Barrow type A を direct CCF，type B, C, D を indirect CCF と称してきたが，CCF という呼び名は direct CCF を想起させることが多く，混同を避ける意味で，Barrow type B, C, D は硬膜 AVF と称するのが望ましい．

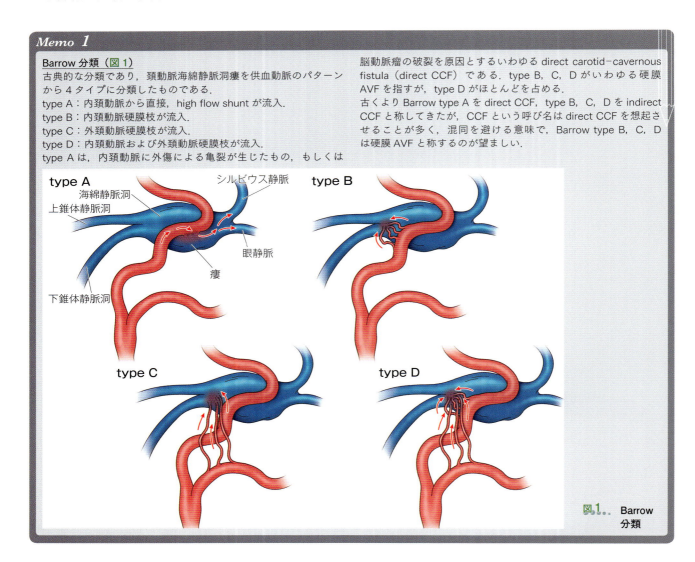

図1．Barrow 分類

硬膜動静脈瘻の分類 ❷

静脈還流形態による分類（≒重症度分類）

- 硬膜AVFは，drainerの形態をもとにした分類がいくつか提唱されている．
- いずれも，罹患静脈洞の閉塞の有無，静脈洞への還流の方向（順行性もしくは逆行性），皮質静脈への逆流の有無の観点から分類されており，重症度をよく反映するため，臨床上用いられることが多い．
- Borden分類[32]およびCognard分類[33]が硬膜AVF全般の分類に用いられることが多い（図2）．

> **Memo 2**
> 硬膜AVFの分類は，静脈還流形態をもとにしたものが最も汎用されており，重症度をよく反映する．

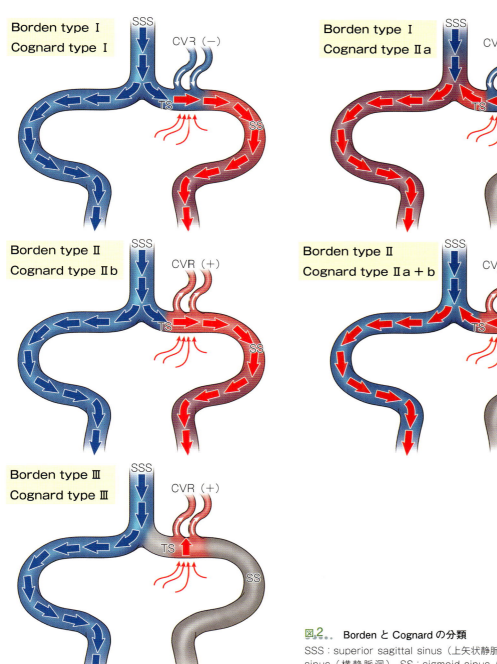

図2． BordenとCognardの分類
SSS：superior sagittal sinus（上矢状静脈洞），TS：transverse sinus（横静脈洞），SS：sigmoid sinus（S状静脈洞），CVR：cortical venous reflux（脳表静脈逆流）．

表1. Borden 分類と Cognard 分類の比較

Borden 分類	Cognard 分類	静脈流出部位	血行動態
皮質静脈逆流（−）			
type Ⅰ	type Ⅰ	硬膜静脈洞	静脈洞へ順行性流出
type Ⅰ	type Ⅱa	硬膜静脈洞	静脈洞へ逆行性流出
皮質静脈逆流（＋）			
type Ⅱ	type Ⅱb	硬膜静脈洞	静脈洞へ順行性流出および皮質静脈逆流
type Ⅱ	type Ⅱa ＋ b	硬膜静脈洞	静脈洞へ逆行性流出および皮質静脈逆流
type Ⅲ	type Ⅲ	硬膜静脈洞	皮質静脈拡張（−）
type Ⅲ	type Ⅳ	皮質静脈逆流	皮質静脈拡張（＋）
type Ⅲ	type Ⅴ	皮質静脈逆流	脊髄静脈へ逆流

- 横−S状静脈洞病変に限定した Lalwani の分類も有名である．
- 皮質静脈逆流に加え，静脈還流障害の存在が重症化に関与する❸．

静脈還流形態からの分類 ❹（表1）

Borden 分類 [32]

- type Ⅰ：硬膜静脈洞への流出．
- type Ⅱ：硬膜静脈洞への流出，および皮質静脈への逆流．
- type Ⅲ：皮質静脈への逆流のみ．

Cognard 分類 [33]

- type Ⅰ：硬膜静脈洞への順行性の流出．
- type Ⅱa：硬膜静脈洞への逆行性の流出．
- type Ⅱb：硬膜静脈洞への順行性の流出，および皮質静脈への逆流．
- type Ⅱa ＋ b：硬膜静脈洞への逆行性の流出，および皮質静脈への逆流．
- type Ⅲ：皮質静脈への逆流のみ．
- type Ⅳ：type Ⅲに静脈拡張を伴ったもの．
- type Ⅴ：脊髄静脈への逆流．

発生学的分類

- Geibprasert らが提唱した発生学的見地から見た分類がある[34]．
- 腹側硬膜外（ventral epidural：VE）グループ，外側硬膜外（lateral epidural：LE）グループ，背側硬膜外（dorsal epidural：DE）グループに分類され，VE は女性に多く，良性の経過をたどり，皮質静脈逆流を有する頻度は少ないとしている．
- LE は高齢発症，男性，重症発症であることが多いとしている．
- DE は若年発症が多く，多発性の確率が高いとしている．
- これらグループ間の差異は，生物学的・発生学的な相違によると推測しており，硬膜 AVF は単一の疾患として括ることはできないとしている．

> **Memo 3**
> 硬膜 AVF によるシャントにより，正常静脈還流がうっ滞し，拡張・蛇行する所見を pseudophlebitic pattern（偽性静脈炎パターン）と称する．

> **Memo 4**
> 代表的な Borden 分類と Cognard 分類は，ともに静脈還流形態，特に硬膜静脈洞，皮質静脈への流出方向に着目した分類である．

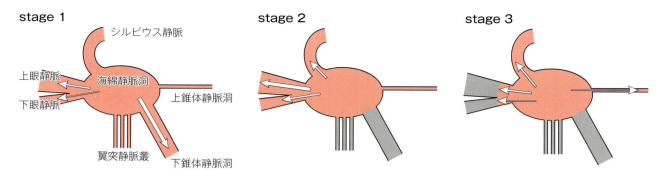

図 3. 海綿静脈洞部硬膜 AVF の病期分類
stage 1：前方および後方経路が開存，stage 2：後方経路が閉塞，前方経路は開存，stage 3：前方および後方経路が閉塞．⇨：動静脈シャントの流出方向，●：静脈成分のうち開存部分，●：静脈成分のうち閉塞部分．
（文献 35 を参照して作成）

病期分類

- 海綿静脈洞部硬膜 AVF は経時的に静脈流出路が閉塞し，閉塞の仕方に一定のパターンがある．
- まず，後方経路である下錐体静脈洞の閉塞が先行し，次いで前方経路である上・下眼静脈の閉塞が追随するという病期（stage）が存在し，疾患の経過を推測することができる[35] ⑤（図 3）．
- このような海綿静脈洞部硬膜 AVF の病期進行は，自然経過，もしくは根治に至らない塞栓術（palliative embolization），経動脈的塞栓術後，経静脈的塞栓術後のいずれにも起こりうる．

> Tips 5
> 硬膜 AVF の血管構築はダイナミックに変化し，特に静脈側の閉塞性変化が進行する．

> Tips 6
> 血管撮影所見より中枢神経症状の有無が症状悪化に影響する．

発症形式による分類—発症形式が軽症（無症状もしくは耳鳴など）か重症（頭蓋内出血もしくは中枢神経症状）か？

- 皮質静脈逆流の存在以外に，発症形式が自然歴に大きく影響するとした報告が相次いでいる．
- すなわち，初回発症形式が頭蓋内出血の場合，再出血をきたしやすいが，皮質静脈逆流があったとしても軽微な症状で発症する硬膜 AVF の臨床経過は悪くはない．
- 症候性のなかでも，頭蓋内出血発症は，静脈還流障害による認知障害より重症である．
- 治療において最優先されるべきは，出血に関与したと考えられる逆流した静脈の離断である．

硬膜動静脈瘻の重症化に関連する因子の重みづけ—症状と静脈還流形態，どちらがより重症化に関与しているか？

- 筆者らは，データマイニングの手法の一つである決定木分析を用い，硬膜 AVF の重症化に関連する因子の検討を行った[36]．
- 最も関連する因子は，中枢神経症状の欠如，すなわち無症状か耳鳴などの軽微な症状であった❻．

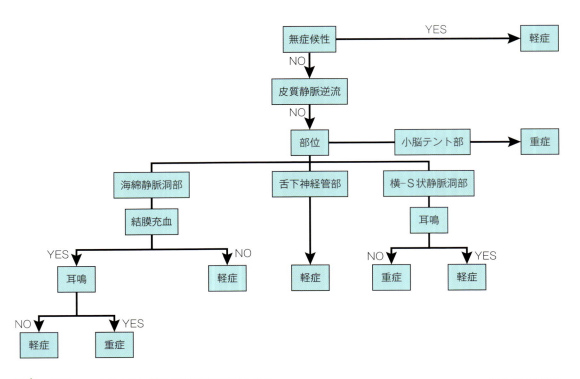

図4. 硬膜AVFの重症化に関連する因子の決定木分析　　　　　　　　　　　　　　　　　　　（文献36より引用）

- 2番目の因子は皮質静脈逆流であり，中枢神経症状がありかつ皮質静脈逆流をもつすべてが重症化していた．
- 3番目に関連していた因子は罹患部位であり，小脳テント病変は最も重症化しやすく，次いで横－S状静脈洞，海綿静脈洞の順であり，舌下神経管部は，重症化する可能性はきわめて低いことが示された．
- 耳鳴の存在は，横－S状静脈病変において，良好な経過をとることが示された．
- 硬膜AVFにおいて，重症化に関連するいくつかの因子の重みづけがなされ，重症化予測に有用と考えられる（図4）．

I 5 脊髄動静脈シャントの分類と臨床病態

飛騨一利

はじめに

- 脊髄動静脈奇形（AVM）は，脊髄および硬膜を含む周囲の組織で動脈から静脈へ直接吻合する病変〔動静脈短絡（AV シャント）〕を示す．
- 灌流静脈の障害による慢性進行性の脊髄症状，あるいは髄内出血，くも膜下出血による急性の脊髄麻痺を呈する．
- MRI T2 強調画像で，脊髄浮腫による髄内の高輝度病変，拡張した静脈による脊髄周囲の flow void を認める．
- 脊髄 AVM では AV シャントの局在部位から，脊髄硬膜動静脈瘻（dural AVF），脊髄硬膜外動静脈瘻（epidural AVF），脊髄辺縁部動静脈瘻（perimedullary AVF），そして髄内動静脈奇形（intramedullary AVM）と大きく 4 つに分類し（図 1），治療方針を立てるのが実用的である[37]．

脊髄硬膜動静脈瘻（dural AVF） （図 1A，図 2）

- AV シャントが椎間孔近傍の硬膜表面にあり，drainer が根静脈を逆流し，脊髄表面の静脈に還流するタイプで，静脈圧の上昇により脊髄症状を呈する．
- 中高年の男性に多く発症し，胸髄・腰髄レベルに多くみられ，外傷の関与も指摘されている．進行性の弛緩性対麻痺を呈することが多いが，近年，頭蓋頚椎移行部の出血にて発症する症例も報告されている[38]．
- 脊髄硬膜 AVF では，外科的治療，血管内塞栓術，いずれによっても治療することが可能である❶❷．
- 脊髄硬膜 AVF に対する観血的 AV シャントの遮断術は，通常腹臥位後方到達法により行われる．hemilaminectomy でも十分処置は可能である．
- 通常，AV シャントは椎間孔近傍の硬膜表面にあるが，手術操作としては硬膜内に入ったすぐの部分で drainer の処置を行う❸．
- 責任血管の同定は，血管構造がシンプルな硬膜 AVF では経静脈的な ICG 蛍光脳血管撮影で十分であるが，マイクロドップラーも補助診断として有用である．
- 短絡血の遮断が確実に行われれば，脊髄表面の red vein は正常な静脈血化するのが確認できる．
- 脊髄硬膜 AVF で特に術前の MRI において脊髄表面の flow void が顕著な症例では，drainer の遮断により脊髄表面の灌流静脈の血流が低下し遅発性に血栓化し，症状増悪がみられることがある．

> **Memo 1**
> 塞栓術が不完全に終了した場合，前脊髄動脈あるいは後脊髄動脈が同じ流入血管から描出された場合，さらに頭蓋頚椎移行部の場合（塞栓物質が椎骨動脈内へ迷入する危険性を考慮して）には，外科的治療を選択している．

> **Tips 2**
> 塞栓物質は，以前は粒子状の PVA（polyvinyl alcohol）が用いられたが，再発が 8 割に及ぶという報告もあり最近では使用されない．現在では，血液などのイオン性物質と接触することにより固まる NBCA が，完全治癒を期待して用いられる．

> **Memo 3**
> 髄液漏予防のためにも，硬膜内くも膜外スペースにて drainer を凝固切断するのみで十分といえる．

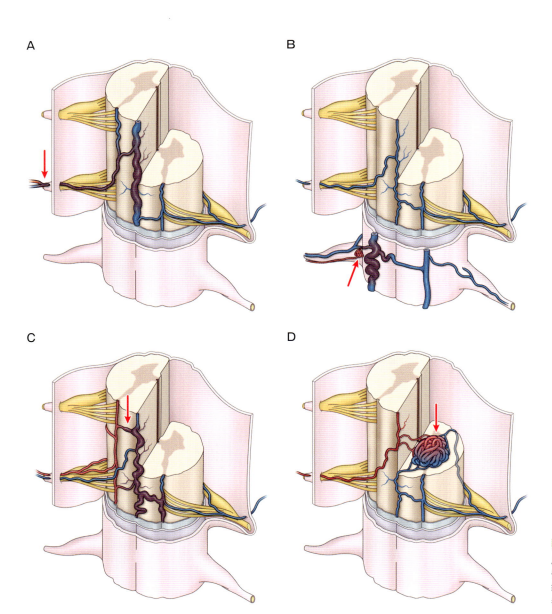

図1. 脊髄AVMの分類
A：脊髄硬膜AVF，B：脊髄硬膜外AVF，C：脊髄辺縁部AVF，D：髄内AVM．各々の→はAVシャントを示す．

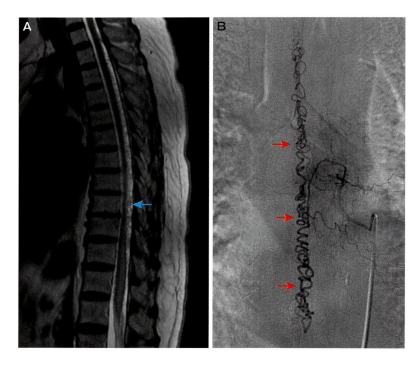

図2. 脊髄硬膜AVFのMRIとDSA
A：T2強調画像で胸髄の背側にflow voidと下位胸髄に脊髄浮腫が認められた（→）．B：脊髄血管撮影にて左T7肋間動脈より硬膜AVFによる拡張した静脈を認めた（→）．

脳・脊髄動静脈奇形と頭蓋内・脊髄硬膜動静脈瘻の臨床病態と診断

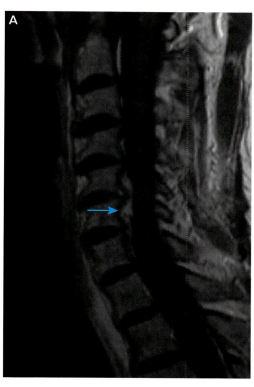
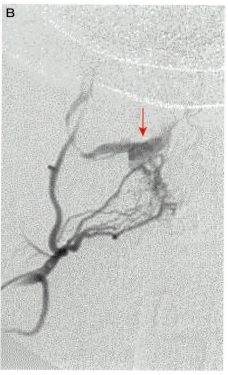

図3. 脊髄硬膜外 AVF の MRI と DSA
A：Gd 造影 MRI にて C4-6 脊髄腹側の硬膜外腔に増強効果が認められた（→）。B：脊髄血管撮影にて椎骨動脈より流入する脊髄硬膜外 AVF が認められた（→）。

- 予防策としては，手術翌日の後出血の可能性がなくなった段階で，低分子ヘパリンを用いた血栓化予防を3～5日ほど行うのがよい．

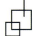 脊髄硬膜外動静脈瘻（epidural AVF）（図1B, 図3）

- 硬膜外に AV シャントがあるものの前述の脊髄硬膜 AVF とは異なり，硬膜内への逆流を伴わず内椎骨静脈叢を含む硬膜外静脈に直接 AV シャントがあり，硬膜外静脈叢に流出するタイプである．
- 症状を呈さない症例もあるが，拡張した drainer あるいは静脈瘤が脊髄あるいは神経根を圧迫することにより症状を有したり，骨の著明な scalloping を呈する症例がみられる．
- High flow の場合にはコイル，low flow の場合には NBCA を用いた塞栓術が適応となる．しかし，低濃度 NBCA を使用しても，一度にシャント部から罹患静脈叢全体，および根静脈起始部までを完全に充填し閉塞するのは難しいことが多く，複数回の塞栓術が必要となる．

脊髄辺縁部動静脈瘻（perimedullary AVF）
（図1C, 図4）

- Feeder は後脊髄動脈あるいは前脊髄動脈から脊髄辺縁（軟膜）への小動脈であり，AV シャントは脊髄表面に存在する．しばしば静脈瘤を合併する❹[39]．
- 頚髄レベルではくも膜下出血あるいは髄内出血を起こすことが多いが，胸髄あるいは腰髄レベルでは静脈瘤による脊髄への圧迫，静脈圧の亢進による灌流障害を呈することが多い．

Memo 4

脊髄辺縁部 AVF はさらに3つに細分類されている[39]．
type I：feeder が単一で，AV シャントも1ヵ所であり，小さな AVF．
type II：feeder は複数で，AV シャントは1つまたは複数で，中等度の AVF．
type III：feeder・AV シャントともに複数で，血流も速く，大きな静脈瘤を伴う．

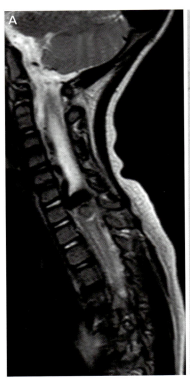
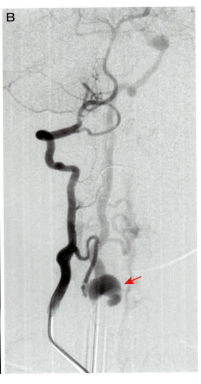

図4. 小児脊髄辺縁部AVFのMRIとDSA
A：T2強調画像で頸髄に著明な脊髄浮腫と，脊髄腹側に著明なflow voidが認められた．B：脊髄血管撮影にて，右椎骨動脈より前脊髄動脈を介して流入する脊髄辺縁部AVFが認められた（→）．

- 脊髄辺縁部AVFではAVシャントの部位が脊髄表面に存在し，軟膜上に細動脈の側副路があるので，観血的治療によりAVシャントの遮断を行う[40]ほうが，根治的かつ安全である．
- High flowのAVFに対しては，外科的治療をより安全に行うための前治療として，術前にflow controlを目的とした塞栓術が行われたり，小児例のtype III症例ではfeederが十分太いことから，コイルあるいはNBCAにて根治する症例もみられる．
- 脊髄辺縁部AVFが中位頸髄レベルで前脊髄動脈が主たる流入血管となっている場合は，前方から椎体切除を行いAVシャントの遮断を行うこともあるが，通常は椎弓切除を行い，後方からアプローチするのが一般的である．
- 通常AVシャントは軟膜表面に存在し，血管径が急に太くなっていることから判断する．脊髄辺縁部AVFの流入血管として，前脊髄動脈のlateral branchが関与している場合は，上下に十分な椎弓切除をする必要がある．アプローチする側の椎間関節の内側を十分に削り，病変の上下の歯状靭帯を切除してこれに糸をかけ，無理な力が加わらないように脊髄を回転させる❺❻．
- 術中血管撮影をルーチンに行う．経動脈的なICG蛍光脳血管撮影も，feederを凝固遮断する前に責任血管であるかの同定に有用である（図5）．
- 脊髄辺縁部AVFの手術では脊髄への侵襲を考え，1回の手術で完治を目指すのではなく，2～3回に分けて手術を行うことも必要である．実際に大きなAVFでは，一部のAVシャントを処置することによって術後の血管撮影でほかの責任血管の詳細が判明し，新たな小さな責任血管が同定できることもある．

Tips 5
脊髄辺縁部AVFの治療においては，術中のDSAは必要不可欠な武器といえる．術中DSAは透視可能な手術台を用いた上に，CアームのついたDSA装置を使用し，腹臥位ならば左鼠径部より非常に長い術中用のシース（スーパーフレックスシースイントロデューサー：アローインターナショナル社）を留置しておく．

Memo 6
責任血管の同定の際に，マイクロドップラーは血管が動脈か静脈かを識別し，血流の方向を示すので，脊髄辺縁部AVFの手術では大変有用な道具といえる．

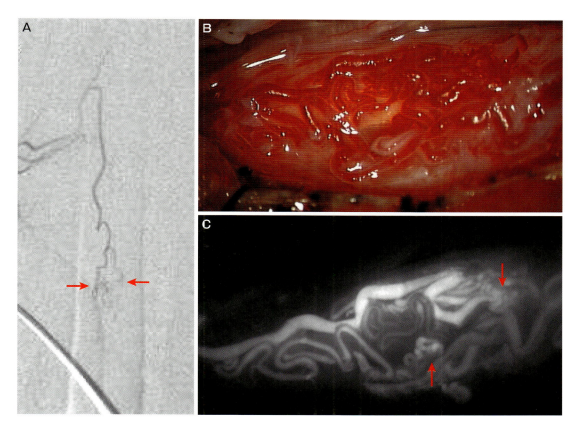

図5 脊髄辺縁部 AVF の DSA と術中写真
A：脊髄血管撮影にて costo-cervical artery より流入する脊髄辺縁部 AVF が認められた．B：術中拡張する脊髄表面の血管を認めた．C：ICG を動注すると AVF の流入血管が明瞭に認められた．→は AV シャントを示す．

髄内動静脈奇形（intramedullary AVM）（図1D, 図6）

- AV シャント，nidus が髄内に存在するタイプの脊髄 AVM である．若年者に多くみられ，くも膜下出血あるいは髄内出血にて発症する．
- Feeder は通常複数であり，主に前脊髄動脈を介して中心動脈から栄養される．
- 代表的な治療手段は塞栓術であるが，髄内 AVM の塞栓材料としては PVA（polyvinyl alcohol）顆粒が主体であり，flow control を目的とした治療が中心となる．
- 塞栓術にて nidus だけが閉塞すれば理想的だが，前脊髄動脈自体が閉塞しないように，前脊髄動脈・drainer の血流遅延，PVA が迷入しうる正常血管が出現した時点で塞栓術は終了としている．
- 近年，比較的限局した髄内 AVM に対しては，定位的放射線照射にて良好な結果を得ており（図7），脳の AVM と同様に，今後髄内 AVM へのオプションの一つとなると思われる[41]．

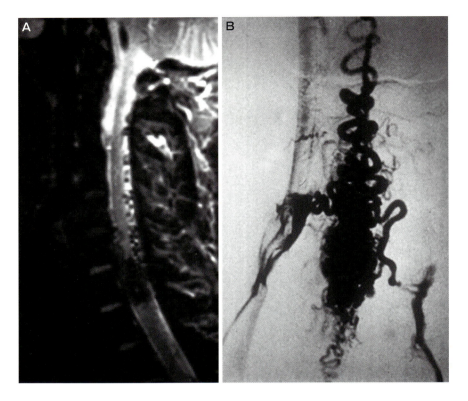

図6 髄内 AVM
A：頚髄に著明な flow void を認める．B：右 thyrocervical trunk より AVM を認める．

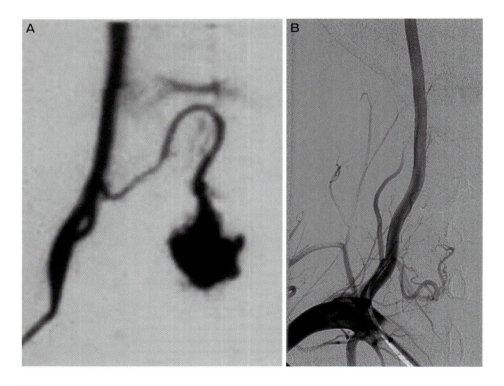

図7 放射線照射した髄内 AVM
A：定位的放射線照射 3 年後 AVM は著明に縮小した．B：照射 10 年後 AVM は認められない．

I-6 脊髄動静脈シャントの画像診断

高井敬介

はじめに

- 脊髄動静脈シャントの画像診断は，2000年頃から急速な進歩を遂げている．
- 画像診断の特徴とピットフォールについて，MRI，造影MRA，多列CT，血管造影，3Dコンピュータ画像の順に説明する．
- 代表的な分類（表1）に基づいて，画像診断の具体例を図1〜図8に示す．

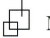

MRI

- MRIは，脊髄動静脈シャントの存在診断において最も低侵襲で，有用な検査である．
- 特徴として，まず，MRIは脊髄の虚血（うっ血）や出血を明瞭に描出可能である．さらに，脊髄周囲や実質内の異常血管（flow void）を描出できる．
- 硬膜動静脈瘻（dural AVF），脊髄辺縁部動静脈瘻（perimedullary AVF），硬膜外動静脈瘻（extradural AVF）は虚血発症が多い．胸髄から腰膨大部，脊髄円錐部にかけて，脊髄実質内にT2高信号，T1等信号を認める（図1，図6，図7）．軸位断では，脊髄灰白質にT2高信号を認め，周辺部が低信号となり縁取られたようになる❶（図1）．
- 髄内動静脈奇形（intramedullary AVM），脊髄辺縁部AVFでは，髄内出血を発症することがある．髄内出血はグラジェントエコー像で明瞭な低信号となる（図3）．髄内出血の急性期には，出血の頭尾側の脊髄灰白質に広範なT2高信号を認める（図5）．
- 脊髄のT2高信号とflow voidの存在は，硬膜AVFの診断において，感度100％，特異度97％の報告がある❷．

表1. 脊髄動静脈シャントの分類

タイプ	分類名	栄養動脈	動静脈シャント部位	図番号
I	硬膜AVF	硬膜動脈	硬膜	1, 2, 8
II	髄内glomus AVM	溝動脈	髄内	3
III	髄内若年性AVM	溝動脈	髄内−髄外（椎体）	4
IV	脊髄辺縁部AVF	軟膜動脈	軟膜	5, 6
	硬膜外AVF	硬膜外動脈	硬膜外	7

Pitfalls 1
硬膜AVFは中高年男性に好発するため，腰部脊柱管狭窄症を合併することが多くAVFが見逃されることがある．腰部脊柱管狭窄症の評価目的の腰部MRIでも，脊髄円錐部のT2高信号とflow voidが見えていることが多いので，見落としに注意する．

Pitfalls 2
撮像範囲を広く設定するとflow voidが描出されないことがある．動静脈シャントを疑う場合は，撮影範囲をしぼった再検査が必要である．

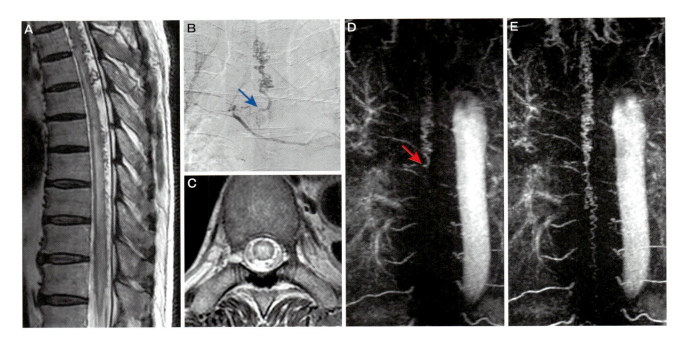

図1. 硬膜 AVF T6 レベル
A：MRI T2 強調画像矢状断．脊髄実質の高信号と周囲の flow void を認める．B：血管造影．T6 肋間動脈造影で動静脈シャントを認める（→）．
C：MRI T2 強調画像水平断．脊髄灰白質の高信号と周囲の低信号の縁取りの所見を認める．D：造影 MRA（TRICKS 法）動脈相．血管造影のシャントレベル診断は血管造影に一致した（→）．E：造影 MRA（TRICKS 法）静脈相．脊髄周囲の拡張した静脈を認める．

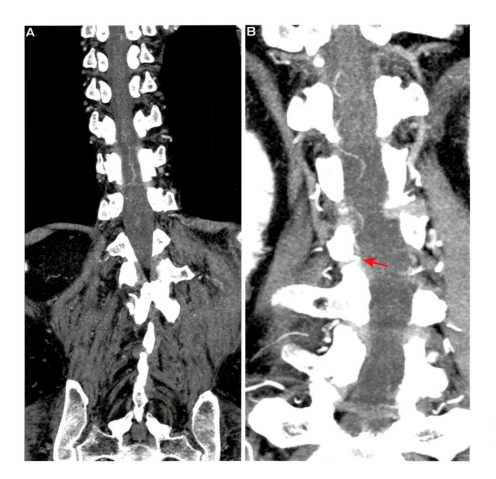

図2. 硬膜 AVF L2 レベル
A：静注多列 CT．血流が遅いために動静脈シャントが描出できていない．B：動注多列 CT．右 L2 椎間孔部に動静脈シャントを認める（→）．

脳・脊髄動静脈奇形と頭蓋内・脊髄硬膜動静脈瘻の臨床病態と診断

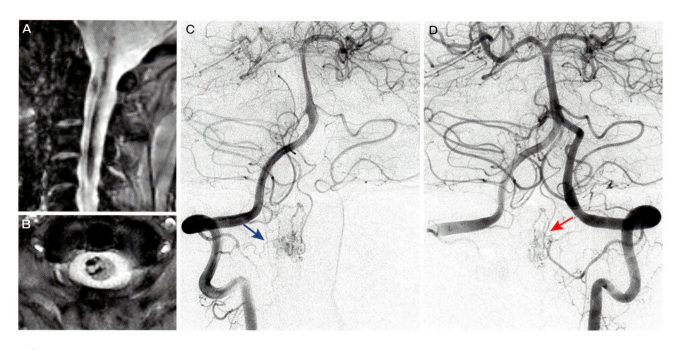

図3. 髄内 glomus AVM
A：グラジェントエコー像矢状断．髄内出血（低信号）を認める．B：グラジェントエコー像水平断．髄内出血（低信号）は右側に認める．C：右椎骨動脈造影．nidus は前脊髄動脈と右 C2 根軟膜動脈から造影される（→）．コンパクトな形状で glomus タイプである．D：左椎骨動脈造影．nidus は前脊髄動脈から造影される（→）．

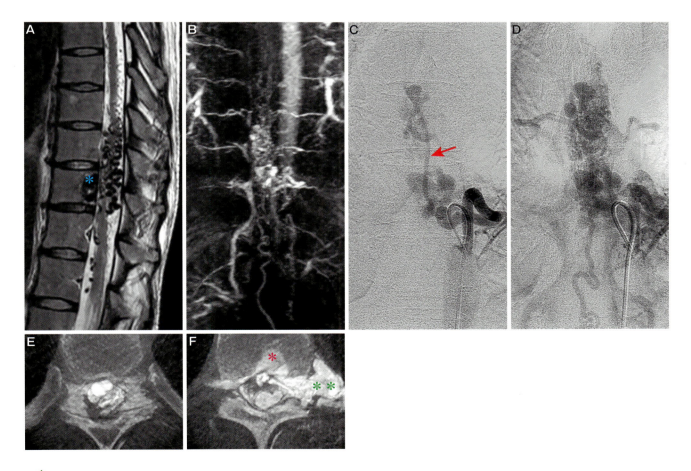

図4. 髄内若年性 AVM
A：MRI T2 強調画像矢状断．T10-11 レベルに脊柱管に充満する flow void と，T11 椎体にも flow void（＊）を認め juvenile タイプである．B：造影 MRA（TRICKS 法）動脈相．nidus を認めるが栄養動脈は同定できない．C：左 T11 肋間動脈造影．Adamkiewicz 動脈（→）から nidus が造影される．D：左 T11 肋間動脈造影．E：回転血管造影の MIP 像 T10 レベル．nidus が脊柱管内に存在する．F：回転血管造影の MIP 像 T11 レベル．nidus は椎体（＊）や椎間孔部へと広がる（＊＊）．

033

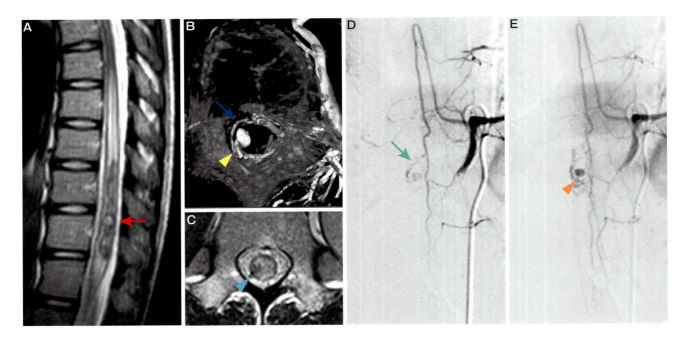

図5. 脊髄辺縁部AVF 出血例
A：MRI T2強調画像矢状断．T11レベルに髄内出血あり（→），広範囲に脊髄高信号を認める．B：回転血管造影のMIP像．Adamkiewicz動脈からの軟膜枝（→）に栄養される，軟膜直下の動静脈シャントを認める（▶）．髄内出血が造影される．C：MRI T2強調画像水平断．血管造影の動静脈シャント部に一致してflow voidを認める（▶）．D：左T10肋間動脈造影．Adamkiewicz動脈からの軟膜枝（→）．E：左T10肋間動脈造影．動静脈シャント（▶）と髄内出血が造影される．

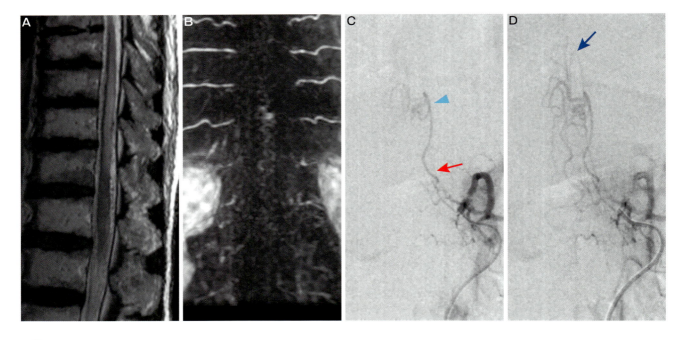

図6. 脊髄辺縁部AVF 虚血（うっ血）例
A：MRI T2強調画像矢状断．T9-11レベルに局所的な高信号と脊髄周囲のflow voidを認める．B：造影MRA（TRICKS法）．脊髄周囲の静脈を認めるが，硬膜AVFと脊髄辺縁部AVFの鑑別診断は困難である．C：左T12肋下動脈造影．根軟膜動脈（→）と動静脈シャント（▶）を認める．D：左T12肋下動脈造影．T12肋下動脈からAdamkiewicz動脈が造影される（→）．

- 硬膜内動静脈奇形（Intradural AVM）で髄内flow void（nidus）が存在するものは鑑別診断が容易である（図4）．一方で，硬膜AVF，脊髄辺縁部AVF，硬膜外AVFをMRIのみで鑑別することは難しい．

I 脳・脊髄動静脈奇形と頭蓋内・脊髄硬膜動静脈瘻の臨床病態と診断

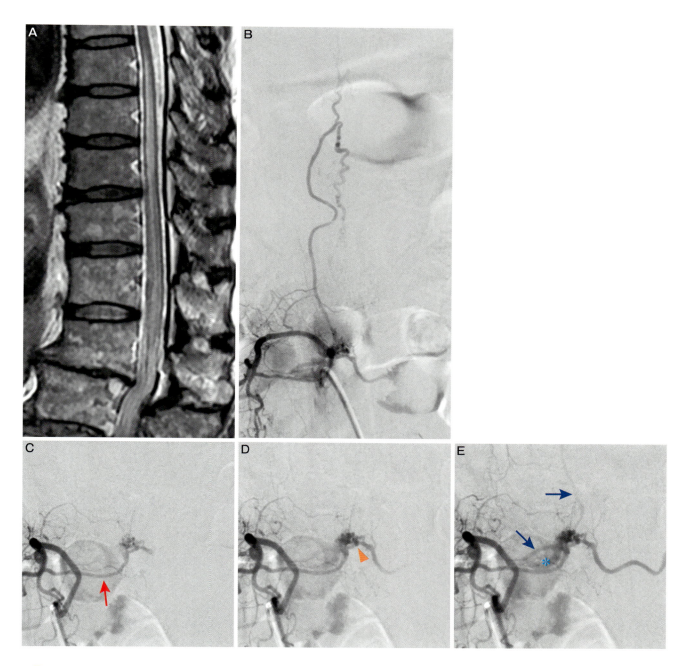

図7. 硬膜外AVF
A：MRI T2強調画像矢状断．脊髄の高信号と周囲のflow voidを認める．B：右L2腰動脈造影．硬膜内静脈への逆流を認める．C～E：右L2腰動脈造影拡大像．硬膜外枝（→）から硬膜外静脈叢（＊）への動静脈シャント（▶）を認め，硬膜内静脈（→）へと逆流する．

造影MRA

- 脊髄を栄養する動脈は頭蓋内血管と比較して細いため，単純MRAのみでは描出することができない．
- 1990年代の終わり頃から造影剤を用いたMRA撮影法が導入され，2000年代に入りMR機器の発展により信号ノイズ比が改善して，空間解像度が高くなり実用化された．

035

- さらに，MRAにサブトラクション技術が導入され，動脈相と静脈相を描出することが可能となった．time-resolved imaging of contrast kineticsの頭文字をとってTRICKS法と呼ばれる[42]．大動脈を目印にして，造影剤が大動脈に流入するタイミングをはかり，4～5秒間に10～20回の撮影をすることができる（図1）．
- 造影MRAは，硬膜AVFの栄養分節動脈のレベル診断に有用である．硬膜AVFは責任分節動脈が1本であることが多いので診断がつけやすい❸（図1）.
- 硬膜外AVFは，特徴的な血管解剖の知識があれば造影MRAで硬膜AVFとの鑑別が可能である．拡張した硬膜外静脈叢と硬膜内へ逆流する静脈がポイントである．
- 一方で，脊髄辺縁部AVFや髄内AVMは，複数の分節動脈から栄養されることが多く，MRAでの分節動脈レベルの診断率は低くなる（図4，図6）．
- AVF閉塞術後のフォローアップ検査としても有用である．
- 造影剤使用量は脳脊髄腫瘍の造影の場合と大きな違いはない．放射線照射もないので低侵襲である．

静注多列CT
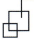

- CTの検出器が多列化し，広い範囲を高速撮像可能となり，2005年に脊髄動静脈シャントに臨床応用された[43]❹（図2）．
- 比較的多いヨード造影剤（60～100 mL）を用いる必要がある．
- MRI・MRAと比較して，放射線被曝の問題がある．

動注多列CT
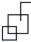

- 大動脈弓部にピッグテールカテーテルを留置して，ヨード造影剤を動脈注射しながら多列CTを撮影する[44]（図2）．
- 造影剤を注射しながら1度目の撮影を行い，続いて生理食塩水を注射しながら静脈相を撮影することが可能である．静注CTと比較して，動脈相と静脈相のタイミングを合わせやすい．
- 動注多列CTを行い，その場で栄養動脈のレベル診断を行い，引き続き血管造影を行うことができる❺．
- 静注多列CTと同様に，ヨード造影剤に伴う副作用と放射線被曝のデメリットがある．

血管造影
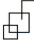

- 脊髄動静脈シャントの診断のゴールドスタンダードである[45]❻（図1～図7）．
- 検査時間，造影剤使用量，放射線被曝の観点から，最も侵襲が高い検査である❼．
- 硬膜AVF：栄養動脈は分節動脈の硬膜枝で，硬膜動脈が硬膜を貫通して

Pitfalls 3
硬膜AVF，硬膜外動静脈瘻（extradural AVF）の腰仙部病変は，硬膜内静脈が長く，硬膜内へ逆流する根髄動脈が馬尾に沿って数椎体レベル上行する．分節動脈と脊髄円錐部のflow voidとのレベルが大きくずれているので，栄養分節動脈のレベル診断に注意が必要である．

Pitfalls 4
硬膜AVF，硬膜外AVFは血流が遅いため，硬膜内静脈への逆流のタイミングをはかって撮影する必要がある．TRICKS-MRAと比べて撮影可能回数が少ないので，タイミングがずれてしまうことがある．

Pitfalls 5
ヨード造影剤は静注多列CTよりも少ない量で撮影可能であるが，引き続き血管造影を行う場合には造影剤使用量が限られる．

Memo 6
- 頸部病変では，両側椎骨動脈のほかに，鎖骨下動脈の枝を造影する必要がある．上行頸動脈（甲状頸動脈），深頸動脈など頸部のみで6本の造影が必要である．
- 胸腰椎部病変では，肋間動脈，腰動脈を選択造影する．T1～3，4，5肋間動脈は吻合し共通管となっており，最上肋間動脈と呼ばれる．胸腰椎部のみで26～30本の造影が必要である．
- 仙椎部病変では，大動脈の枝である正中仙骨動脈と，内腸骨動脈の枝である外側仙骨動脈を造影する．3本の造影が必要である．

Memo 7
頸椎から仙椎までで，合計35～39本の選択造影が必要である．1本5分で造影しても175～195分かかる．1本につき造影剤を4 mL使用するとして合計で140～156 mL必要である．

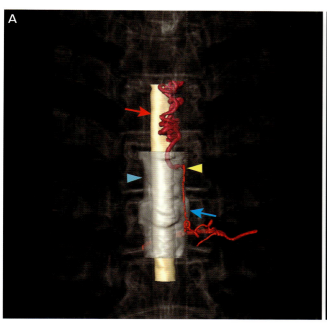 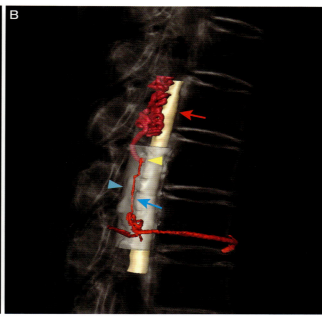

図8. 硬膜AVFの3Dコンピュータ画像
A：正面像．B：側面像．硬膜動脈（→）・動静脈シャント（▶）と，脊髄（→）・硬膜（▶）との関係が明瞭である．

1本の静脈に吻合する．動静脈移行部は硬膜の内層に存在する（図1）．
- 髄内AVM：栄養動脈は前脊髄動脈の中心溝動脈である．または，後脊髄動脈の穿通枝も関与する．脊髄内の静脈に中心溝動脈が直接吻合する．動静脈移行部は脊髄灰白質に存在する（図3，図4）．
- 脊髄辺縁部AVF：栄養動脈は，前脊髄動脈，後脊髄動脈の軟膜枝である．軟膜枝が軟膜静脈に直接吻合する．動静脈移行部は軟膜直上か直下に存在する（図5，図6）．
- 硬膜外AVF：栄養動脈は分節動脈の硬膜外枝で，硬膜外動脈が硬膜外静脈叢へ直接吻合する．動静脈移行部は硬膜外腔，椎間孔部に存在する（図7）．
- 動静脈シャントは，正常動脈から静脈移行部の血管径の変化によって診断する❽．
- 椎間孔部の根髄動脈，根軟膜動脈，脊髄周囲の前脊髄動脈，後脊髄動脈の解剖の知識が必要である❾．
- 回転血管造影によって，脊椎と血管の関係がわかり鑑別診断に役立つ（図4，図5）．
- これらの動静脈シャントの診断には病理学的な裏付けが必要で，今後の課題である．

> **Tips 8**
> 全身麻酔下で行えば，呼吸管理下で完全な息止めが行えるが，局所麻酔下で行う場合は，サブトラクションの質を上げるために，的確な息止めが重要である．体幹の側面画像は上肢を挙上して撮影する．

> **Pitfalls 9**
> 頚椎から仙椎まで，すべて選択造影を行わなければ，脊髄動静脈シャントを否定することはできない．大動脈造影のみではcomplete angiographyとはいえない．slow flowの病変を見逃す可能性がある．

> **Pitfalls 10**
> - ミエログラフィーでは腰椎穿刺の侵襲がある．
> - 血流の情報がない．
> - 作成に時間がかかる．

3Dコンピュータ画像

- 回転血管造影とミエロCTのDICOMデータをコンピュータソフトウェア上で融合して作成する画像診断法である[46]（図8）．
- 1つの画像上に，血管病変，脊髄，硬膜，脊椎を同時に描出することができるので，AVFと神経組織，骨との位置関係がわかり，鑑別診断に威力を発揮する❿．

第 I 章 文　　献

1) Asahara T, Murohara T, Sullivan A, et al. : Isolation of putative progenitor endothelial cells for angiogenesis. *Science* **14** : 964−967, 1997.

2) Gao P, Chen Y, Lawton MT, et al. : Evidence of endothelial progenitor cells in the human brain and spinal cord arteriovenous malformations. *Neurosurgery* **67** : 1029−1035, 2010.

3) Koizumi T, Shiraishi T, Hagihara N, et al. : Expression of vascular endothelial growth factors and their receptors in and around intracranial arteriovenous malformations. *Neurosurgery* **50** : 117−124, 2002.

4) Lasjaunias P : A revised concept of the congenital nature of cerebral arteriovenous malformations. *Interv Neuroradiol* **3** : 275−281, 1997.

5) Rangel−Castilla L, Russin JJ, Martinez−Del−Campo E, et al. : Molecular and cellular biology of cerebral arteriovenous malformations : a review of current concepts and future trends in treatment. *Neurosurg Focus* **37** : E1, 2014.

6) Wellemse RB, Mager JJ, Westermann CJ, et al : Bleeding risk of cerebrovascular malformations in hereditary hemorrhagic telangiectasia. *J Neurosurg* **92** : 779−784, 2000.

7) Satomi J, Mount RJ, Toporsian M, et al. : Cerebral vascular abnormalities in a murine model of hereditary hemorrhagic telangiectasia. *Stroke* **34** : 783−789, 2003.

8) Gross BA, Du R : Natural history of cerebral arteriovenous malformations : a meta−analysis. *J Neurosurg* **118** : 437−443, 2013.

9) Stapf C, Mohr JP, Pile−Spellman J, et al. : Concurrent arterial aneurysms in brain arteriovenous malformations with haemorrhagic presentation. *J Neurol Neurosurg Psychiatry* **73** : 294−298, 2002.

10) Redekop G, TerBrugge K, Montanera W, et al. : Arterial aneurysms associated with cerebral arteriovenous malformations : classification, incidence, and risk of hemorrhage. *J Neurosurg* **89** : 539−546, 1998.

11) Yamada S, Takagi Y, Nozaki K, et al. : Risk factors for subsequent hemorrhage in patients with cerebral arteriovenous malformations. *J Neurosurg* **107** : 965−972, 2007.

12) Spetzler RF, Martin NA : A proposed grading system for arteriovenous malformations. *J Neurosurg* **65** : 476−483, 1986.

13) Han PP, Ponce FA, Spetzler RF : Intention−to−treat analysis of Spetzler−Martin grades IV and V arteriovenous malformations : natural history and treatment paradigm. *J Neurosurg* **98** : 3−7, 2003.

14) Laakso A, Dashti R, Juvela S, et al. : Risk of hemorrhage in patients with untreated Spetzler−Martin grade IV and V arteriovenous malformations : a long−term follow−up study in 63 patients. *Neurosurgery* **68** : 372−377, 2011.

15) Gross BA, Du R : Hemorrhage from arteriovenous malformations during pregnancy. *Neurosurgery* **71** : 349−355, 2012.

16) Takahashi JC, Iihara K, Ishii A, et al. : Pregnancy−associated intracranial hemorrhage : results of a survey of neurosurgical institutes across Japan. *J Stroke Cerebrovasc Dis* **23** : e65−71, 2014.

17) Yoshida K, Takahashi JC, Takenobu Y, et al. : Strokes Associated With Pregnancy and Puerperium : A Nationwide Study by the Japan Stroke Society. *Stroke* **48** : 276−282, 2017.

18) Mohr JP, Parides MK, Stapf C, et al. : Medical management with or without interventional therapy for unruptured brain arteriovenous malformations (ARUBA): a multicentre, non−blinded, randomised trial. *Lancet* **383** : 614−621, 2014.

19) Mikami T, Hirano T, Miyata K, et al. : Presurgical planning for arteriovenous malformations using multidetector row CT. *Neurosug Rev* **35** : 393−399, 2012.

20) Kikuta K, Takagi Y, Nozaki K, et al. : Introduction to tractography−guided navigation : using 3−tesla magnetic resonance tractography in surgery for cerebral arteriovenous malformations. *Acta Neurochir Suppl* **103** : 11−14, 2008.

21) Spetzler RF, Martin NA : A proposed grading system for arteriovenous malformations. *J Neurosurg* **65** : 476−483, 1986.

22) Hartmann A, Stapf C, Hofmeister C, et al. : Determinants of neurological outcome after surgery for brain arteriovenous malformation. *Stroke* **31** : 2361−2364, 2000. 23)　　Terada T, Higashida RT, Halbach VV, et al. : Development of acquired arteriovenous fistulas in rats due to venous hypertension. *J Neurosurg* **80** : 884−889,1994.

24) van Dijk JM, TerBrugge KG, Van der Meer FJ, et al. : Thrombophilic factors and the formation of dural arteriovenous fistulas. *J Neurosurg* **107** : 56−59, 2007.

25) Kuwayama N : Epidemiologic Survey of Dural Arteriovenous Fistulas in Japan: Clinical Frequency and Present Status of Treatment. *Acta Neurochir Suppl* **123** : 185−188, 2016.

26) Satomi J, van Dijk JM, Terbrugge KG, et al. : Benign cranial dural arteriovenous fistulas : outcome of conservative management based on the natural history of the lesion. *J Neurosurg* **97** : 767−770, 2002.

27) Kinouchi H, Mizoi K, Takahashi A, et al. : Dural arteriovenous shunts at the craniocervical junction. *J Neurosurg* **89** : 755−761, 1998

28) Sato K, Endo T, Niizuma K, et al. : Concurrent dural and perimedullary arteriovenous fistulas at the craniocervical junction : case series with special reference to angioarchitecture. *J Neurosurg* **118** : 451−459, 2013.

29) Willinsky R, Goyal M, terBrugge K, et al. : Tortuous, engorged pial veins in intracranial dural arteriovenous fistulas : correlations with presentation, location, and MR findings in 122 patients. *AJNR Am J Neuroradiol* **20** : 1031−1036, 1999.

30) Kanemaru K, Kinouchi H, Yoshioka H, et al. : Cerebral hemodynamic disturbance in dural arteriovenous fistula with retrograde leptomeningeal venous drainage : a prospective study using (123) I−iodoamphetamine single photon emission computed

tomography. *J Neurosurg* **123** : 110–117, 2015.

31) Nakagawa I, Taoka T, Wada T, et al. : The use of susceptibility–weighted imaging as an indicator of retrograde leptomeningeal venous drainage and venous congestion with dural arteriovenous fistula : diagnosis and follow–up after treatment. *Neurosurgery* **72** : 47–54, 2013.

32) Borden JA, Wu JK, Shucart WA : A proposed classification for spinal and cranial dural arteriovenous fistulous malformation and implications of treatment. *J Neurosurg* **82** : 166–179, 1995.

33) Cognard C, Gobin YP, Pierot L, et al. : Cerebral dural arteriovenous fistulas : clinical and angiographic correlation with a revised classification of venous drainage. *Radiology* **194** : 671–680, 1995.

34) Geibprasert S, Pereira V, Krings T, et al. : Dural arteriovenous shunts. A new classification of craniospinal epidural venous anatomical bases and clinical correlations. *Stroke* **39** : 2783–2794, 2008.

35) Satomi J, Satoh K, Matsubara S, et al. : Angiographic changes in venous drainage of cavernous sinus dural arteriovenous fistulae after palliative transarterial embolization or observational management : a proposed stage classification. *Neurosurgery* **56** : 494–502, 2005.

36) Satomi J, Ghaibeh AA, Moriguchi H, et al. : Predictability of the future development of aggressive behavior of cranial dural arteriovenous fistulas based on decision tree analysis. *J Neurosurg* **123** : 86–90, 2015.

37) Miyasaka K, Asano T, Ushikoshi H, et al. : Vascular anatomy of the spinal cord and classification of spinal arteriovenous malformations. *Interv Neuroraaiol* **6** : 195–198, 2000.

38) Symon L, Kuyama H, Kendall B : Dural arterio venous malformations of the spine. Clinical features and surgical results in 55 cases. *J Neurosurg* **60** : 238–247, 1984.

39) Djindjian M, Djindjian R, Rey A, et al. : Intradural extramedullary spinal arterio–venous malformations fed by the anterior spinal artery. *Surg Neurol* **8** : 85–93, 1977.

40) Barrow DL, Colohan ART, Dawson R : Intradural perimedullary arteriovenous fistulas（type Ⅳ spinal cord arteriovenous malformations）. *J Neurosurg* **81** : 221–229, 1994.

41) Hida K, Shirato H, Isu T, et al. : Focal fractionated radiotherapy for intramedullary spinal arteriovenous malformations : 10 year–experience. *J Neurosurg* **99** : 34–38, 2003.

42) Amarouche M, Hart JL, Siddicui A, et al. : Time–resolved contrast–enhanced MR angiography of spinal vascular malformations. *AJNR Am J Neuroradiol* **36** : 417–422, 2015.

43) Si–jia G, Meng–wei Z, Xi–ping L, et al. : The clinical application studies of CT spinal angiography with 64–detector row spiral CT in diagnosing spinal vascular malformations. *Eur J Radiol* **71** : 22–28, 2009.

44) Yamamoto S, Kanaya H, Kim P : Spinal intraarterial computed tomography angiography as an effective adjunct for spinal angiography. *J Neurosurg Spine* **23** : 360–367, 2015.

45) Prestigiacomo CJ, Niimi Y, Setton A, et al. : Three–dimensional rotational spinal angiography in the evaluation and treatment of vascular malformations. *AJNR Am J Neuroradiol* **24** : 1429–1435, 2003.

46) Takai K, Kin T, Oyama H, et al. : The use of 3D computer graphics in the diagnosis and treatment of spinal vascular malformations. *J Neurosurg Spine* **15** : 654–659, 2011.

第II章

その他の血管奇形の臨床病態
および診断と治療方針

II-1 血管性腫瘍と血管奇形

難波克成

はじめに

- 血管性腫瘍・血管奇形は，比較的稀な全身の血管性病変である．
- 患者のマネジメントには，皮膚科，形成外科，血管外科，耳鼻咽喉科，小児科，放射線科など多くの治療科が関与する．
- 頭頸部は好発部位の一つであるため，脳神経外科医も関与の可能性がある．
- 治療に血管内手技が必要な場合があり，脳神経外科医が血管内治療を担うことが多いわが国では，脳神経外科医が治療に貢献できる．
- 治療チームの一員として，血管性腫瘍・血管奇形の概要を知っておくことは重要である．

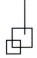

血管性腫瘍・血管奇形の International Society for the Study of Vascular Anomalies（ISSVA）分類[1,2]とそのコンセプト

ISSVA 分類のコンセプト

- Vascular anomaly とは，血管性腫瘍と血管奇形とを含む血管性病変の総称であり，重要な疾患概念である．
- 体表に存在する vascular anomaly は，母親から子に刻印された「birthmark（母斑）」と歴史的に呼ばれ，形態的特徴によって分類されてきた．現在も「strawberry」「salmon patch」「port-wine」「flammeus（火焔状）」などに名を残す．
- 形態的分類では同一疾患に多数の呼称が存在し，逆に1つの呼称に多数の疾患が存在するため，疾患の理解，治療方針決定に混乱が生じた．
- 1982年に Mulliken と Glowacki は vascular anomaly を生物学的特徴によって，血管性腫瘍と血管奇形の2つに分類する概念を提唱した．血管性腫瘍は細胞増殖が病態であるのに対し，血管奇形は血管の形態形成異常が原因で細胞増殖は認めない．
- 1996年の ISSVA 学術会議で前述の2分類法が採択され，vascular anomaly を理解するための基盤が誕生した．
- 現在は2014年改定，2018年追補の分類を使用する（表1～表3）．腫瘍と奇形という2分類法が基本である点に変更はない．
- 新分類の主な変更点は，以前は血管奇形が slow-flow, fast-flow, および complex-combined の3カテゴリーに分けられていたのが, simple,

その他の血管奇形の臨床病態および診断と治療方針　II

表1.　血管性腫瘍・血管奇形の ISSVA 分類

Vascular anomalies				
Vascular tumors（血管性腫瘍）	Vascular malformations（血管奇形）			
	Simple（単純型）	Combined **（混合型）	of major named vessels（主幹型）	Associated with other anomalies（関連症候群）
Benign（良性群） 　乳児血管腫 　房状血管腫 　紡錘形細胞血管腫など Locally aggressive or borderline（境界群） 　カポジ肉腫様血管内皮腫 　カポジ肉腫など Malignant（悪性群） 　血管肉腫など	Capillary malformations（毛細血管奇形） Lymphatic malformations（リンパ管奇形） Venous malformations（静脈奇形） Arteriovenous malformations *（動静脈奇形） Arteriovenous fistula *（動静脈瘻）	CVM, CLM LVM, CLVM CAVM * CLAVM * その他	リンパ管，静脈，動脈の下記奇形 ・起始　　・走行 ・数　　　・長さ ・径（無形成，低形成，狭窄，拡張／瘤） ・弁　　　・短絡 ・胎生期血管遺残	表3 参照

＊：高流速型血管奇形．　　＊＊：2つ以上の血管奇形が1病変に認められるもの．

表2.　毛細血管奇形（CM）の分類

Capillary malformations（CM）（毛細血管奇形）
Nevus simplex / salmon patch, "angel kiss", "stork bite"（単純性母斑／サーモンパッチなど）
Cutaneous and/or mucosal CM（"port-wine" stain）（皮膚粘膜毛細血管奇形，ポートワイン母斑）
Nonsyndromic CM（症候群に関連しない毛細血管奇形）〔GNAQ〕
CM with CNS and/or ocular anomalies（Sturge-Weber syndrome）（中枢神経系，眼球異常を伴う毛細血管奇形）〔GNAQ〕
CM with bone and/or soft tissue overgrowth（骨，軟部組織過成長を伴う毛細血管奇形）〔GNA11〕
Diffuse CM with overgrowth（DCMO）（過成長を伴うびまん性毛細血管奇形）〔GNA11〕
Reticulate CM（網状毛細血管奇形）
CM of MICCAP（microcephaly-capillary malformation）（小頭症-毛細血管奇形に合併する毛細血管奇形）〔STAMBP〕
CM of MCAP（megalencephaly-capillary malformation-polymicrogyria）（巨頭症-毛細血管奇形-多小脳回に合併する毛細血管奇形）〔PIK3CA〕
CM of CM-AVM（毛細血管奇形-AVMに合併する毛細血管奇形）〔RASA1 / EPHB4〕
Cutis marmorata telangiectatica congenita（CMTC）（先天性血管拡張性大理石様皮斑）
Others（その他）
Telangiectasia（毛細血管拡張症）
Hereditary hemorrhagic telangiectasia（HHT）（遺伝性出血性毛細血管拡張症）（HHT1 ENG, HHT2 ACVRL1, HHT3, JPHT SMAD4）
Others（その他）

赤文字は原因遺伝子．

表3.　ほかの奇形に関連する血管奇形（vascular malformations associated with other anomalies）

Vascular malformations associated with other anomalies
Klippel-Trenaunay syndrome（クリッペル・トレノネー症候群）：CM＋VM＋肢過成長　〔PIK3CA〕
Parkes Weber syndrome（パークスウェーバー症候群）：CM＋AVF＋肢過成長　〔RASA1〕
Servelle-Martorell syndrome：肢VM＋骨低成長
Sturge-Weber syndrome（スタージ・ウェーバー症候群）：顔面CM＋脳軟膜CM＋眼脈絡膜血管奇形＋／－骨 and/or 軟部組織過成長　〔GNAQ〕
Limb CM＋congenital non-progressive limb hypertrophy（肢CM＋先天性非進行性肢肥厚）〔GNA11〕
Maffucci syndrome（マフッチ症候群）：VM＋／－紡錘形細胞血管腫＋内軟骨腫　〔IDH1 / IDH2〕
Marcrocephaly-CM（M-CM / MCAP）（三頭症-毛細血管奇形）〔PIK3CA〕
Microcephaly-CM（MICCAP）（小頭症-毛細血管奇形）〔STAMBP〕
CLOVES syndrome：LM＋VM＋CM＋／－AVM＋lipomatous overgrowth　〔PIK3CA〕
Proteus syndrome（プロテウス症候群）：CM, VM and/or LM＋非対称性過成長　〔AKT1〕
Bannayan-Riley-Ruvalcaba syndrome：AVM＋VM＋巨頭症, lipomatous overgrowth　〔PTEN〕
CLAPO syndrome：下口唇CM＋頭頸部LM＋非対称 and 限局性／全身性過成長　〔PIK3CA〕

赤文字は原因遺伝子．

combined, of major named vessels, associated with other anomalies の
4 つに細分されたことである.

Vascular tumors（血管性腫瘍）[2, 3]

- 血管性腫瘍は benign（良性群），locally aggressive or borderline（境界群），malignant（悪性群）の 3 つのカテゴリーに細分される.
- 良性血管性腫瘍の代表的なものが乳児血管腫（infantile hemangioma：IH）で，vascular anomaly 研究の出発点である.
- 乳児血管腫は従来,「苺状血管腫」と呼ばれていた腫瘍で，頭頚部（60%），体幹（25%），四肢（15%）に好発する. 血管内皮細胞の急速な腫瘍性増殖とアポトーシスによる自然消退の経過が特徴的であり，生後数週から数ヵ月で急速に増大し（増殖期），緩徐に縮小し（退縮期），10 歳頃までに脂肪組織に置換される（瘢痕期）.
- 境界，悪性血管性腫瘍には hemangioendothelioma（血管内皮腫）や angiosarcoma（血管肉腫）などが含まれる.
- 血管性腫瘍が脳神経外科領域で問題となることは少ないが，腫瘍と奇形の概念を認識するために必要な知識である.

Vascular malformations（血管奇形）[2, 3]

- 血管奇形は，simple（単純型），combined（混合型），of major vessels（主幹型），associated with other anomalies（ほかの奇形に関連する血管奇形）の 4 つのカテゴリーに分類される.
- 血管奇形は，脳神経外科領域と関連する疾患が少なくない.

Simple（単純型）

- 単純型の血管奇形は，血管奇形理解の基礎である.
- 毛細血管奇形，リンパ管奇形，静脈奇形，動静脈奇形，動静脈瘻の 5 タイプに分けられる.

▶ **毛細血管奇形（capillary malformation：CM）（表 2，図 1）**
- CM という用語は特定の血管奇形を指すのではなく，皮膚母斑の一般名称として使用される❶.
- CM は，皮膚，粘膜の毛細血管様の血管が起源と考えられる.
- CM の代表的な血管奇形は，ポートワイン母斑（図 1A），火焔状血管腫である.
- 頭頚部が好発部位となる.
- CM のカテゴリーに含まれるほかの血管奇形には，毛細血管拡張症（telangiectasia）（図 1C）がある.
- CM はリンパ管，静脈，動静脈などほかの血管奇形を合併することや，症候群の一部として存在することが多い. 脳神経外科領域に関連の深い Sturge-Weber 症候群は，その一つである❷（図 1A）.
- CM には遺伝性出血性毛細血管拡張症（hereditary hemorrhagic telangiectasia：HHT），capillary malformation-arteriovenous malformation（CM-AVM）が含まれ，脳脊髄血管奇形が併存する疾患として有名である（表 2）.

> **Memo 1**
> CM は明瞭なものから，ごく微かなものまでさまざまで，注意深く診察しないとわからないことがある（図 1 を参照）.

> **Tips 2**
> CM を見たら，神経疾患が隠れているのではないかと疑うことが大切である.

II その他の血管奇形の臨床病態および診断と治療方針

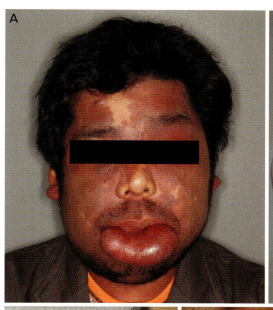
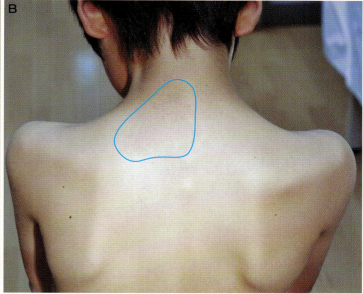
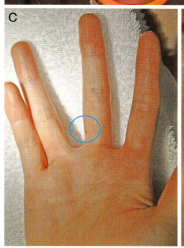
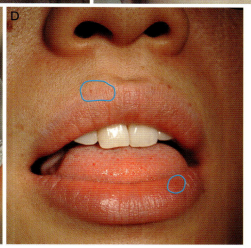

図1 毛細血管奇形（CM）のスペクトラム
A：顔面に明らかなCM（ポートワイン母斑）を認める．Sturge-Weber症候群症例．CMにより，下口唇の著明な過成長をきたしている点に注意．B：左上背部に非常に微かなCMを認める．Cobb症候群症例．C・D：手指，口唇，舌に毛細血管拡張（telangiectasia）を認める．遺伝性出血性毛細血管拡張症（HHT）症例．図には示さないが，脳に小さな動静脈奇形を合併した．

- CMのothersに属すると考えられる疾患にWyburn-Mason症候群およびCobb症候群（図1B）があり，これらの症候群も脳脊髄血管奇形を合併する❸．
- CMの治療は一般に整容目的であり，レーザー治療を行う．CMの存在で直下の皮膚，軟部，骨組織の著しい過成長をきたすことがある（図1A）．これにより，機能障害，整容的問題が生じる場合，手術的切除が行われる．

> **Memo 3**
> 脳神経外科領域に関連する代表的血管奇形．
> ① Sturge-Weber症候群
> ② 遺伝性出血性毛細血管拡張症（HHT）
> ③ CM-AVM
> ④ Wyburn-Mason症候群
> ⑤ Cobb症候群

▶ リンパ管奇形（lymphatic malformation：LM）

- LMは，リンパ系のさまざまな形成異常により生じる腫瘍性病変で，小さなスポンジ様のものから，1つの臓器，あるいは全身に広がるものまでさまざまな病像を呈する．
- 一般的にmicrocystic，macrocystic，あるいは混合型に分類されるが，micro，macroの明確なサイズ定義はない．
- リンパ管の豊富な頚部，腋窩，胸郭が好発部位で，リンパ管の存在しない中枢神経系を除いて，あらゆる臓器に存在する可能性がある．
- 通常，生下時に認められ，2歳までに明らかとなる．成人発症は稀である．

- 嚢胞内容は漿液性で，出血や静脈との交通により血液が混じることも多い．
- 治療適応は，出血，血栓症，および感染による疼痛，リンパ瘻，罹患臓器の肥大，変形，機能障害が存在するときである．小病変の場合は治癒が期待されるが，広汎病変は症状コントロールが目的である．
- 治療法は，硬化療法と手術的切除が主流である．

▶ 静脈奇形（venous malformation：VM）
- VM は平滑筋異常が原因と考えられる静脈形成異常で，生下時より存在する．
- 症状は，ある程度成長するまで出現しないことが多い．
- 好発部位は皮膚，皮下組織で，筋，骨，管腔，実質臓器を含め，あらゆる臓器に存在する．
- 典型的には，境界明瞭で青みを帯び，柔軟，圧縮可能な腫瘤である（図 2）．境界不明瞭，浸潤様であることがあり，多彩．
- 頭頚部病変はバルサルバ手技で怒張する．
- 成長と共に，血行性，機械的ストレスなどで増大し，思春期に顕著な増大を示すことがある．
- 診断は病歴聴取と理学所見で可能となる．
- 放射線学的検査は病変の広がりを評価するのに有用である．
- 静脈石は病変特異的である．うっ滞血の血栓が石灰化したもので，単純 X 線写真や CT で認められる❹．
- 治療適応は VM による圧迫，変形，浮腫，疼痛である．
- 治療は，目的の縮小が得られるまで複数回の硬化療法を行い，必要に応じて手術的切除を行う．
- 脳神経外科領域で注目は，脳海綿状血管腫が cerebral cavernous malformation として，VM のカテゴリーに含まれることである．

Memo 4
静脈石は VM の特異的所見である．これで診断がほとんど確定できる．

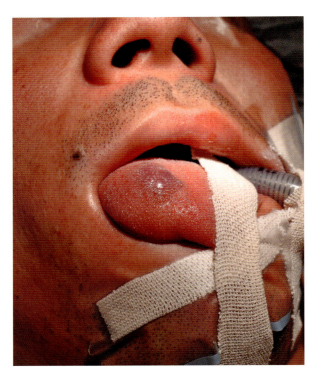

図2． 舌静脈性奇形
暗青色，境界明瞭，柔軟，圧縮可能な腫瘤を左舌に認める．繰り返す出血で来院し，エタノールによる硬化療法で治癒した．

▶ 動静脈奇形（AVM），動静脈瘻（AVF）

- AVM，AVF は，毛細血管を介さない動脈と静脈の直接の吻合と定義する．
- 吻合は単一のものから複数のものまで多様で，サイズも多様である．
- AVF に明確な定義はなく，広範な病態を示す AVM のうち比較的単純な型とされる．
- AVM は胎生期の局所脈管形成異常が原因とされ，動脈，静脈内皮細胞への分化方向を決定する ephrin，動静脈血管腔形成に関係する notch シグナル系の関与が想定されている．
- 好発部位は頭頸部領域の特に脳で，軟部組織，内臓のあらゆる臓器に発生する．
- 孤発性がほとんどであるが，症候群の一部として存在する．脳神経外科領域では，CM に分類される HHT，CM-AVM，Wyburn-Mason 症候群（図3），Cobb 症候群（図1B）が重要である．
- 病変は半数で生下時より認められ，残りは成長に従って明らかになる．
- AVM は，もともとのシャントと側副血行路の発達で増大すると考えられ，Schobinger の AVM 病期分類が症状出現の理解に有用である（表4）．

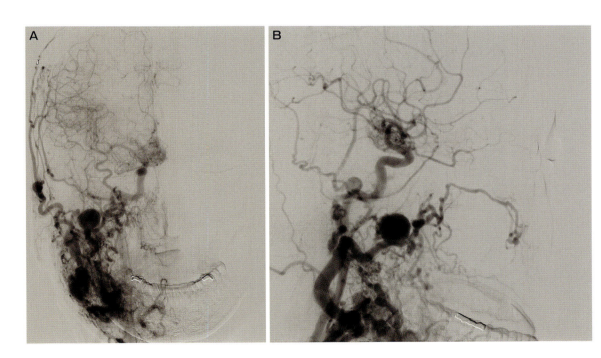

図3．顔面・脳 AVM，Wyburn-Mason 症候群
繰り返す多量の鼻出血で来院し，出血コントロール目的に蝶口蓋動脈の塞栓術を施行．A：右総頸動脈撮影正面像．顔面・脳 AVM を認める．特に正面像では，脳に眼窩から続く視覚伝導路の AVM がはっきりと認められる．顔面 AVM は上・下顎に認められる．B：右総頸動脈撮影側面像．側面像では上・下顎および視床下部 AVM の広がりが理解しやすい．視覚伝導路 AVM はやや見えづらい．

表4．Schobinger の AVM 病期分類

Stage Ⅰ	静止期	皮膚紅潮，温感
Stage Ⅱ	拡張期	血管雑音，拍動音の聴取，増大
Stage Ⅲ	破壊期	疼痛，潰瘍，出血，感染
Stage Ⅳ	代償不全期	心不全

- 完全な治癒のためには，病変の切除あるいは，中心 nidus の閉塞が必要となる．近位動脈閉塞は全く無効で，末梢灌流圧低下による虚血，側副血行路発達，血管新生を招き，病状の悪化をきたす．さらに，後の治療を困難にするため禁忌である．

Combined（混合型）

- 1つの病変に2つ以上の血管奇形が存在する状態である．たとえば，CM ＋ VM（capillary-venous malformation：CVM），CM ＋ AVM（capillary-arteriovenous malformation：CAVM）など．
- CM，LM，VM，AVM のどのような組み合わせもある．
- CM-AVM は Combined に属さない，独立の疾患である点に注意する（表2）．

（Vascular malformations）of major named vessels（主幹型：主要血管の奇形）

- 動脈，静脈，リンパ管のどの脈管にもみられ，重複，窓形成，低形成，遺残などの anomaly を指す．

（Vascular malformations）associated with other anomalies（ほかの奇形に関連する血管奇形）

- 表3のように血管奇形に四肢，全身の対称性，非対称性の過成長や肥大，腫瘍などを合併する稀な症候群がこのカテゴリーに属する．
- 脳神経外科領域に関連するのは，Struge-Weber 症候群である．

脳神経外科領域に関連深い血管奇形[2, 4]

Sturge-Weber 症候群

- 顔面三叉神経第1枝領域，同側軟膜髄膜，眼脈絡膜に CM を認める疾患である（図1A）．
- 脳病変は頭頂後頭葉に多く，脳表の石灰化と萎縮をきたし，痙攣や発達遅滞の原因となる．
- 原因遺伝子：*GNAQ*.

遺伝性出血性毛細血管拡張症（HHT）

- 皮膚粘膜毛細血管拡張と臓器 AVM を合併する疾患である（図1C・D）．
- AVM は肺，脳，肝臓に多い．
- 脳 AVM は小さく（＜3 cm），多発性（50％）．
- 鼻出血で発症（90％）．
- 常染色体優性遺伝．
- 原因遺伝子：*ENG*，*ALK-1*，*SMAD4* が現在までに同定されている．

CM-AVM

- 多発性 CM に全身 AVM / AVF を合併する疾患である．

- 多発性 CM は小さく，円〜楕円形，ピンク〜茶を帯びたピンク色で，周囲に白色 halo を伴うことが多く，病変特異的である．
- AVM / AVF は脳，頭頚部に多く，ほかに四肢，体幹，脊髄に認める．
- 脳 AVM / AVF は macrofistulous で生後 1 年以内に症状が発症する．
- 病変特異的な CM を認めた場合，脳 MRI での検査が勧められる．
- 常染色体優性遺伝．
- 原因遺伝子：*RASA1*.

Wyburn-Mason 症候群

- 欧州圏では Bonnet-Dechaume-Blanc 症候群と呼ばれる．
- 顔面 CM，maxillofacial AVM，片側視覚伝導路 AVM（網膜，視神経，視交叉，視床下部，視床，後頭葉），時に中脳，小脳 AVM を合併する（図 3）．
- 頭部顔面の体節に一致して血管奇形が分布するため，cerebrofacial arteriovenous metameric syncrome と呼ばれることがある．
- 顔面 AVM による鼻出血，歯肉出血，視力視野障害，脳出血で，ほぼ全例 30 歳前に発症する．
- 治療は対症療法となる．

Cobb 症候群

- 同じ髄節分布に脊髄，脊椎，傍脊椎軟部組織，筋肉，皮下組織，皮膚（CM）の血管奇形が合併する病態である（図 1B）．
- 髄節に一致して血管奇形が分布するため，spinal arteriovenous metameric syndrome と呼ばれることがある．
- 胎生期の異常血管内皮細胞が神経とともに髄節に沿って遊走，分布することが原因と推定される．
- 血管奇形による脊髄，神経根の圧迫，静脈うっ滞，盗血現象，組織破壊が原因となって，疼痛や筋力低下，感覚障害で発症する．
- 血管病変は広範囲にわたり，外科的切除あるいは血管内治療で異常血管の完全な消失を得ることは困難である．
- 治療目標は，血管奇形の血流減少による病状コントロールとするのが現実的である．

II-2 海綿状血管腫

山田修一

はじめに

- 海綿状血管腫は，先天性血管奇形のなかで静脈性血管腫に次ぐ頻度で認められる❶．
- 総人口に占める割合は 0.1〜4.0％と報告されている．
- MRI などの画像診断の発達と普及により，偶然発見される症例が増加している．
- 全体の約 40％が無症候性である．

病理学的所見

- 弾性板や平滑筋に欠く拡張した毛細血管の集簇が多房性の構造を形成している❷（図 1）．
- 従来，正常脳組織は介在しないとされていたが，最近の研究では約半数の症例で血管腫内に脳組織が認められたと報告されている．
- 画像などで海綿状血管腫と診断された症例のうち，約 80％で手術標本による病理診断が可能とされている．

Memo 1
日本語の「海綿状血管腫」を表す英語表現として，従来 "cavernous angioma" "cavernous hemangioma" "cavernoma" などの単語が用いられており，混乱している面があった．先天性血管奇形であることをふまえると "cavernous malformation" が最もふさわしいと考えられ，最近の文献やガイドラインでも用いられている．今後のこの単語での統一が望ましい．

Memo 2
他臓器における海綿状血管腫として，肝臓，腎臓，皮膚などがよく知られているが，そのほかにも小腸や大腸，副腎，骨などさまざまな臓器に発生しうる．治療方針も各臓器によって異なる．多くの症例で無症状あるいは経過観察が可能であるが，Kasabach-Merritt 症候群のように予後不良な症例もある．

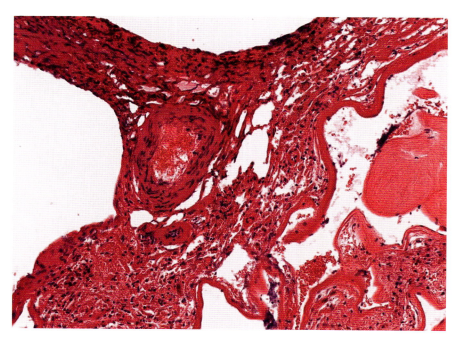

図 1. 手術標本の病理所見（HE 染色，200 倍）

症　状

- 主な症状として，頭痛，局所神経症状，痙攣と出血に伴う症状が挙げられる．
- 頭痛は最もよく認められる症状であるが，その頻度は6〜65%と報告によって幅がある．
- 局所神経症状は片麻痺や各脳神経の脱落症状が主なものであるが，テント下病変によく認められる．
- 痙攣もよく認められる症状で，その頻度は23〜79%と報告されている．
- 痙攣はテント上病変でよく認められる．
- 小児例では痙攣が最も頻度の高い症状であり，約60%に認められる．
- 海綿状血管腫の診断後，新たに痙攣を発症する率は1.5〜4.3%/年と報告されている．

海綿状血管腫からの出血

- 全体での年間出血率は0.25〜4.5%とされている．
- 年間出血率は病変部位や患者背景によって変化する．
- 出血率を上昇させる因子として，出血の既往（3.8〜22.9%/年），症候性（2.18〜7.0%/年），家族性（6.5%/年），多発性（0.7%/年/1病変），脳幹部（2.3〜4.1%/年），基底核部（2.8〜4.1%/年）などがある．
- 慢性被膜化血腫（chronic encapsulated hematoma）の約半数は，海綿状血管腫からの繰り返す出血であるとされている❸（図2）．

家族性と遺伝

- 海綿状血管腫には孤発例と家族例がある．
- 家族性である頻度は報告により幅があり6〜50%とされており，人種によっても異なる．
- 家族例では多発性が多く，また重症化しやすいとする報告が多いが，これに反する報告もある．
- 海綿状血管腫の発生に関与する遺伝子が同定されている．*CCM*（cerebral cavernous malformation）*1*，*CCM2*，*CCM3*遺伝子が知られており，家族例を中心に認められる[5]．
- これらの遺伝子は，細胞骨格形成に関与するRhoAタンパクを介して血管の不安定性を励起させ，血管腫を発生させると考えられている．
- このカスケードをスタチンが抑制するとの報告がある．
- 海綿状血管腫には静脈性血管腫（venous anomaly）を合併することがあり，その頻度は14〜30%と報告されている．
- 孤発例においては約40%に静脈性血管腫の合併が認められた一方，家族性ではわずか1.2%のみに合併が認められたとの報告があり，両群における発生のメカニズムの違いを示唆している[6]．

Memo 3

脳内で徐々に拡大する血腫として，慢性被膜化血腫がある．原因として腫瘍や海綿状血管腫からの繰り返す出血が考えられているが，不明なことも多い．緩徐に繰り返す出血のため巨大化しても無症候性のものもあるが，痙攣などの症状にて発症することもある．

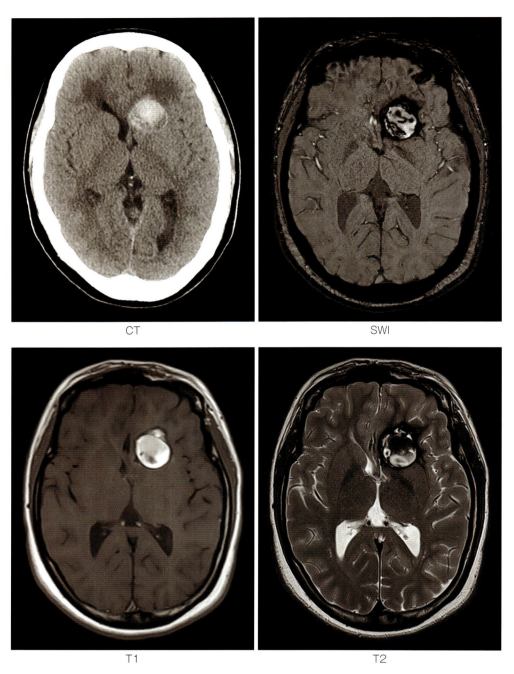

図2. 慢性被膜化血腫を呈した海綿状血管腫

18歳，女性，軽微な頭痛発症．慢性被膜化血腫と思われる病変が左前頭葉内に存在．

画像診断

- MRIが最も有効である．病変の局在，周囲構造との関係などにおいて非常に有用である（図3）．
- MRIの典型的な所見として，T2周囲がリング状に低信号域となり，内部は出血の時期によりさまざまな信号を呈する．
- 撮影シーケンスはT2*あるいはsusceptibility-weighted imaging（SWI）は感度が高く，推奨される（図4）．
- 静脈性血管腫の描出には造影剤の使用が有用である（図5）．

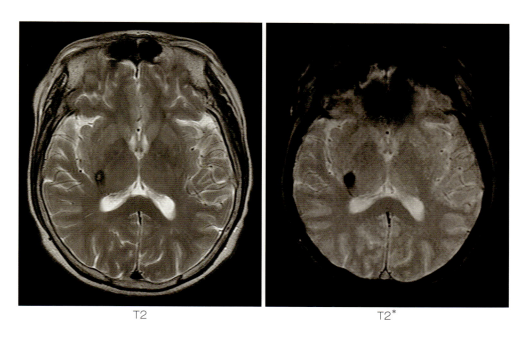

図3. 無症候性海綿状血管腫
68歳, 女性のMRI-T2, T2*. 無症候性, 右基底核に病変を認める.

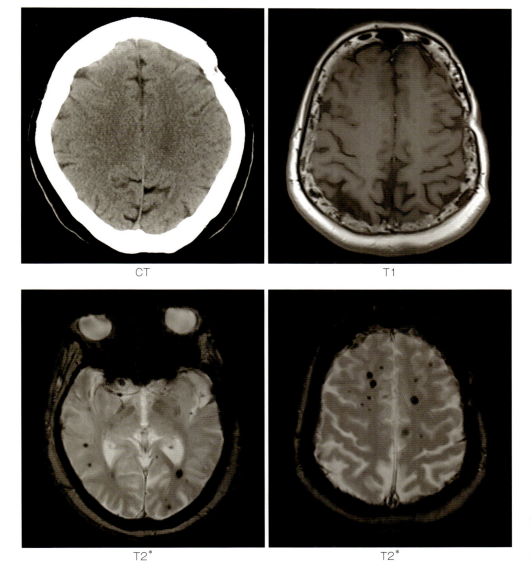

図4. 多発性海綿状血管腫
66歳, 女性, 無症候性. MRI-T2*にて多発性の病変を認める. MRI-T1およびCTでは病変は不明瞭.

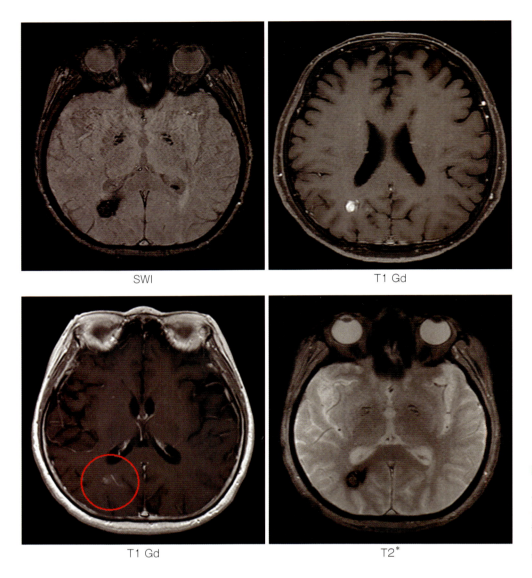

SWI　　　　　　　　T1 Gd

T1 Gd　　　　　　　T2*

図5. 右後頭葉海綿状血管腫
74歳，女性．頭痛発症．微小な出血あり．造影T1にて病変部の上内側に静脈性血管腫と思われる，造影される線上の構造物が描出されている．

- 磁場強度に比例して感度は上昇するとされ，難治性てんかんなどで病変の局在が描出されない場合などでは，より高磁場での撮影により海綿状血管腫が発見されることもある．
- 多発病変におけるてんかんの焦点の同定には，脳磁図が有効とする報告がある．

治療 ❹

保存的治療

- 無症候性のものでは経過観察が推奨される．
- 脳幹などのeloquent areaにおける出血の場合，1回目は経過観察する意見もある．
- 経過観察の場合でも家族性や多発性のものについては，病変の増大や新規病変の出現の可能性があるので，MRIによる定期的なフォローを行うことが望ましい．

> **Memo 4**
> 『脳卒中治療ガイドライン2015』[7]には，以下の通りの内容が推奨と明記されている．
> ①無症候性海綿状血管腫は保存的治療を考慮してもよい（グレードC1）．
> ②症候性海綿状血管腫（出血，コントロール不良な痙攣，進行性の神経症状）のうち，病変が脳幹を含む脳表付近に存在する症例では外科的切除を考慮してもよい（グレードC1）．
> ③定位放射線治療は再出血予防および痙攣コントロールに効果があるが，外科的切除が困難な例において検討されるべきで，照射線量も低く設定する必要がある（グレードC1）．

その他の血管奇形の臨床病態および診断と治療方針　Ⅱ

手術適応

- 手術適応については，『脳卒中治療ガイドライン2015』[7]に指針が明記されている.
- 文献的には，出血の既往，進行性の神経症状の悪化，難治性てんかんの焦点が手術適応となる[8].
- 出血の既往については，non-eloquent area では1回目の出血で手術を考慮してもよいが，eloquent area では2回目の出血までは経過観察する意見もある.

外科的治療 ❺❻❼

- 画像所見や神経症状などによる詳細な術前計画と，ナビゲーションや種々のモニタリングを用いた集学的手術が治療成績向上に寄与する.
- 脳幹部病変については，手術アプローチの選択が最も重要となる. 血腫の偏在，脳幹の切開に際しての安全性などを総合的に判断する必要がある.
- 合併する静脈性血管腫は温存する必要がある. 病変により障害されている正常静脈還流に対する代償的な流出路となっている可能性があるためである. 損傷により術後静脈性梗塞の危険がある.

放射線治療

- 手術摘出が困難な部位に対しては，ガンマナイフなどの定位的放射線治療も考慮される.
- 照射後2年間は出血率が若干上昇するが，その後の出血率は自然出血率よりも低下すると報告されている.
- 照射による合併症を避けるためには，辺縁線量を低くする必要がある. 脳動静脈奇形（AVM）に対する線量よりも低くすることが勧められる.
- サイバーナイフなどによる分割照射も有効とされている.

治療成績

- 脳幹部などの eloquent area の病変の摘出後の早期合併症率は29～69％と高率であるが，一過性が多く約80％で術前あるいはそれ以上の回復が期待できる可能性があるため，綿密な治療計画が必要である.
- てんかんコントロールも良好である. 予後良好となる因子として，術前の痙攣が1回のみ，発症から2年以内の手術摘出，病変の大きさが1.5 cm以下，が挙げられている（図6）.
- 痙攣に対しては，定位的放射線治療よりも手術摘出のほうが成績はよいとする報告がある.

> **Tips 5**
> 血腫の増大傾向や症状の進行性増悪がない場合には，手術は待機的に行う. これは，血腫により脳幹との剥離が経過中に自然に行われるためである.

> **Tips 6**
> 手術では "mulberry-like" と表現される血管拡張部とその周囲のグリオーシスの層との間で剥離を行う. 血管拡張部をバイポーラで焼き縮めることで，その剥離は比較的容易に行うことができる. 狭い間口から摘出を行うので，必ずしも一塊に摘出することにこだわらず，piecemeal に摘出してもよい.

> **Tips 7**
> 取り残しがないか確認するために，バルサルバ法などを用いて静脈還流圧を意図的に上昇させ，血管腫が膨隆してこないかを確認する. 残存部から再出血することも多く，MRI で残存が認められた場合には約40％の確率で再出血するとの報告がある. MRI で残存が認められた場合には再手術も考慮する.

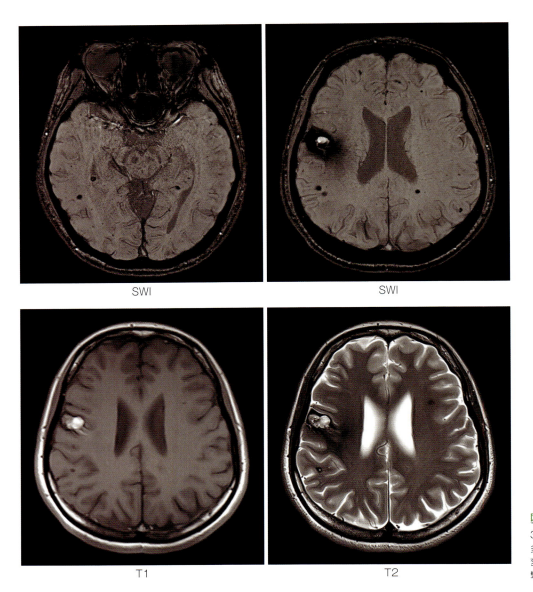

図6. 右前頭葉海綿状血管腫
38歳，女性，難治性てんかん．多発症例で右前頭葉に出血病変．覚醒下手術にて摘出術後痙攣消失．

その他

- 抗血小板薬，あるいは抗凝固薬の使用により出血率は上昇しないとされており，海綿状血管腫を有する虚血性疾患患者に対して抗血栓療法を控えるべきではない[9]．
- 妊娠中には胎盤形成のための血管内皮増殖因子（VEGF）上昇に伴う出血率の増加が懸念されるが，妊娠中の出血率は1.15%/年であり，自然出血率と有意な差はないとする報告もある．しかし，増大傾向を示す可能性があるのでMRIによる慎重な経過観察が勧められる[10]．

Ⅱ 3 Developmental venous anomaly

青木（小野田）吏絵

はじめに

- 以前に「静脈奇形」などと呼ばれたものが，1986年Lasjauniasらによってdevelopmental venous anomaly（DVA）と命名された[11]❶.
- 剖検では2.6%にみられたという報告がある.
- 好発年齢，性差はない.
- DVAそのものは病的な意義はなく，正常な脳の灌流にかかわる髄質静脈（medullary vein）の極端な破格である.
- ほとんどのDVAは無症候性である.
- 近年，画像の進歩に伴いDVAに伴う数々の画像上での異常が報告されるようになり，その特徴的な構造のためにDVAがもつ潜在的な脆弱性を示唆するのではないかという推測がある[12].

病因

- 未だ明らかにはなっていないが，Padgetの第4〜7期の間に何らかの原因で局所的に髄質静脈の成長が阻まれた，あるいは閉塞したために，その周囲の髄質静脈が代償的に発達したものであるとする説がある[12]❷.
- 実際にDVAの周囲の標本では，DVA本体の周囲の髄質静脈が欠損している様子が観察された報告がある[13].

構造の特徴

- 拡張した多数の放射状の髄質静脈が1本の集合静脈に収束し，脳表の静脈あるいはsubependymal veinへドレナージされる構造である.
- 特に脳表へドレナージされる場合，形態的な特徴から "caput medusae" や "umbrella" と呼ばれる❸（図1）.
- ほとんどが弧発性であるが，稀に多発する.
- 稀だが，drainerにvarixを形成した報告例がある❹（図2）.

病理

- 血管壁の肥厚，内弾性板の欠損，平滑筋細胞の粗な構造がみられる.

Memo 1

1986年にLasjauniasらは，venous angioma（静脈性血管腫）やvenous malformation（静脈奇形）などと呼ばれていたこの病態を改めてdevelopmental venous anomaly（DVA）と呼ぶべきであると報告した[11]. DVA本来の性質が，正常の髄質静脈の極端な破格であり，ただし臨床的にいくらかnormalよりも潜在的に脆弱性をもつということを表すため，"anomaly" と表現したほうがより正確だろうというのが彼らの主張である.

Memo 2

髄質静脈が神経細胞のmigrationに沿って形成されていくことからも[13]，その髄質静脈のvariationとされるDVAの発生も，神経細胞のmigrationの異常に関連して発生するとされている. そのため，DVAに脳皮質形成異常の合併例の報告がある. そして神経細胞のmigrationがそもそも起こらない間脳，脳幹，脊髄においては，理論上DVAが存在しないと考えられる[12].

Memo 3

Deep medullary veinは4つの層から成り，表面から順にzone1 bamboo-branch union, zone2 candelabra zone, zone3 palmate zone, zone4 subependymal zoneで構成されている[13]. 特徴的な形態であるいわゆる "caput medusae" は，構造が類似したcandelabra zoneが拡張し，脳表側へドレナージされているのをみているのではないかと推察される[12].

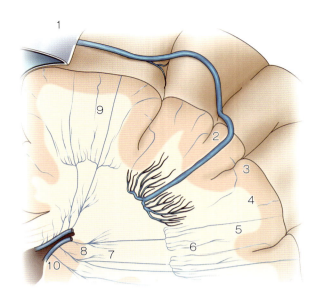

図1. 拡張した candelabra zone の deep medullary veins (DM) から構成された DVA のシェーマ

Candelabra zone の DM と "caput medusae" の構造が類似していることから，Okudera ら[13] が報告した DM の基本構造をもとに DVA が形成されていると筆者らは考える．
1：superior sagittal sinus，2：DVA，3：intracortical vein，4：superficial medullary vein，5：zone1 (bamboo-branch union) of DM，6：zone2 (candelabra zone) of DM，7：zone3 (palmate zone) of DM，8：zone4 (subependymal zone) of DM，9：transcerebral vein，10：longitudinal caudate vein.

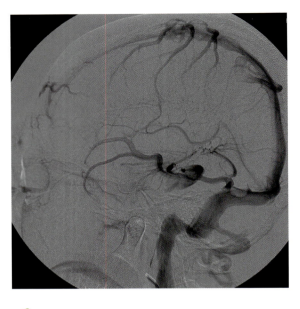

図2. Varix を合併した DVA の症例

49歳，女性．間欠的頭痛の精査で行った MRI で血管性病変の指摘あり，評価目的で血管撮影を施行した．左内頸動脈撮影の静脈相で Labbé 静脈にある DVA の流出路に varix を形成している．

- DVA 本体の周囲の白質に脱髄性の変化，神経細胞の退行，および gliosis, leukomalacia を観察したという報告もあり，これらは慢性的な局所の静脈還流障害による静脈圧の亢進が原因であるともいわれている[12] ❺.

臨床病態

- 症候性に至る DVA は稀である．
- DVA の 13〜40% に海綿状血管腫が合併するとされている．
- 出血を伴う DVA の多くは，この合併した海綿状血管腫が原因とされている．
- 症候性の DVA の機序は，mechanical, flow-related, idiopathic に分類される[14]（図3）．
- DVA が血栓化をきたした場合，抗凝固薬が効果的な症例はあるが，これを支持する study はまだなく，症例ごとの判断が求められる（図4）．

Memo 4
DVA に関連した varix 形成
2008年に DVA の drainer に varix 形成を認めた8例のレビューでは，8例中1例で出血をきたしたと報告されているが，病因，自然歴などは不明である．

Memo 5
DVA に関連した静脈還流障害
DVA はその構造上の特徴のため，通常の髄質静脈よりも多くの血流を担っており，その分多くの血流の負荷がかかっていると考えられる．血流負荷が多いことにより，DVA の drainer の血管壁が肥厚し狭窄が生じ，静脈還流障害をきたし結果的に局所的な静脈うっ血を生む原因となっているのではないかと考えられている[12]．

画像

- DVA 自体は T2 強調画像で flow void として低信号でみられる．
- SWI や造影 MRI，造影 CT などで構造がより鮮明にわかる．
- DVA の灌流範囲にみられる脳実質の MRI 上の異常として，局所的な萎縮（29.7%），白質病変（28.3%），石灰化（9.6%）が報告されている（図5）．

その他の血管奇形の臨床病態および診断と治療方針

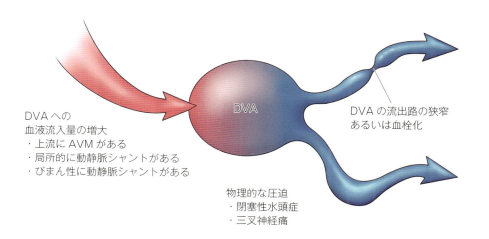

図.3. 症候性 DVA の病態生理
症候性 DVA の機序としては，流入量が増加するもの，流出路が減少するもの，物理的に圧迫をするものと分けることができる．流入量が増加するものとして脳動静脈奇形（AVM）や micro shunt, diffuse shunt を伴っているものがある．流出路が減少するものとして流出路の狭窄，閉塞がある．また，物理的な機序として閉塞性水頭症や神経圧迫などがある．

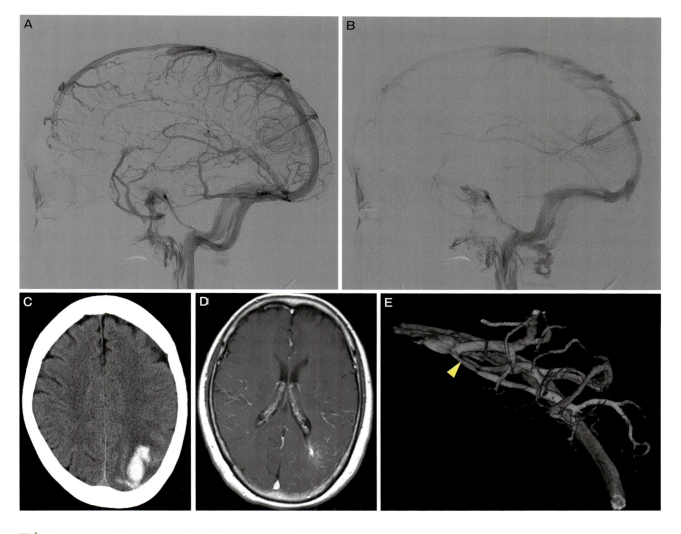

図.4. 流出路が減少することで出血に至った DVA の症例
55 歳，女性．突然の頭痛と嘔吐を主訴に来院．A・B：左内頸動脈撮影の側面像における早期動脈相（A）と遅延相（B）．遅延相では DVA に造影剤の停滞がみられた．C：CT では左頭頂葉に出血を認めた．D：造影 MRI では出血内部に DVA が描出された．E：3D angiography では上矢状静脈洞に流入する手前の集合静脈に狭窄がみられた（▶）．DVA の流出路の狭窄によって静脈うっ血が起こり出血したと考えられる症例である．

059

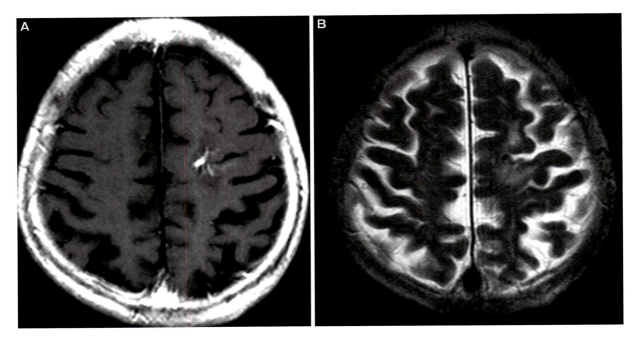

図.5. MRIで白質に異常所見を認めた無症候性DVAの症例
72歳，女性．脳ドックでMRIを施行した際，偶然DVAを指摘された．A：造影MRIで左の前頭葉にDVAを認めた．B：T2強調画像でDVAの灌流領域内に静脈うっ血のためと思われるgliosisを示す高信号を認めた．

- これらの画像上での異常は，DVAによる局所的な静脈うっ血に寄与している可能性がある．
- Perfusion studyでは正常灌流型とうっ血型が報告されている[12, 15] ❻．

合併する病態

- DVAの13〜40%に海綿状血管腫を合併する ❼（図6）．
- 頭頸部の静脈奇形の20%にDVAが合併する．
- Sinus pericraniiが合併することがある．
- Blue rubber bleb nevus syndromeに合併することもある．

DVA with early venous filling

- DVAのなかにはシャントを伴うタイプがある ❽．
- シャントを伴うDVAの自然歴は不明である．
- 筆者らはこれらをまとめ，3つのタイプ〔DVA with diffuse arteriovenous shunt（AVS），DVA with micro AVS，DVA with AVM〕に分けることとした（図7）．
- 治療については，出血発症であれば必要に応じて減圧のための血腫除去を考慮し，無症候性であれば症例ごとに検討する必要がある．
- 治療の際，シャントやAVMのみを対象とすることはあっても，DVA本体を損傷してはならない[12] ❾（図8）．

Memo 6

DVAのperfusion study
正常灌流型とうっ血型にあわせて，自験例でみられたcerebral blood flow, cerebral blood volumeの増加とmean transit timeの短縮がみられるシャント型が存在すると筆者らは考える．症例が少ないため現時点では有用性は不明だが，うっ血型に海綿状血管腫や脳実質の異常がみられる場合があるため，症候性のDVAの予測やシャントを合併するDVAの検出に役立つ可能性はある．

Memo 7

DVAに合併する海綿状血管腫の特徴
- DVAのterritory内に存在する．
- 単独の海綿状血管腫に比べ出血率が高い．また摘出後再発率が高い．
- de novoで海綿状血管腫が発生した報告がある．
- Perfusion studyで単独の海綿状血管腫よりも静脈うっ血を示唆する所見が有意にみられる．
- 家族性の報告はない．

その他の血管奇形の臨床病態および診断と治療方針

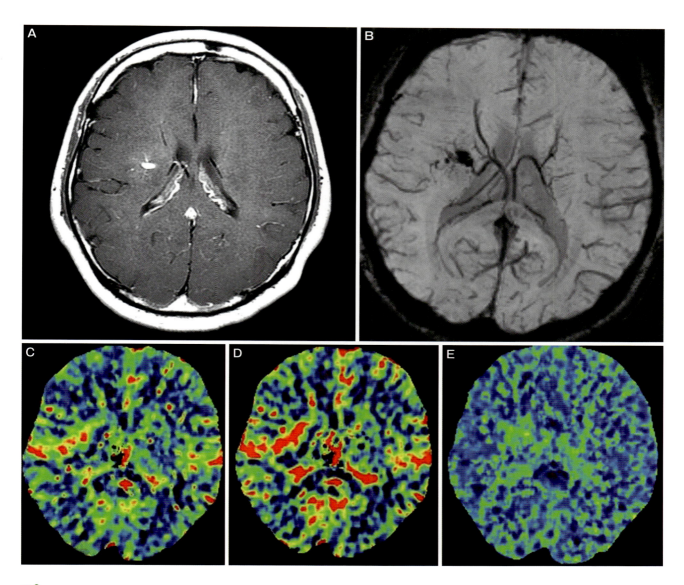

図6. DVA周囲の静脈うっ血と海綿状血管腫の発生や出血に関連がある可能性があることを示す代表症例
33歳, 男性. 突然の頭痛と左手の軽い麻痺で搬送となった. DVA に合併して存在する海綿状血管腫が出血の原因と考えられた. perfusion study では, DVA の周囲に静脈うっ血の所見を認めた.
A：造影 MRI で右放線冠に DVA を認めた. E：SWI で右放線冠にある海綿状血管腫が DVA の灌流領域内にみられた. C・D：CT-perfusion で同部位に cerebral blood flow が増加 (C), cerebral blood volume も増加しており (D), mean transit time の延長がみられた. E：これは静脈うっ血の所見として矛盾はない.

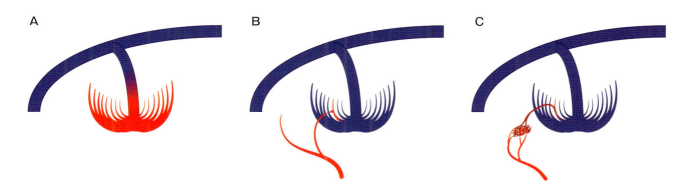

図7. DVA with early venous filling の3つのタイプを示すシェーマ
A：DVA with diffuse arteriovenous shunt (AVS) は capillary blush 様のシャントが diffuse にみられる. B：DVA with micro AVS は小さく局所的なシャントが存在する. C：DVA with AVM は AVM が DVA を drainer として利用する.

061

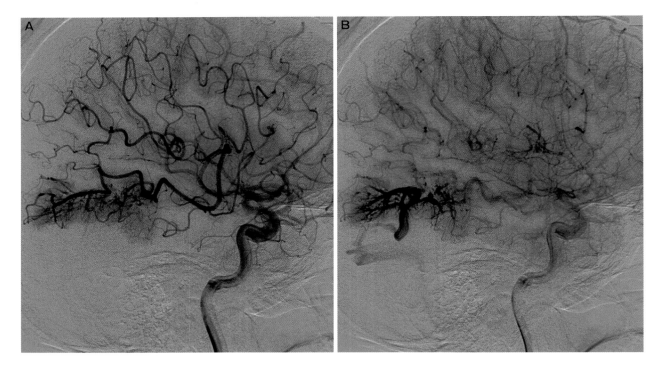

図 8．DVA with diffuse arteriovenous shunt の症例
49 歳，男性．MRI を施行した際に AVM が疑われる病変を認めたため，確定診断の目的で血管撮影を施行した．A：右内頸動脈撮影側面像の早期で中大脳動脈の側頭後頭動脈からすでに DVA が描出され始めているのがわかる．B：遅延相で広い範囲でのシャントが Labbé 静脈へとドレナージされている．

Memo 8
シャントを伴う DVA は "arterialized DVA" "DVA with arterial component" "venous-predominant parenchymal AVM" "AVM associated with venous angioma" "DVA or venous angioma（VA）with AVM" "DVA or VA with arteriovenous shunt" などと数多くの名称で表現されてきた．

Memo 9
DVA 関連の病態の治療を検討する際，必ず注意しなくてはならないのは，DVA そのものはあくまで正常脳の灌流を担っていることから，DVA を摘出あるいは損傷することで広範囲の重篤な静脈性梗塞をきたす可能性があることである．"leave me alone！ lesions" とも表現されることがある．

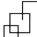

まとめ 10

- DVA は一般的には良性であり，正常の脳の静脈還流を担っている．
- あくまで静脈の破格の一つである．
- 血行力学的負荷に対しては何らかの脆弱性をもつ可能性があり，静脈うっ血をきたすことがある．
- 静脈うっ血が潜在する症例があり，海綿状血管腫の形成や出血，脳実質の画像上での異常や varix 形成にかかわっている可能性がある．
- Perfusion study で静脈うっ血を評価することで，今後，症候性 DVA の危険予測につながる可能性がある．

Memo 10
DVA のまとめ
- 拡張した髄質静脈からなる極端な形をした破格である．
- 正常の脳静脈還流を担う．
- 良性である．
- 多くは孤発性であるが，稀に多発する．
- さまざまな病態を合併する（海綿状血管腫，静脈奇形，varix，シャントなど）．
- DVA 本体を傷つけてしまうと広範な静脈性梗塞を起こす．
- 潜在的に静脈うっ血を伴っている可能性がある．

第 II 章 文　献

1) ISSVA Classification of Vascular Anomalies ©2018 International Society for the Study of Vascular Anomalies: Available at "issva.org/classification", Accessed April 2019.

2) Mulliken JB, Burrows PE, Fishman SJ, ed.：Mulliken & Young's Vascular Anomalies Hemangioma and Malformations（2nd ed）. New York, Oxford University Press, 2013.

3) 厚生労働科学研究費補助金難治性疾患等政策研究事業（難治性疾患政策研究事業）「難治性血管腫・血管奇形・リンパ管腫・リンパ管腫症および関連疾患についての調査研究」班（研究代表者：三村秀文）編：血管腫・血管奇形リンパ管奇形診療ガイドライン 2017. 2017.

4) 小宮山雅樹 編：脳脊髄血管正常から変異，異常まで—ニッチ脳神経脈管カンファレンス精選集. メディカ出版，2014.

5) Li DY, Whitehead KJ：Evaluating strategies for the treatment of cerebral cavernous malformations. *Stroke* **41**：S92–S94, 2010.

6) Petersen TA, Morrison LA, Schrader RM, et al.：Familial versus sporadic cavernous malformations：differences in developmental venous anomaly association and lesion phenotype. *AJNR Am J Neuroradiol* **31**：377–382, 2010.

7) 日本脳卒中学会脳卒中ガイドライン委員会 編：脳卒中治療ガイドライン 2015. 協和企画，2015.

8) Kondziolka D, Lunsford LD, Kestle JR：The natural history of cerebral cavernous malformations. *J Neurosurg* **83**：820–824, 1995.

9) Schneble HM, Soumare A, Hervé D, et al.：Antithrombotic therapy and bleeding risk in a prospective cohort study of patients with cerebral cavernous malformations. *Stroke* **43**：3196–3199, 2012.

10) Witiw CD, Abou-Hamden A, Kulkarni AV, et al.：Cerebral cavernous malformations and pregnancy：hemorrhage risk and influence on obstetrical management. *Neurosurgery* **71**：626–631, 2012.

11) Lasjaunias P, Burrows P, Planet C：Developmental venous anomalies（DVA）：the so-called venous angioma. *Neurosurg Rev* **9**：233–242, 1986.

12) Aoki R, Srivatanakul K：Developmental venous anomaly：benign or not benign. *Neurol Med Chir* **56**：534–543, 2016.

13) Okudera T, Huang YP, Fukusumi A, et al.：Micro-angiographical studies of the medullary venous system of the cerebral hemisphere. *Neuropathology* **19**：93–111, 1999.

14) Pereira VM, Geibprasert S, Krings T, et al.：Pathomechanisms of symptomatic developmental venous anomalies. *Stroke* **39**：3201–3215, 2008.

15) Hanson EH, Roach CJ, Ringdahl EN, et al.：Developmental venous anomalies：appearance on whole-brain CT digital subtraction angiography and CT perfusion. *Neuroradiology* **53**：331–341, 2011.

第III章

脳動静脈奇形の治療

Ⅲ (1) 外科治療

Ⅲ-1 脳動静脈奇形の外科治療：Spetzler-Martin(S-M)grade Ⅰ-Ⅱ

菊田健一郎

適応

- 出血発症は基本的に外科的治療の適応である．
- 未破裂脳動静脈奇形（AVM）の治療介入の効果は証明されていない（ARUBA研究）[1]．
- S-M grade Ⅰ，Ⅱの未破裂AVMの手術合併症は，mRS 1レベルで1.6％，mRS 2レベルで0.3％と低く，自然歴（年間出血率2.3％）による同レベルの悪化に手術後約5ヵ月で追いつく 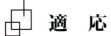[2]．

ポイント

- 19歳，男性，出血発症．主座は左前頭葉．main feederは前内側前頭動脈（前大脳動脈），main drainerは上矢状静脈洞に注ぐascending cortical vein．S-M grade Ⅰ（図1）．
- Nidus底部から入るfeederがないため，術前塞栓は原則不要．
- 大脳半球間裂に入れるよう上矢状静脈洞を越える両側前頭開頭を行う．
- 血腫壁にも分離されたnidusが存在する可能性があり，血腫壁も摘出する．

Memo 1

AVMの手術は術前から始まっている

AVMでは，摘出が開始されたら部分摘出で終えられる保証はない．場合により，nidusより少し大きめに摘出しないと止血できない場合もある．そのため，nidusが重要神経中枢に近接している場合は，S-M gradeのみならず，拡散テンソル神経路画像などを用いて錐体路や視覚路を損傷しないようリスクを評価し，手術計画を立てる必要がある．

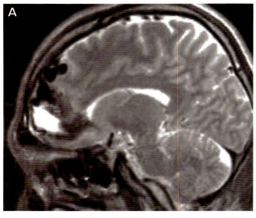
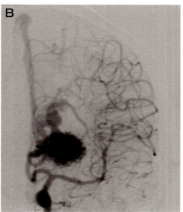
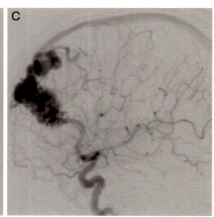

図1. 19歳，男性，出血発症 AVM（S-M grade Ⅰ）
頭蓋底側には血腫があり（A），AVMは前大脳動脈から栄養され上矢状静脈洞へ抜ける表層性AVM（B・C）．

方 法

モニタリング

- 術中DSA（iDSA），ICGビデオ血管撮影（ICG-VA）．
- 両側前頭開頭の場合，皮弁により眼球が圧迫され視力障害を引き起こす危険があるため，視覚誘発電位（VEP）モニタリング（図2A）．
- 下肢麻痺について運動誘発電位（MEP）モニタリング❷（図2B）．
- 皮膚切開・開頭部位決定のためナビゲーション（図2B）．

体位・皮膚切開・開頭

- 仰臥位，頭部正中位，vertex水平位．
- ナビゲーションによりnidusと上矢状静脈洞の位置を同定する（図3A）．
- 冠状皮膚切開，両側前頭開頭．

硬膜内操作

- Main drainerを確認する（図3B）．
- 前頭葉大脳半球間裂に入り，main feederにテンポラリークリップをかける❸（図4）．
- Nidus周囲の脳溝を開放する（図5）．
- Nidus底面の血腫を吸引し，減圧を図る（図6）．

> **Pitfalls 2**
> **AVM手術における電気生理学的モニタリング**
> MEPやVEPが低下してきたからといって，nidus摘出を途中でやめることができるとは限らない．電気生理学的モニタリングは主に開頭やfeeder clippingの際の神経損傷や虚血評価に用いる．

> **Pitfalls 3**
> **テンポラリークリップは近位部から遠位部へかけ替えていく**
> Nidus周囲の脳溝を広く開放し，おおよそnidusに向かうと思われるprobable feederにテンポラリークリップをかけていく．深部に進むにつれprobable feederの遠位部にクリップをかけ替えていき，proper feederを遮断しpasssing artery を残す．

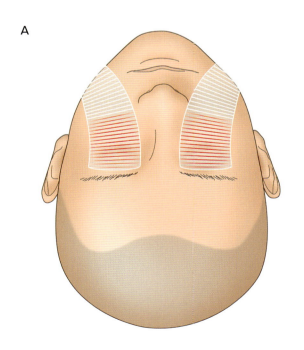 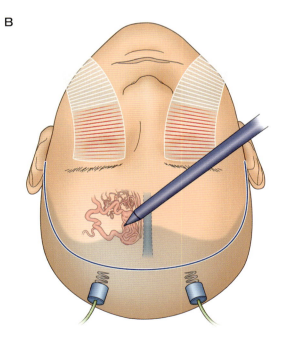

図2. セットアップと皮膚切開
A：両側前頭開頭では皮弁による眼球圧迫により視力障害を生じる危険があるため，VEPを用いる．筆者らは独自に開発したLED発光により刺激ができる薄い繊維型刺激装置を瞼に貼り付けて使用している．B：病変や上矢状静脈洞の位置はナビゲーションで確認し，皮膚切開線を決定する．MEPのネジ式刺激電極を頭皮に固定し，上下肢麻痺が生じないかモニタリングを行う．

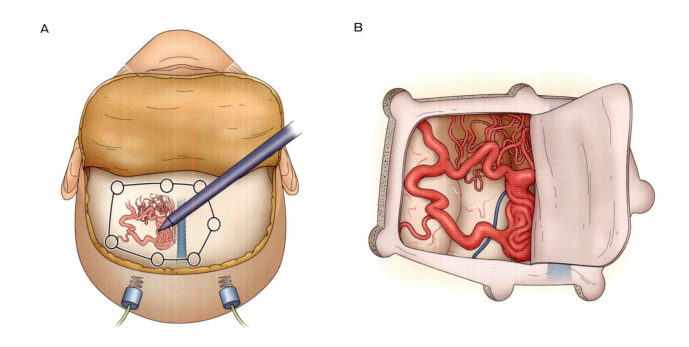

図3 開頭，硬膜切開
A：burr hole の位置を決める際にもナビゲーターで確認する．B：硬膜を切開し上矢状静脈洞側に翻展すると main drainer が認められ，脳表には出血痕としてのヘモジデリン沈着が確認される．

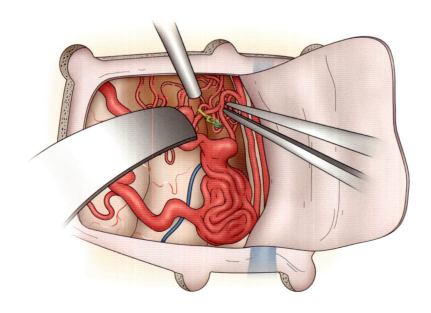

図4 Main feeder 遮断
大脳半球間裂に深く入り，脳梁および左右の脳梁周囲動脈を確認．右脳梁周囲動脈から分岐する main feeder にテンポラリークリップをかける．下肢麻痺が生じていないことを MEP で確認する．

脳動静脈奇形の治療　III

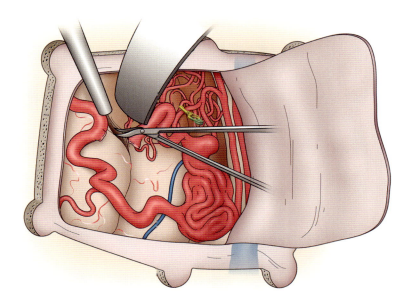

図.5. Nidus 周囲の脳溝の剥離
ナビゲーションを用いて nidus の範囲を同定し，nidus 周囲の脳溝を開放する．脳萎縮により nidus 周囲の脳溝は拡大しているので，マイクロハサミによる鋭的剥離が比較的容易である．nidus に向かう動脈にテンポラリークリップをかけるか，凝固切断し遮断していく．

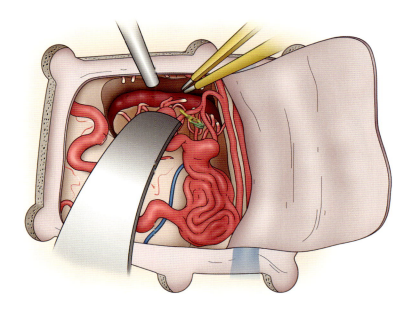

図.6. 血腫の利用
Nidus 下面の血腫を吸引・減圧することによりワーキングスペースを拡大し，nidus の可動性を増しながら白質を切開し，nidus の剥離を開始する．ただし，出血時に血腫により nidus が分断され，血腫壁にも nidus が潜在している場合があるので，血腫壁は残さず血腫壁ごと nidus を摘出するほうがよい．

- 血腫壁も nidus 側につけて剥離し，綺麗なグリオーシスの白質を追跡する❹（図7）．
- 適宜ICG ビデオ血管撮影を行うと，nidus（図8A）の剥離が進むごとに nidus 血流が低下し，最終的に血流は消失した❺（図8B → C → D）．

> **Pitfalls 4**
> **Drainer の色が変わるのは最後の最後**
> drainer が黒くなるのは最後の最後．drainer が緊満した red vein からやや色調が紫色に変色し，緊張がなくなったら白質を切開して nidus を剥離する．nidus 剥離はノン・スティックタイプのバイポーラを用いてグリオーシス層を凝固しながら行う．ただし，nidus 表面の venous loop は焼かずに nidus 側によけて温存する．

> **Pitfalls 5**
> **術中 ICG ビデオ血管撮影，iDSA を積極的に利用する**
> 「十分にシャントが止まっているか確認したい」「どこかに止まっていない feeder が残っているがどこかわからない」など術中判断に迷う場合は，積極的に ICG ビデオ血管撮影や iDSA を用いて情報を集める．ICG ビデオ血管撮影単独でも，nidus が写ってくる時間経過と方向から unoccluded feeder の位置が類推できる．iDSA で術前に認められなかったシャントが，術中新たに見つかる場合もある．

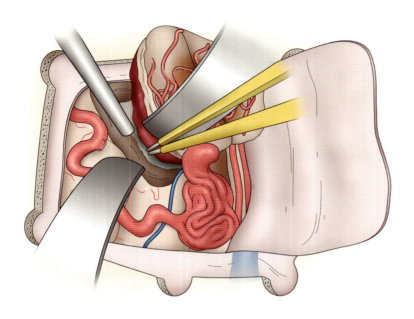

図7．周囲グリオーシス層の利用
Nidus や血腫と周囲の白質の間にはグリオーシス層ができており，この層をノン・スティックタイプのバイポーラで凝固しながら剥離する．ほとんど出血が起こらず快適に nidus を剥離できた．

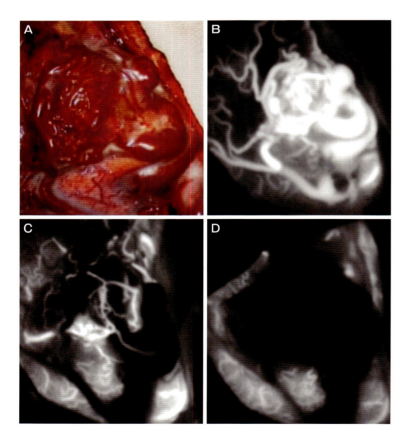

図8．ICG ビデオ血管撮影でシャント流量の減少を確認
iDSA を行うのは時間がかかる．シャントの減少や残存シャントの入ってくるおおよその方向は ICG ビデオ血管撮影でも評価できる．nidus 周囲の剥離が進むにつれ ICG による nidus の描出が減弱し，最終的には全く描出されなくなるのが観察された．

- Nidus 全周が剥離できたので翻展すると，main feeder 近傍の脳組織から出血が生じ，凝固止血が困難となる❻（図9）．
- 探索すると内部に血管塊があり，残存 nidus と判断し追加切除．止血が得られた❼（図10）．

> **Pitfalls 6**
> 止血困難な出血に遭遇したら
> Nidus 周囲の小血管からの出血が頻繁に生じてきたら，①ミニクリップで小血管を挟んでから凝固，②フィブリノーゲンを浸したサージセル®で圧迫止血（これでも結構止血が得られる）でとりあえず止血する．その後，浅い部位から剥離面をより外側にとり直して一回り大きめに摘出する．判断に迷ったら再度 ICG ビデオ血管撮影か iDSA を行う．

> **Pitfalls 7**
> Nidus を全周剥離しているのに drainer が黒色化しない
> Main drainer を残して全周剥離しているのに drainer が黒色化しない場合は，drainer の裏面に残存 feeder や direct shunt が隠れている．drainer をもう少し長く剥離する．

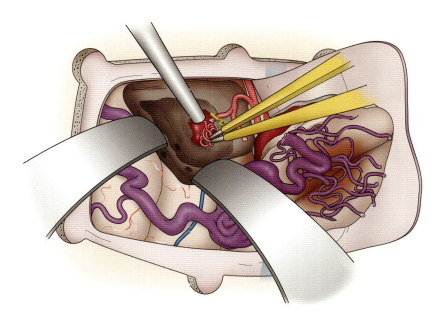

図9. 残存 nidus からの出血
ICG ビデオ血管撮影で全摘出がなされたと思ったら，main feeder 周囲の脳組織から出血が生じ，凝固止血が困難であった．探索すると，内部に血管塊が認められ残存 nidus と考えられた．

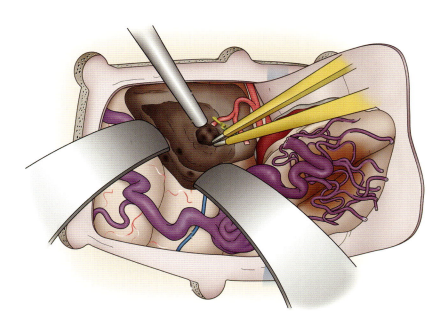

図10. 追加切除と徹底的な止血
残存 nidus を含む脳回を追加切除すると出血しなくなった．摘出腔からわずかでも出血があれば丹念に凝固止血を行い，完全に止血する．この際は圧迫止血ではなく，徹底的に凝固止血を行う．

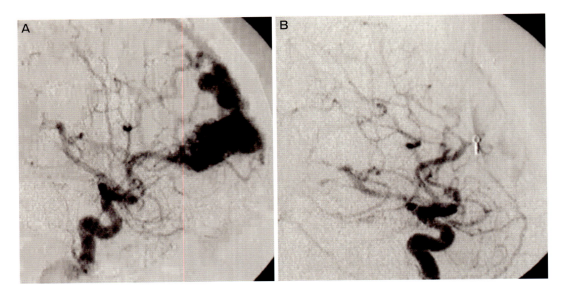

図 11. iDSA
A：術前．B：摘出後．全摘出の確認は iDSA で行う．シャントが完全に消失しているか，複数の目で確認する．

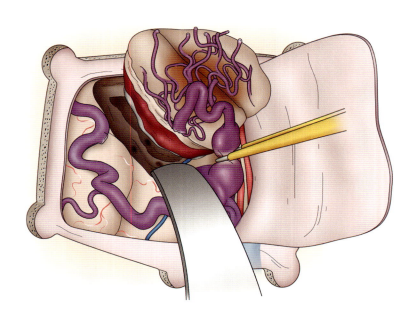

図 12. Nidus 摘出
iDSA 後，再度摘出腔が完全に止血されていることを確認．drainer を凝固切断して，nidus を摘出し閉創する．

最終的な術野

- Drainer が黒色化し，nidus 剥離面が完全に止血した❽．
- iDSA で nidus の完全消失を確認した❾（図 11）．
- Drainer を凝固切断し nidus を全摘出した（図 12）．

Pitfalls 8
Nidus を全周剥離したあとに，摘出腔からジワジワ出血してきた
通常，摘出腔の白質は白色である．白色ではなく赤褐色をしている場合や，摘出腔壁からじわじわと出血が生じなかなか凝固止血できない場合，nidus の残存があると考える．十分に凝固止血しつつ摘出腔壁の追加切除を行う．術前塞栓した feeder の周囲や，main feeder 近位部に残りやすい．

Pitfalls 9
Nidus の全摘確認は必ず iDSA で
ICG ビデオ血管撮影でシャント消失を確認して drainer を切断して nidus を摘出してもよいが，全摘出の最終確認は必ず iDSA で行ってから閉創する．

III

(1) 外科治療

2 脳動静脈奇形の外科治療：Spetzler−Martin(S−M)grade Ⅲ−Ⅳ

栗田浩樹

はじめに

- 脳動静脈奇形（AVM）に対する治療法は，近年の経動脈的塞栓術（TAE）や定位的放射線治療（SRT）の進歩により多様化した.
- 筆者らは，2001 年の AHA（American Heart Association）による recommendation に準じて，出血発症の high−grade AVM（Spetzler−Martin grade Ⅲ−Ⅳ）に関しては，直達手術を中心とする multimodal treatment を第一選択としている.
- しかし，最近の ARUBA 研究の結果から，未出血例に関しては，無症候性のものは原則経過観察，症候性のものは症状と AVM の topography から慎重なインフォームド・コンセントのもと，tailor−made に治療法を選択している.
- 従来，high−grade AVM の直達手術に関しては20% 以上の morbidity が報告されてきたが[3, 4]，新しい塞栓物質（Onyx™：Covidien 社）の認可や顕微鏡手術技術の進歩，また必要に応じて術中 3D−angiography，super selective angiography や塞栓術が施行できるハイブリッド手術室の急速な普及により，high grade の症例でも直達手術の安全性や確実性は近年飛躍的に向上しつつある.
- 本稿では，当科における high−grade AVM の直達手術のセットアップから具体的な手術戦略，手術手技の tips や術中の pitfall について述べる.

手術戦略・手術支援

- 近年の high−grade AVM の外科治療において，術前経動脈的塞栓術はほぼ必須と考えてよい. その際，不完全な治療は自然歴に増して出血率を高めるため，最終的に手術で完全に摘出することを前提に，脳血管外科医と脳血管内治療医がよく話し合って治療計画を立てることがきわめて重要である.
- 筆者の施設では，すべての症例が脳血管内治療科との合同カンファレンスに提示され，nidus 内動脈瘤などの易出血因子の存在を含めた AVM の topography や発症形式，患者の年齢や神経学的症状から，具体的な治療戦略を決定している（AVM board system）. このような戦略的経動脈的塞栓術の支援下では，摘出術の難度が確実に下がり，術後の合併症の軽減に寄与している[5, 6].
- 経動脈的塞栓術の直達手術への貢献は，具体的に以下の2点である.

Tips 1

経動脈的塞栓術の直達手術への contribution

- Strategic feeder の処理により，tangential なアプローチが可能（深部 AVM，eloquent area AVM）.
- Staged TAE により，術後の hemodynamic complication を予防することが可能（大型 AVM，high flow AVM）.
- 術前に脳血管外科医と脳血管内治療医がよく話し合って塞栓計画を立てることが重要.

Tips 2

Feeder のみの塞栓か，nidus 自体も塞栓するか？

- 硬い塞栓物質（高濃度 NBCA，coil）は feeder のみに使用する. nidus 内に入ると硬化して手術の妨げになる.
- 柔らかな塞栓物質（Onyx™ や低濃度の NBCA）では，nidus 内を塞栓しても手術の妨げになることは少ない. しかし，drainer 近くに塞栓が及ばないように注意する（出血のリスクがあるため）.

- 1つは，直視下に確認しにくい深部からのfeederやeloquent areaから入るfeederの処理である．AVMに対する手術は，血管構造を術中に直視下に把握するために，nidusに対してできるだけ"perpendicular"にアプローチすることを原則とするが，上述のstrategic feederが経動脈的塞栓術で閉塞されていれば，より"tangential"なアプローチで摘出が可能となり，eloquent areaや深部の病変で有用である（図1）．
- もう1つは，staged TAEを併用することにより，摘出に伴うdrasticな周囲脳血流の変化を抑え，術後のhemodynamicな合併症を防ぐことが可能なこと，また術中も周囲のいわゆる「赤虫血管」の発達が少なく，出血コントロールが容易となり，nidus表面ぎりぎりのplane（いわゆるperinidal gliosis内）で剥離が可能となることであり，特に大型でhigh flowの病変で有用である❶❷（図2）．
- また，近年は3D-angiography，super selective angiographyや経動脈的塞栓術が必要に応じて施行できるハイブリッド手術室が急速に普及し，術中ICG蛍光脳血管撮影や運動誘発電位（MEP）/体性感覚誘発電位（SEP）などの各種術中モニタリングとともに，最近のhigh-grade AVMの手術成績の飛躍的向上に果たした役割は大きい．

手術手技（図3）

- AVMに対する手術目標は，shunt pointである脆弱なnidusの完全な摘出であることは論を俟たない．
- 手術では，まずエコーを用いてnidus全体の広がりとfeeder，drainer，周囲の血管や血腫などとの関係を把握する❸．
- また，術中ICG蛍光脳血管撮影を用いると，表面のfeederとpassing artery，drainerと正常静脈の鑑別がしやすい❹．
- 続いて，AVM clipでfeederを順次遮断していく．術前に経動脈的塞栓術を併用することで，術中にfeederと周囲をpassingする正常血管との鑑別が容易となる．
- このようなfeederのproximal controlによって減圧されたnidusは，安全に吸引管で牽引することが可能となる．それによって可動性のあるnidusのloopingと可動性のない細かいfeederが初めて鑑別できるようになり，nidus表面を凝固することなく後者のみを凝固・切断する操作が可能となる❺．
- Nidus表面の凝固は，nidus内のvascular channelの減少により内圧が上がって出血を助長するので禁忌である．最終的にdrainerを切断してnidusを一塊として摘出する（図4）．
- その後，カテーテルによる術中脳血管撮影で完全なAVシャントの消失を確認し，閉頭・閉創する．
- このように，AVMの手術は"arterial-side approach"であり，shunt flowを前方（動脈側）より段階的に減少させ，shunt pointであるnidusに入るすべてのfeederの切断により全摘出を達成するまでnidus自体やvenous outflowを維持することが肝要である❻[6,7]．
- また，最近は定位放射線治療後に完全閉塞に至らず，慢性被膜化血腫や嚢胞を生じて進行性に神経学的悪化を認める症候性変性AVMに対して，salvage therapyを行うことも増えつつある．

Tips 3
- 出血例では，血腫とnidusの位置関係をリアルタイムに把握できる．
- 深部病変では，直視下には見えないnidusの広がりを理解できる．

Pitfalls 4
術中ICG蛍光脳血管撮影の有用性と限界
- ICG蛍光脳血管撮影では脳表のAVシャントの様子やfeederとpassing artery，drainerと正常静脈の鑑別が可能．
- 特にdrainerが正常静脈還流も担っているときに有用．
- 摘出腔の表面でICG蛍光脳血管撮影においてシャントが消失していても，深部でシャントが残存している可能性があり，nidusの完全な摘出の確認は現在でもカテーテルによる術中脳血管撮影が必要．

Tips 5
バイポーラによるnidus剥離法のtips
- 吸引管でnidusを牽引しながら，そのすぐ外側をcutting mode（出力30〜50 W程度）で剥離する．
- 可動性のない血管は微細なfeederであり，凝固・切断する．
- 可動性のある血管はnidusの一部であり，凝固せず温存し，その外側を剥離する．

Troubleshooting 6
視認できるfeederをすべて遮断したのにシャントが残存する場合
- 太いmain drainerの裏にfeederが残存する（drainerに並走するfeederの頻度は高い）．
- Main drainerの表面に直接シャントするfeederの存在（網目状のネットワークを形成）．
- 両者で大多数を占める．いずれにしろ，main drainerを全周性に剥離することが重要．

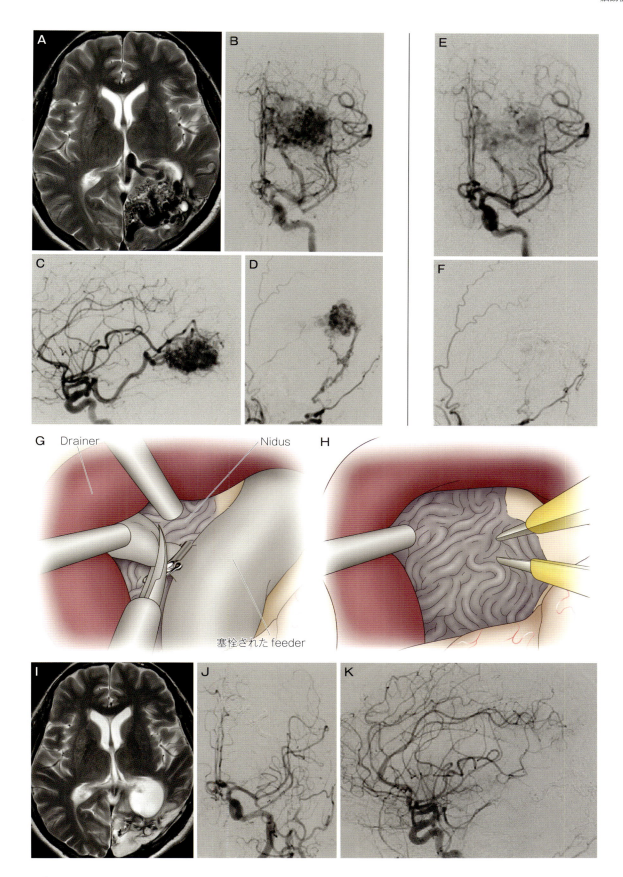

図1 多系統からの feeder の処理を意図した staged TAE 後の摘出例

出血で発症した左後頭葉大型 AVM．A：術前 MRI．神経学的に右の半盲を認める．B～D：術前脳血管撮影．後大脳動脈，中大脳動脈，中硬膜動脈，後頭動脈からの多数の feeder をもち，横静脈洞へ還流する high flow AVM を認める．E・F：塞栓術後脳血管撮影．後大脳動脈，中硬膜動脈，後頭動脈からの feeder を塞栓し，中硬膜動脈，後頭動脈からの造影の消失と著明な flow reduction を認める．G・H：術中所見．塞栓された feeder は容易に passing artery と鑑別され（G），nidus の剥離に伴う出血も少ない（H）．I：術後 MRI．神経学的悪化なく退院．J・K：摘出後脳血管撮影．AV シャントの完全な消失を認める．

（文献5より引用）

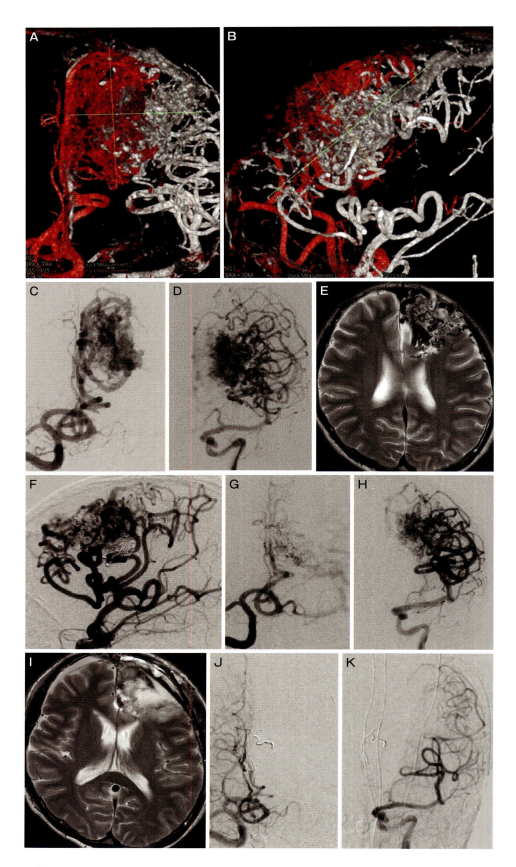

図2. Flow reduction を意図した staged TAE 後の摘出例

症候性てんかんで発症した左前頭葉大型 AVM. A～D：術前脳血管撮影. 左前大脳動脈および中大脳動脈の多数の feeder から流入する大型 high flow AVM を認める. nidus の内側は前大脳動脈から（A・B の赤色部分，および C），外側は中大脳動脈から（A・B の白色部分，および D）feed されている. E：術前 MRI. nidus の caudal side は一部 premotor area にかかっている. F～H：2度の塞栓術後の脳血管撮影. 前大脳動脈からの血流はほぼ消失し（G），中大脳動脈から feed される部分は残存している（H）. nidus の size reduction はないが，flow reduction は達成されている（F）. I：摘出術後 MRI. 明らかな合併症を認めず，神経学的異常所見なく退院. J・K：摘出術後脳血管撮影. AV シャントの完全な消失を認める.

（文献 6 より引用）

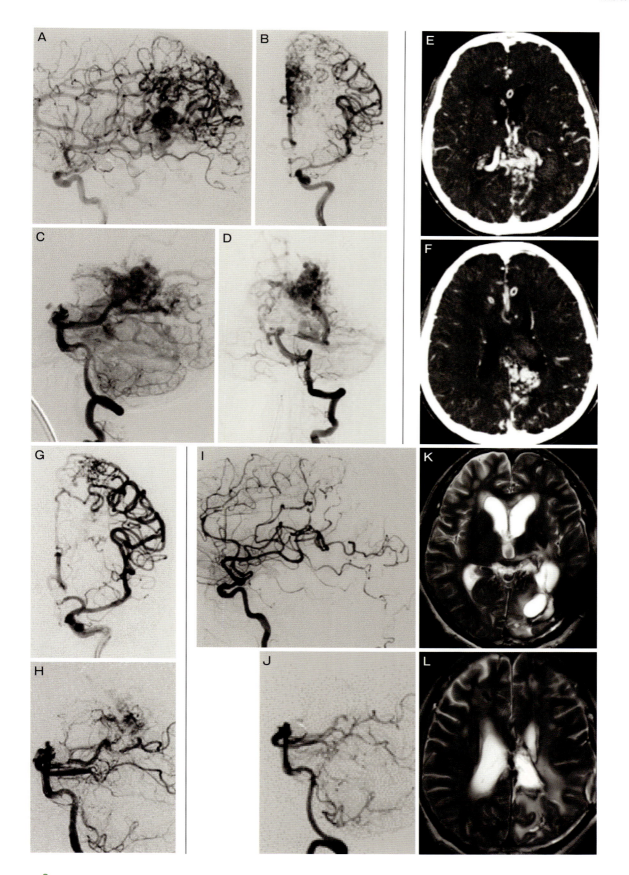

図.3. 定位放射線治療後の残存 AVM の摘出例

3度の出血歴，2回の定位放射線治療後に残存した左 posterior callosal AVM．A〜D：術前脳血管撮影．左前大脳動脈，後大脳動脈および後脈絡叢動脈など，多数の feeder から流入する大型 high flow AVM を認める．drainer は深部静脈（Galen 静脈，脳底静脈，錐体静脈）．E・F：術前造影 CT．nidus は Galenic cistern に及ぶ．G・H：2度の塞栓術後の脳血管撮影．前大脳動脈からの血流はほぼ消失し，後脈絡叢動脈から feed される一部が残存している（H）．nidus の size reduction はないが，flow reduction は達成されている（F）．I・L：摘出術後脳血管撮影．AV シャントの完全な消失を認める．

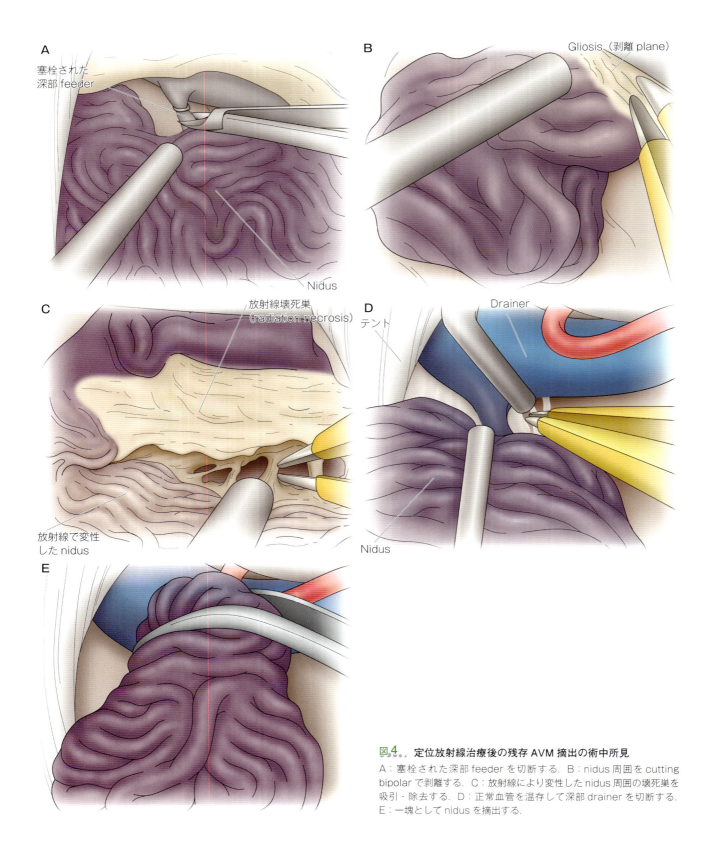

図.4. 定位放射線治療後の残存 AVM 摘出の術中所見
A：塞栓された深部 feeder を切断する．B：nidus 周囲を cutting bipolar で剥離する．C：放射線により変性した nidus 周囲の壊死巣を吸引・除去する．D：正常血管を温存して深部 drainer を切断する．E：一塊として nidus を摘出する．

- 定位放射線治療後の変性 nidus は多くが血栓化しており，high-grade AVM でも手術難度は高くない．
- 変性 nidus に加えて，周囲の放射線壊死巣を全摘することが再発予防に重要である❼．

術後管理

- Staged TAE の併用により，手術摘出に伴う drastic な血流変化が抑えられるようになった結果，従来 "normal perfusion pressure breakthrough（NPPB）syndrome"，あるいは "occlusive hyperemia" と称された術後の hemodynamic complication は激減している．
- しかし，術前から静脈還流障害を認めた場合など，特殊なケースでは同様の合併症を筆者も経験しており，厳密な血圧管理が必要であることは論を俟たない．
- 筆者の施設では術後24〜48時間は deep sedation のうえ，perfusion CT で hyperperfusion がないことを確認後，ゆっくり覚醒させるようにしている．
- 血圧は術前の80%以下に1週間厳重に降圧する❽．

おわりに

- Multimodal treatment 時代に入り，high‒grade AVM に対して直達手術を施行する機会は減少したが，最近の集学的手術支援により，近年最も成績が向上した手術でもある．
- 最近は定位放射線治療後の長期的な合併症の頻度も明らかとなり，現在のセッティングによる直達手術の成績が蓄積されれば，治療戦略が今後大きく手術へ再シフトする可能性がある．
- 今後は，既存の神経学的症状や血腫の部位や大きさなど，外科的治療の適応に関するより具体的な grading scale が必要とされる．

Tips 7

定位放射線治療後の変性 AVM の摘出術

- 慢性被膜化血腫や嚢胞は nidus そのものではなく，周囲脳の radiation vasculopathy からの漏出で生じる．
- 部分血栓化した nidus の摘出は比較的容易である．
- 再発予防のためには nidus 周囲の necrosis も完全に摘出する．

Memo 8

術後の血圧管理

- AVM の患者は比較的若く，高血圧を有しないことが多い．
- 術前に普段の血圧を把握し，術後はその80%以下に厳重に管理する．

III
3

(1) 外科治療

脳動静脈奇形の外科治療の工夫

吉岡秀幸，木内博之

はじめに

- 脳動静脈奇形（AVM）の外科治療では，その構成要素である feeder，nidus および drainer の同定，ならびにその血行動態のリアルタイムな把握が鍵となるため，術中血管撮影（DSA）が必須である．加えて，インドシアニングリーン（ICG）やフルオレセインを用いた術中蛍光血管造影も，低侵襲と簡便性の観点から有用性が指摘されている[8, 9]．

- 蛍光血管造影法では，描出される血流は励起光が届く脳表の血管に限られるため，脳内に埋没している部分や脳深部の AVM 全体の血行動態の把握は困難である．

- 通常の蛍光血管造影は色素を静注するが，投与後 10～15 分間は色素が血管内に留まり，短時間に繰り返し検査するとコントラストが低下し，血流確認が難しいことがある．

- 動脈内カテーテルから蛍光色素を動注すると，色素の投与量を 1/100～1/1,000 倍程度に抑えることができ，クリアランスとコントラストにすぐれた蛍光造影が短時間のうちに繰り返し行える[10]．

- 本稿では，蛍光血管造影の動注法を中心に，AVM 摘出術の工夫について概説する．

術前塞栓術

- Spetzler–Martin 分類 grade I および II の AVM は直達手術単独でも摘出可能だが，術前の塞栓術により出血量の軽減や手術時間の短縮が期待できる❶．

- Grade III～V の症例では，血管内治療や放射線治療との併用による集学的治療を要する場合が多い．大きな AVM では複数回に分けての塞栓術を考慮してもよい．ハイブリッド手術室があると摘出術とともに塞栓術を行うこともできる．

手術手技と工夫

術前準備

- 頭部は術中 DSA のためにカーボン製の 3 点固定器で固定する．布鉗子

> **Memo 1**
> Nidus や drainer の裏にある手術早期にとらえられないような feeder を塞栓すると，手術の難易度を下げることができる．

も頭部周辺ではプラスチック製を使用する．
- 麻酔導入後，あらかじめ血管造影を行い，AVM と血行動態を確認しておく．
- 動注法では，蛍光色素（ICG）（図1～図4）もしくはヘパリン加生理食塩水で100～1,000倍に希釈したフルオレセイン（図5～図7）を10～15 mL 程度注入するため，あらかじめ希釈溶液を準備しておく．

開頭

- Nidus が余裕をもって開頭野に入るように開頭する❷．
- AVM の周囲のくも膜は直上の硬膜と癒着していることがあるので，硬膜切開時には注意を要する❸．

AVM の摘出

- 硬膜を切開後，脳表を十分に観察する．術前塞栓術を施行した症例では塞栓したコイルや Onyx™ が手術オリエンテーションの指標となりうる．
- 全体像を把握するため，術中 DSA 用のカテーテルを用いて動注蛍光血管造影を施行し，脳表に存在する feeder, nidus および drainer を同定する（図1, 図5）．
- 周囲の脳裂や脳溝を剥離し，可能な feeder はすべて一時遮断する．動注法では繰り返しの撮影が可能なため，feeder と passing artery を鑑別したり，nidus 内のシャント流量の変化をリアルタイムに確認しながら手術を進めることができる（図2, 図6）．

> **Tips 2**
> 開頭範囲の決定にはナビゲーションシステムの使用も有用である．

> **Tips 3**
> 開頭後硬膜を切開する前に蛍光血管造影を行うと AVM の位置の把握が容易で，切開範囲の決定に有用である．硬膜とくも膜に癒着を認める場合には，硬膜切開時から手術顕微鏡を導入する．

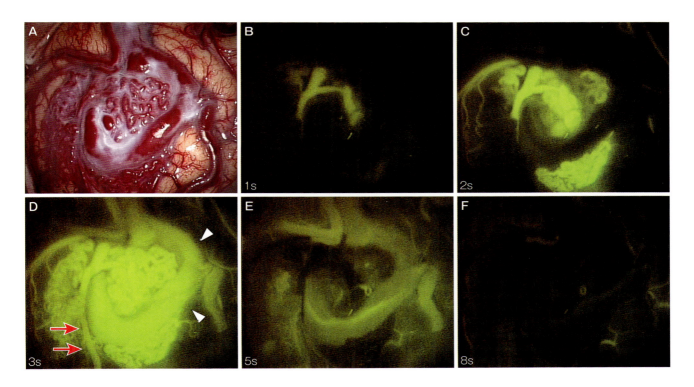

図1． ICG 動注蛍光血管造影
A：硬膜切開後脳表所見．B：ICG 動注1秒後．feeder が描出される．C：動注2秒後．nidus が描出される．D：動注3秒後．drainer（▷）が描出される．passing artery（→）を認める．E：動注5秒後．色素が wash out され始める．F：動注8秒後．色素は wash out されている．

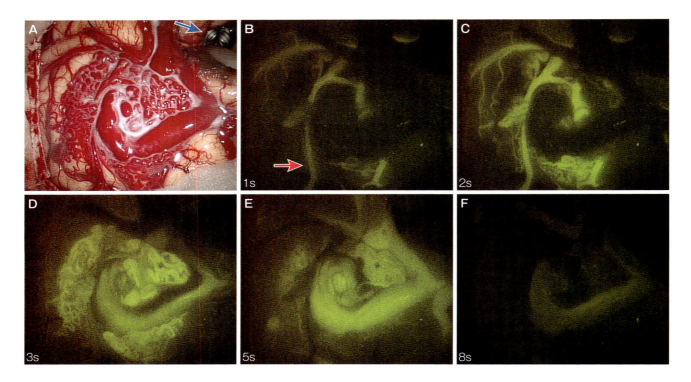

図2. Feeder 遮断後 ICG 動注蛍光血管造影（図1と同一症例）

A：feeder を近位側でテンポラリークリップ（→）を用いて遮断した．B：動注1秒後．feeder は依然描出されるが，遮断前に比べて流量が減少している．passing artery（→）が早期から描出されるようになっている．C：動注2秒後．D：動注3秒後．nidus や drainer への色素の流入が著明に減少している．E：動注5秒後．F：動注8秒後．

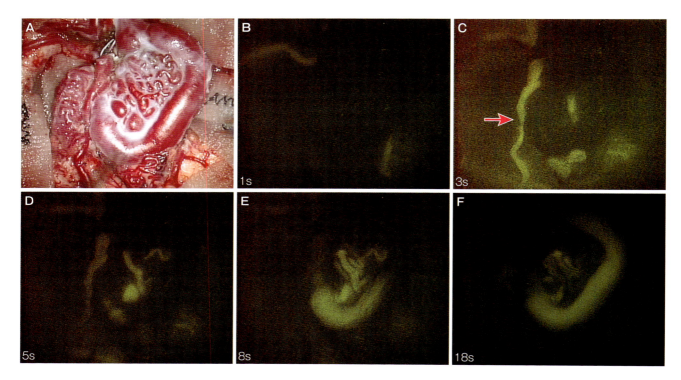

図3. Nidus 周囲剥離後 ICG 動注蛍光血管造影（図1と同一症例）

A：nidus 周囲の剥離が終了した．B：動注1秒後．feeder の描出は，はっきりしなくなっている．C：動注3秒後．passing artery（→）の温存が確認できる．D：動注5秒後．E：動注8秒後．nidus と drainer への蛍光色素の流入はごくわずかになっている．F：動注18秒後．drainer 内の蛍光色素がうっ滞している．

III 脳動静脈奇形の治療

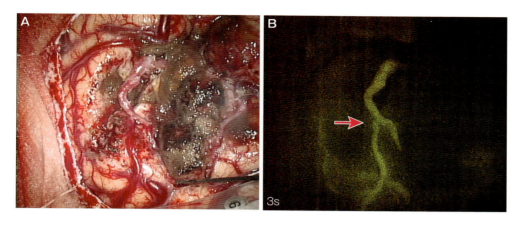

図4. AVM摘出後ICG動注蛍光血管造影（図1と同一症例）
A：AVM摘出後．B：動注3秒後．AVMは描出されない．passing artery（→）の温存が確認できる．

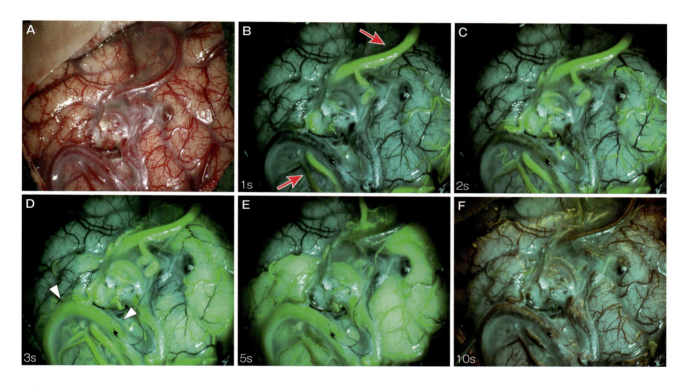

図5. フルオレセイン動注蛍光血管造影
A：硬膜切開後脳表所見．B：フルオレセイン動注1秒後．feeder（→）が描出される．C：動注2秒後．nidusが描出される．D：動注3秒後．drainer（▷）が描出される．E：動注5秒後．色素がwash outされ始める．F：動注10秒後．色素はwash outされている．

- Feederの一時遮断により，血行動態が変化し，遮断前には目立たなかったfeederや側副血行が明瞭化することもあり，このような変化を蛍光血管造影でとらえられる（図6C）．
- 主要feederがすべて遮断されると，シャント流量が著明に減少し，nidusやdrainer内の蛍光色素が遅滞するか，もしくは色素の流入がほぼみられなくなる（図2F，図6F）．この段階でnidusの周囲脳からの剥離を開始する❹❺❻．
- 剥離を進めていくと術野深部でfeederを認めることがある．動注蛍光造影でfeederであることを十分確認したうえで丁寧に凝固切断する．

Tips 4
剥離の開始時には，表面のくも膜を切開する必要があるが，これには剥離用ニードルが有用である．

Pitfalls 5
Nidus自体の凝固は静脈還流を障害し，コントロール困難な出血をきたすリスクがあるため避けるようにする．

Troubleshooting 6
Nidus内へ剥離が入り込むと激しい出血が生じる．この際には，剥離面が誤ったことを認識し，より外側に剥離面を作り直して剥離を再開する必要がある．

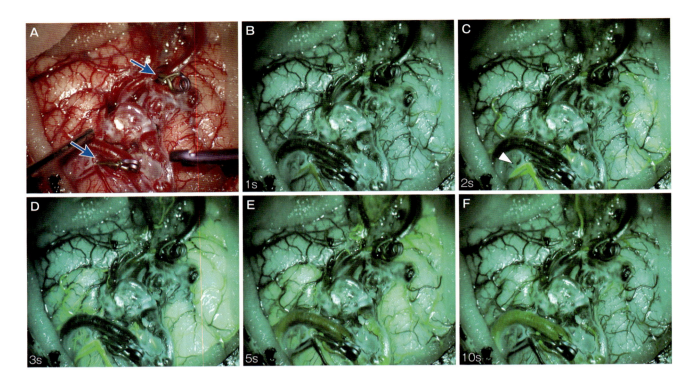

図.6. Feeder 遮断後フルオレセイン動注蛍光血管造影（図 5 と同一症例）
A：feeder をテンポラリークリップ（→）で遮断した．B：動注 1 秒後．C：動注 2 秒後．遮断前には目立たなかった feeder（▷）が明瞭化している．D：動注 3 秒後．E：動注 5 秒後．nidus や drainer への色素の流入はごくわずかになっている．F：動注 10 秒後．drainer 内の蛍光色素がうっ滞している．

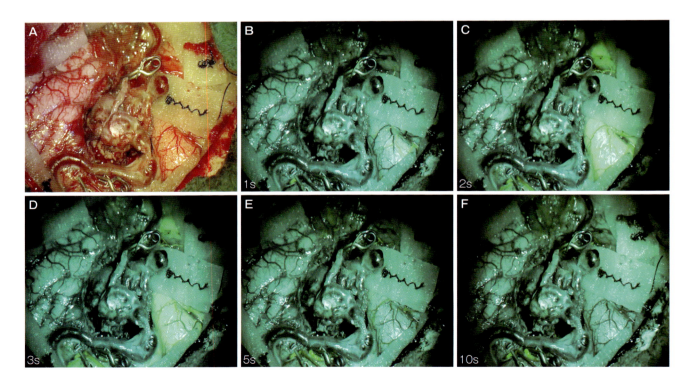

図.7. AVM 摘出前フルオレセイン動注蛍光血管造影（図 5 と同一症例）
A：nidus を全周性に剥離した．B：動注 1 秒後．C：動注 2 秒後．D：動注 3 秒後．E：動注 5 秒後．F：動注 10 秒後．drainer への蛍光色素の流入がみられなくなっている．この後，drainer を切断し，AVM を一塊として摘出した．

脳動静脈奇形の治療　Ⅲ

- 剥離では 1 ヵ所に固執することは避け，全周性に徐々に深部に進む．少なくとも主要な drainer は手術の最終段階まで閉塞させないように細心の注意を払う．nidus 全周の剥離が終わった時点で，再度蛍光血管造影を施行し，drainer への蛍光色素の流入がないことを確認する（図 7）．この後に drainer を切断し，一塊として摘出する．

摘出後の確認

- 摘出腔の止血を十分に確認する．摘出壁の凝固止血時に易出血性を認める場合には，nidus を取り残している可能性がある．摘出壁やその周辺の脳溝内をよく観察し，易出血性の血管は凝固摘出する．
- 止血確認後に術中 DSA を施行し，シャントの残存がないことを確かめる❼❽．
- 摘出術後 3 ヵ月の時点で follow-up DSA を行い，AVM の完全消失を確認する．

Pitfalls 7

蛍光血管造影法では，励起光が届く表面に露出された血管の造影に限られるため残存 AVM の検出には適さず，この検出には術中 DSA が必須である．

Memo 8

近年普及してきているハイブリッド手術室では，高解像度での血管撮影が可能であり，わずかな残存シャントの検出も可能である[11]．

III (1) 外科治療

4 Eloquent 領域の脳動静脈奇形の外科治療

中冨浩文

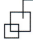
Eloquent 領域

- Spetzler らは，以下の領域を eloquent cortex として定めている：運動・感覚・言語および視覚皮質，視床下部および視床，内包，脳幹，小脳脚，深部小脳核であり，皮質（cortex）と伝導路（tract）の両者を選定している[12]．
- 上記の皮質領域のみでなく，各皮質領域を結ぶ白質深部の神経伝導路（eloquent tract）も同時に温存する必要があり，こうした伝導路に5 mm 未満まで nidus が近接している場合も eloquent tract 近接の動静脈奇形（AVM）と考え，神経機能温存に特別に注意が必要である．
- Eloquent cortex を還流する動脈からの小分枝が nidus へ feeder を出していることがあり，passing artery として温存する必要がある．

ポイント

- 術前3次元融合画像を用いることで，feeder，nidus，および drainer だけでなく，血管撮影だけでは把握が困難である穿通枝タイプの feeder，nidus 周囲の perinidal dilated capillary network（PDCN）も含めた"血管解剖の可視化"が可能となり，適切な切除範囲の決定に有用である．
- 術前3次元融合画像による eloquent cortex や，diffusion tensor tractography（DTT）による eloquent tract と nidus との近接性を把握し，eloquent cortex と eloquent tract に損傷・ストレスが加わりにくい切除ステップの構築を行う．
- Nidus に近接した神経伝導路，皮質機能と相関する術中持続誘発電位モニタリングで術中"神経機能の可視化"を行い，神経機能温存と手術根治性の向上を図る．

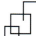
方法

- 術前3次元融合画像により，深部穿通枝を含めて feeder と drainer がどこに，どれだけの数，どのように配置しているのかを正確に把握する．
- 術前3次元融合画像に関しては，CT や MRI などの医用画像データを

画像処理ソフトウェア Avizo® 6.2（Visualization Sciences Group 社）にインポートし，頭蓋骨や血腫の 3 次元モデルには非造影 CT を用い，動脈モデルには 3 次元脳血管撮影，MR angiography もしくは CT angiography を，大脳，脳幹および脳室モデルには FIESTA（fast imaging employing steady-state acquisition）を，小脳テントは造影増強 T1 強調画像を元データとして用いる．これらを正規化相互情報量法にてレジストレーションし，セグメンテーションは multi-threshold 法を用いて行っている．

- Tractography は dTV（東京大学医学部放射線医学教室）を用いて DTT を作成している．
- 術中誘発電位モニタリングとしては，脳表ならびに経頭蓋刺激運動誘発電位（motor evoked potential：MEP），脳表ならびに頭皮体性感覚誘発電位（somatosensory evoked potential：SEP），脳表ならびに頭皮視覚誘発電位（visual evoked potential：VEP），聴性脳幹反応（auditory brainstem response：ABR）を行っている．
- 本稿では，代表症例を提示しながら手術のポイントを総括する．

症例 1：感覚路近傍の破裂動静脈奇形

- 11 歳，女児．左側脳室内側の AVM，Spetzler-Martin 分類 grade III（S1E1D1）．
- 脳室穿破を伴う脳出血で発症．強い頭痛と嘔吐を認め，発症時には右視野障害を自覚．
- 術前 3 次元融合画像による解析により，5 本の feeder，3 cm の nidus，および深部の drainer を同定した．また周囲に運動，感覚，視覚の神経伝達路を同定することができた．

3 次元融合画像による"血管解剖の可視化"，DTT による"白質内神経伝導路の可視化"と持続神経モニタリングによる"神経機能の可視化"

- Main feeder としては以下の 5 本が同定された．
- ACA，pericallosal artery からの 2 本（F1，F2），ACA post central artery からの 1 本（F3），PCA calcarine artery からの 1 本（F4），PCA medial posterior choroidal artery からの 1 本（F5）．main drainer は Rosenthal 静脈（D1）であった（図 1）．
- AVM nidus は，motor tract および視放線とは 10 mm 以上の十分な距離があり，手術ではこれらを温存できると考えられたが，sensory tract とは側脳室体部直上で 5 mm 未満に近接しており，同部の剥離は慎重を要することが示唆された❶❷（図 2）．

術前塞栓術のプラン

- 手術アプローチから逆サイドのもの，最終深部で遭遇する feeder に関して塞栓術を行っている．
- 本症例では，ACA の pericallosal artery（PC）からの 2 本の feeder（F1，F2）と ACA の post central artery（PoC）からの feeder（F3）ならびに PCA の calcarine artery（CA）からの feeder（F4）の 4 本は，

Memo 1

Eloquent tract から nidus はどのくらい離れていれば摘出に際して後遺症を出しにくいのか？

中国の Beijing Tiantan 病院から 46 症例の後頭葉 AVM の前向き研究が報告されており，視放線を DTI にて表示可能なナビゲーションを用いて摘出を行った群と無使用の群での視野障害の出現頻度に関する報告が，2015 年になされている．術後の患者 QOL としての mRS に有意差はなかったが，術後視野障害の頻度と悪化は，ナビゲーション使用群で有意に少なく，視放線から 5 mm 以上離れた AVM の場合，有意に視野は温存されやすかったとしている[13]．

Tips 2

架橋静脈温存のための thread protection

症例 1 では，post central vein が脳表に 3 本の枝を出しており，これを最大限 mobilize した後に，thread protection 法にて保護した．特に anterior または posterior interhemispheric approach では好んで用いている．正中側と開頭外側骨縁に 4 つの小孔を設け，上方に 1 本，下方に 1 本のテフレックス糸をピンと張って固定し，架橋静脈全体を含むような台形状の thread protection を設けている．こうすることで摘出中に術具が，直接架橋静脈を牽引損傷してしまうのを防ぐことができる．

摘出に先立ちOnyx™（Covidien社）で閉塞した．これらのOnyx™閉塞血管は，黒色変性により手術中の血管構築理解においてよいガイドとなる．

持続モニタリング，ナビゲーション，ルンバールドレナージ，術中脳血管撮影のセットアップ

- VEP，SEP，MEPをセットした❸．
- StealthStation™ Surgical Navigation System（Medtronic社）とルンバールドレナージを設置した．
- 術中DSA用に4Frシースを留置した．

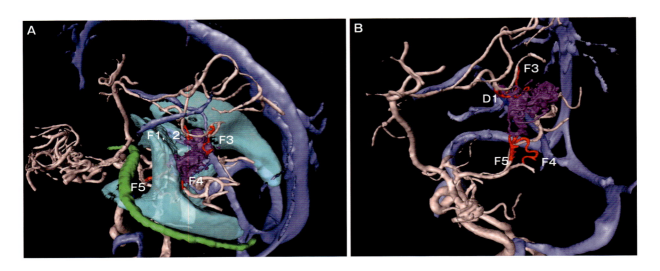

図1. 3次元融合画像による feeder（赤），nidus（紫），drainer（濃青）の解析
A：左後方からの視野．B：左前方からの視野．main feederとしてはACA，pericallosal arteryからの2本（F1，F2），ACA post central arteryからの1本（F3），PCA calcarine arteryからの1本（F4），PCA medial posterior choroidal artery（F5）からの1本の合計5本があり，main drainerはRosenthal静脈（D1）であった．

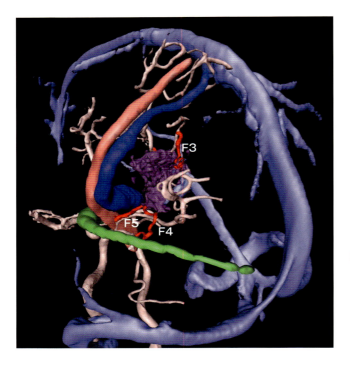

図2. 3次元融合画像による feeder，nidus，drainerと伝導路との近接性の検討
AVM nidusは，motor tract（赤）および視放線（緑）とは10 mm以上の十分な距離があり，手術ではこれらを温存できると考えられたが，sensory tract（青）とは側脳室体部直上で5 mm未満に近接しており，同部の剥離は慎重を要することが示唆された．

体位，皮膚切開，開頭

- 左向きの park bench position で右鼠径部に術中 angiography の準備を行った．
- 頭部は床方向に 45 度回旋し，逆 U 字型の皮膚切開を置いた．
- 5-burr hole で左に大きな後頭開頭．静脈洞交会と横静脈洞を十分に露出した．

アプローチ

- Occipital interhemispheric approach によって，頭頂後頭裂とその周辺の sulcus をできるだけ多く，深く剥離した．
- Galen 静脈周辺の cistern をすべて開放し，脳梁膨大部，Galen 静脈，main drainer が流入する Rosenthal 静脈を同定した．

脳表レイヤーでの剥離面の作成とシークエンス

- まず，anterior aspect の確保を開始した．ACA の pericallosal artery（PC）からの 2 本の feeder（F1，F2）と ACA の post central artery（PoC）からの feeder（F3）を同定した．すでに Onyx™ により黒色変性閉塞し同定は容易で，切断した．
- 続いて，posterior aspect を確保した．PCA の鳥距動脈からの feeder（F4）もすでに Onyx™ により黒色変性閉塞し同定は容易で，切断した．
- Medial aspect を作成する目的で posterior aspect から anterior aspect に向けて，脳梁外側を subpial dissection し，hematoma cavity 最深部に到達し，hematoma capsule ごと剥離した．

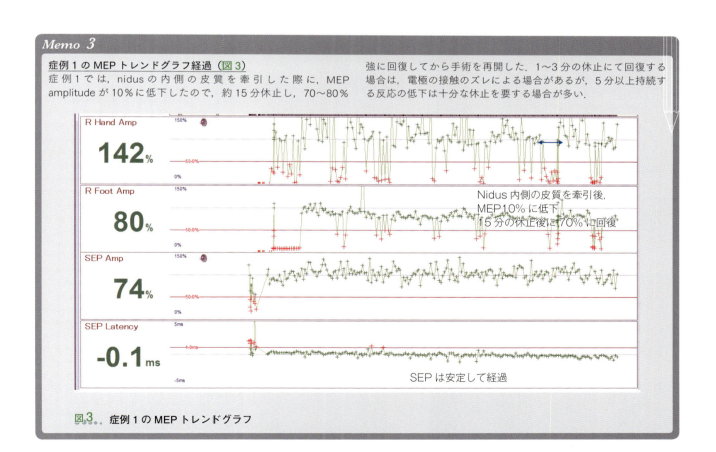

Memo 3

症例 1 の MEP トレンドグラフ経過（図 3）
症例 1 では，nidus の内側の皮質を牽引した際に，MEP amplitude が 10％に低下したので，約 15 分休止し，70〜80％強に回復してから手術を再開した．1〜3 分の休止にて回復する場合は，電極の接触のズレによる場合があるが，5 分以上持続する反応の低下は十分な休止を要する場合が多い．

図 3．症例 1 の MEP トレンドグラフ

- Lateral aspect は，すでに血腫が precuneus cortex をほとんど破壊しており，同部を stealth にて位置決めすることができたので，precuneus cortex に corticotomy を置いた後に外側深部へ向けて剥離を開始した．

白質内，脳室近傍レイヤーでの剥離と止血

- 最内側で脳室が開放され，かつ P2 からの medial posterior choroidal artery feeder（F5）を同定し，これを AVM clip 3 本で遮断し切断した（図4）．
- この操作にて，hematoma cavity と脳室壁との剥離面が明確となり，centripetal かつ circumferential dissection を行い得た．後下端から nidus を caudal to anterior に剥離していった．
- 深部では，血腫と肉芽組織を同定し，この肉芽組織を利用して一塊として nidus を前方上方へ向けて mobilize しつつ，周辺から求心性に剥離した．

> **Tips 4**
> **Eloquent 領域の AVM 治療方針の決定に関して**
> Eloquent 領域と関連する AVM の治療方針に関しては，穿通枝も含めた feeder，また eloquent area，eloquent tract を確実に損傷しない手術戦略が構築できるかを，3DCG により virtual simulation を行い，確実でない場合は，定位放射線治療（＋塞栓術）を考慮する．

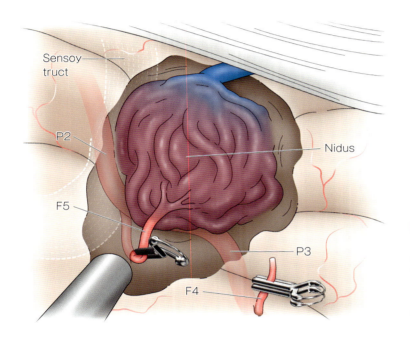

図4． Posterior interhemispheric approach による術野

最内側最深部で脳室が開放され，かつ P2 からの medial posterior choroidal artery feeder（F5）を同定し，これを AVM clip 3 本で遮断し切断した．この操作により nidus の可動性が増し，drainer 方向への求心性の剥離が容易となった．

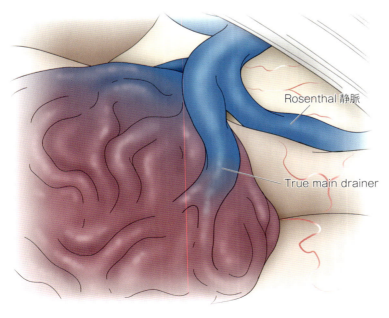

図5． Posterior interhemispheric approach による最終術野

Rosenthal 静脈へ注ぐ true main drainer の本体が同定できたので，これも nidus とともに剥離切断し摘出した．

最終での drainer の処理

- 最終で，Rosenthal 静脈へ注ぐ true main drainer の本体が同定できたので，これも nidus とともに剥離摘出した（図5）．術後神経機能の悪化はなかった❹❺❻．

症例2：視覚野の破裂動静脈奇形

- 64歳，女性．左後頭葉の AVM, Spetzler-Martin 分類 grade II（S1E1D0）．
- 脳出血で発症，強い頭痛と嘔吐を認め，右下四分盲の視野障害を自覚．
- 術前3次元融合画像による解析で，4本の feeder, 3 cm 大の nidus, および脳表への drainer 1本を同定し，また周囲に運動・感覚・視覚の神経伝達路を同定することができた．
- 実際の手術では，術前シミュレーションしたとおりに，4本の feeder, 3 cm 大の nidus, および脳表への drainer 1本を同定し，計画したとおりの順番で閉塞し，安全に摘出し得た．

3次元融合画像による"血管解剖の可視化"，DTT による"白質内神経伝導路の可視化"と持続神経モニタリングによる"神経機能の可視化"

- Main feeder としては，以下の4本が同定された．
- 頭頂後頭葉動脈が superior branch と inferior branch に分岐し，その inferior branch の中枢側から3本の穿通枝 feeder（F1, F2, F3），鳥距動脈の distal branch を同定し，鳥距動脈からの穿通枝 feeder（F4）1本を認めた．main drainer は posterior parietal vein（D1）であった（図6）．

Memo 5
AVM 摘出手術中の持続神経機能モニタリングに関して

Nidus 周辺に存在する major tract は，すべて持続モニタリングの対象となりうる．特に MEP, SEP, VEP の連続モニタリングは，機能温存の視点からは有効に活用したい．持続モニタリング経験を蓄積すると，本来関連がないような手術操作でも，間接的に牽引損傷，熱損傷，超音波損傷，挫滅損傷のいずれかを引き起こしうることを学ぶ．筆者らが用いている MEE-1000（CPA master）（日本光電社）は，各症例のそれぞれの記録モダリティーでの反応が，開始時の反応値を基準として，リアルタイムに何%に維持されているのかを，トレンドグラフとして表示する機能がある．手術の開始時点から手術終了までのあらゆる電気生理反応が，1枚のトレンドグラフとして記録されるため，手術後の検討，反省に有効である．

Memo 6
言語野近傍の AVM に対する覚醒下手術について

言語野近傍の AVM に対する覚醒下手術に関しては，4症例の報告が Gamble らによりなされている．言語野近傍の摘出操作に先立ち，cortex ならびに subcortex に 2～10 mA, 50 Hz で直接 bipolar stimulation を行い，2例で刺激中に speech deficit がみられたため，その該当領域では剥離をより愛護的に，より nidus 側で行うことで，permanent language deficit を防ぎ得たと報告している[14]．

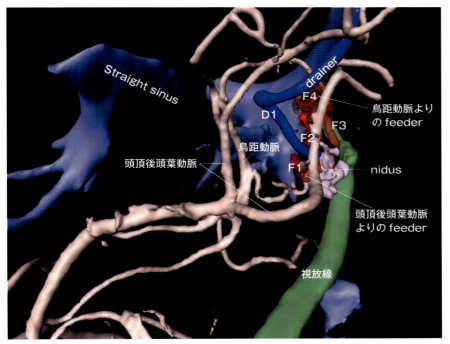

図6. 3次元融合画像による feeder（赤），nidus（紫），drainer（濃青）の解析と視覚路との近接性の検討

頭頂後頭葉動脈が superior branch と inferior branch に分岐し，その inferior branch の中枢側から3本の穿通枝 feeder, 鳥距動脈の distal branch を同定し，鳥距動脈からの穿通枝 feeder 1本を認めた．main drainer は posterior parietal vein であった．

- AVM nidus は motor tract および sensory tract とは 10 mm 以上の十分な距離があり，手術ではこれらを温存できると考えられたが，visual tract とはほぼ直上で接しており，同部の剝離は慎重を要することが示唆された（図7）．

術前塞栓術のプラン

- 頭頂後頭葉動脈の inferior branch の中枢側からの穿通枝 feeder 3 本，鳥距動脈の distal branch からの穿通枝 feeder 1 本のすべてが穿通枝タイプであったため，Onyx™ による塞栓術は機能温存に差し障ると判断し，行わなかった．

持続モニタリング，ナビゲーション，ルンバールドレナージ，術中脳血管撮影のセットアップ

- VEP，SEP をセットした❼．
- StealthStation™ Surgical Navigation System とルンバールドレナージを設置した．
- 術中 DSA 用に 4Fr シースを留置した．

体位，皮膚切開，開頭

- 左向きの park bench position で右鼠径部に術中 angiography の準備を行った．
- 頭部は床方向に 45 度回旋し，逆 U 字型の皮膚切開を置いた．
- 5-burr hole で左に大きな後頭開頭．静脈洞交会と横静脈洞を十分に露出した．

アプローチ

- Occipital interhemispheric approach によって，頭頂後頭裂とその周辺の sulcus をできるだけ多く，深く剝離した．

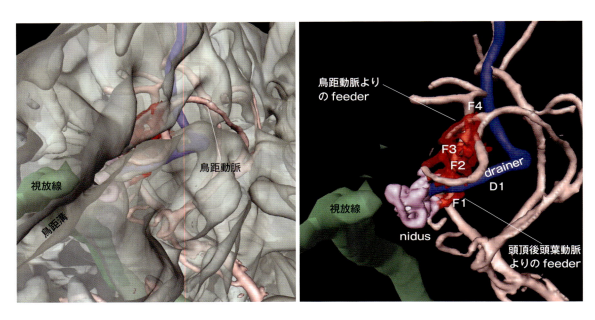

図7．術野シミュレーション上での feeder，nidus と視覚路との近接性の検討
AVM nidus は motor tract および sensory tract とは 10 mm 以上の十分な距離があり，手術ではこれらを温存できると考えられたが，visual tract と nidus は 5 mm 未満までほぼ直上で接しており，同部の剝離は慎重を要することが示唆された．

- まず，頭頂後頭裂の最背側を通る main drainer と頭頂後頭葉動脈の superior branch と inferior branch を同定し，inferior branch の中枢側から3本の穿通枝 feeder が入っていることが予測された．

脳表レイヤーでの剥離面の作成とシークエンス

- Nidus は頭頂後頭裂より尾内側，鳥距溝より吻外側の gyrus 内に存在し，最深部で側脳室三角部に到達していた．
- Superior aspect から剥離開始．parieto-occipital artery（POA）inferior branch は血腫と nidus に encase されていたので，これを中枢側へたどり，血腫と nidus を尾側に牽引しつつ，鳥距動脈を遠位側からたどり，順次 nidus へ入る3本の POA feeder（F1，F2，F3）を weck clip にて遮断・凝固・切断し，POA inferior branch を頭側に mobilize した（図9）．

白質内，脳室近傍レイヤーでの剥離と止血

- 血腫と nidus を一塊として，周辺 gliotic layer にて剥離した．
- 続いて，posterior aspect にて nidus 周辺に剥離面を後方から作成し，inferior aspect に回り込み，側脳室三角部に到達した．
- 深部で脳室を開放．さらに頭頂後頭裂内を anterior aspect へ剥離面の展開を進めた．

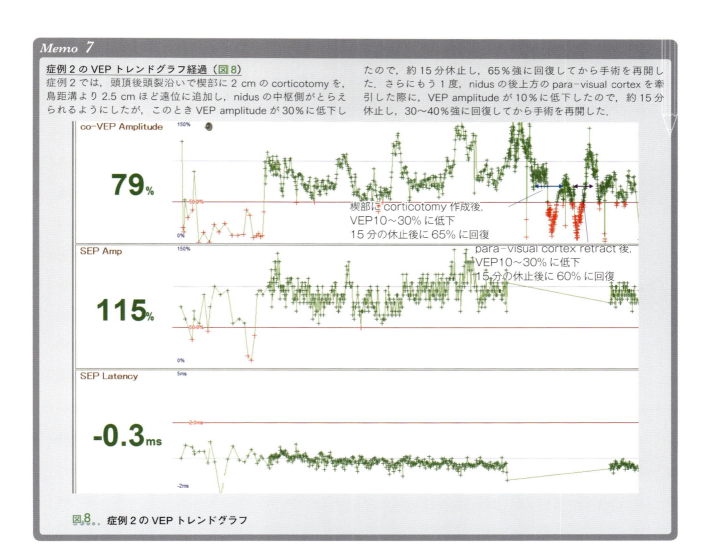

図8. 症例2の VEP トレンドグラフ

- 全周性，求心性剥離を tedious に行い，後下端から nidus を posterior to anterior に剥離していった．nidus を前方上方へ向けて mobilize しつつ，周辺から求心性に剥離した．
- 最終で，鳥距動脈の distal branch を同定し，鳥距動脈からの穿通枝 feeder（F4）を同定し，AVM clip にて遮断・凝固・切断を行った．

最終での drainer の処理

- この穿通枝 feeder のすぐ rostral に main drainer の本体が同定できたので，これも nidus とともに剥離した（図 10）．術後神経機能の悪化はなかった❽．

Pitfalls 8

AVM nidus の feeder の 3 種類と，各レイヤーでの止血方法

AVM nidus への feeder には 3 種類あり，①脳表・脳槽の artery feeder，②脳溝深部，白質内の arteriole feeder，③脳室壁の perforating vessel（PV）feeder である．脳槽の artery feeder は血管壁の内膜，内弾性板，中膜，外膜構造が保たれている．テンポラリークリップでの一時閉塞後に，凝固切断する．白質内の arteriole feeder は，内弾性板が菲薄化してくるので，テンポラリークリップより把持力の弱い AVM clip を用いて，一時閉塞後に凝固切断する．脳室壁周囲の PV feeder は，PDCN 同様に内弾性板がほとんどなく，止血には，灌流圧を下げるための AVM clip または weck clip による一時遮断が重要である．一時血流遮断なく，単なる凝固操作を行うと血管破裂を招きやすく，その後の止血操作は非常に困難となりやすい．

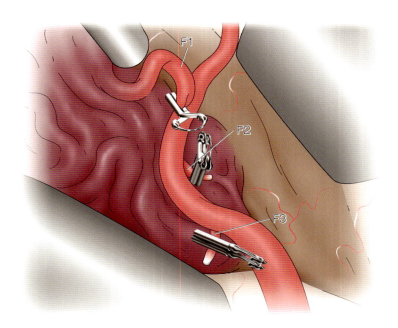

図 9. Posterior interhemispheric approach の術野
Posterior interhemispheric approach にて頭頂後頭裂を最大限開放し，後方から穿通枝タイプの 3 本の feeder を順次 AVM clip にて閉塞し，VEP 変化がないことを確認後 weck clip にて置換し，切断していく．3 本の weck clip が頭頂後頭葉動脈上に apply してあることがわかる．

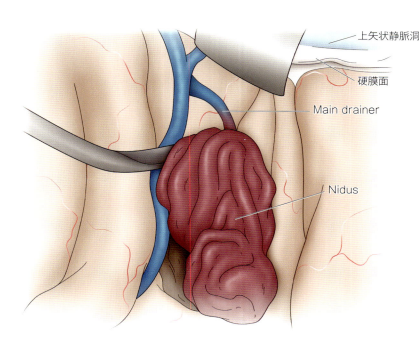

図 10. Posterior interhemispheric approach による最終術野
頭頂後頭裂を上行し，上矢状静脈洞へ注ぐ main drainer の本体が同定できたので，これも nidus とともに剥離切断し摘出した．

（1）外科治療

II 5 非表在性脳動静脈奇形に対する外科治療

高木康志

はじめに

- 深部脳動静脈奇形（AVM）は，年間出血率 10〜34%，morbidity 62.5% と報告されており，外科治療が困難である．
- 術前の神経症状や放射線学的所見より術後の後遺症をよく検討・予測したうえで，治療方針を決定することが重要である．

手術適応

- 出血症例．
- 片麻痺などの神経脱落症状の存在．
- 術後意識障害の可能性を除外できる例．
- 術後完全片麻痺の可能性を除外できる例．

画像所見

- MRI，脳血管撮影，3D-CTA にて，以下のことを十分に確認する．
  ① MRI tractography による皮質脊髄路の描出（図 1）．
  ②その他の神経伝達路の描出．
  ③血腫の位置．
  ④ Feeder となる穿通枝と deep drainer の走行．
  ⑤できれば，脳血管撮影と 3D-CTA にて 3D 画像を作成すると手術に非常に役に立つ（図 2）．

治療法の選択

- 画像所見をもとに，eloquent area を最も傷害しないアプローチを選択する．
- 検討の結果，直達手術が困難であると判断された場合には，ガンマナイフ治療を検討する．

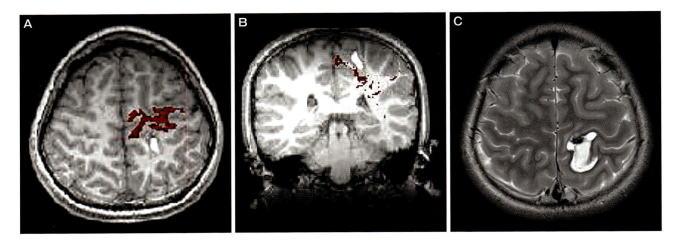

図1. MRI tractography
A：体軸断面像．B：冠状断面像．皮質脊髄路（赤）の背側，頭側に血腫（白）と nidus が存在している．C：T2 強調画像．血腫（hyper intensity）の腹側に nidus（flow void）が存在している．

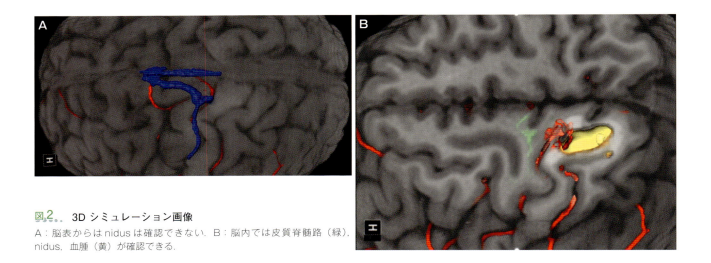

図2. 3D シミュレーション画像
A：脳表からは nidus は確認できない．B：脳内では皮質脊髄路（緑），nidus，血腫（黄）が確認できる．

手術手技

- 実例として，非表在性の脳梁 AVM の手術症例について示す．
- 症例は 50 歳女性，出血発症の Spetzler–Martin grade II である（図3）．術前に 3D シミュレーション画像を作成し検討している（図4）．

皮膚切開・開頭

- AVM の手術の際は，摘出中に脳浮腫をきたすことがあり，ほかの疾患に対する開頭術より大きな開頭を行う必要がある．
- 筆者は，コの字型の皮膚切開より U 字型の皮膚切開を多く用いる．U 字型の皮膚切開のほうが，マイクロ下で病変にアプローチする際に術野への土手とならない *1*（図5）．
- 開頭時に上矢状静脈洞や drainer を損傷しないように留意する．

> **Tips 1**
> Feeder や drainer を含めて，病変が術野の高いところにあるように体位を設定することが重要である（図5）．

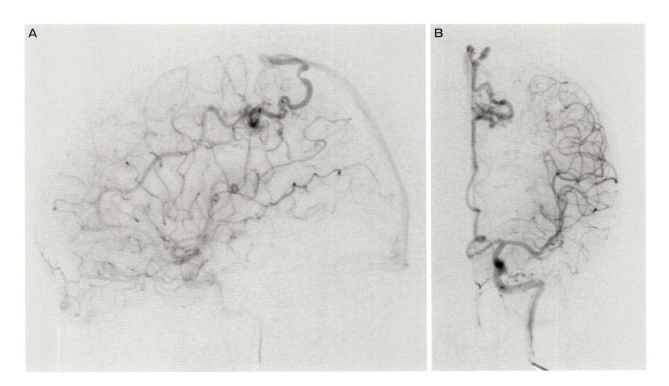

図3. 症例の左内頚動脈撮影
A：側面像．B：前後像．前大脳動脈をfeederとするnidusが描出され，drainerが上矢状洞に流入している．

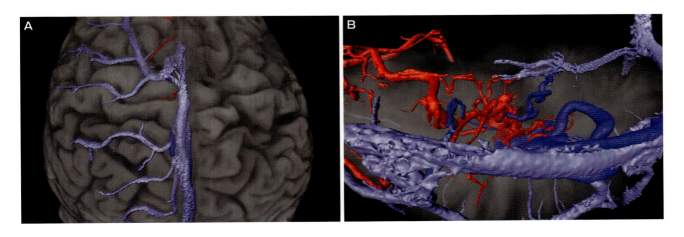

図4. 症例の3Dシミュレーション画像
A：脳表からはnidusは確認できない．B：脳内では前大脳動脈から血流が流入するnidusとdrainerが確認できる．

硬膜切開

- 硬膜を弧状に切開する．硬膜にdrainerやnidusが癒着していることがあり，出血させないように慎重に硬膜を展開する❷．
- 半球間裂溝が十分に露出されるまで架橋静脈を剥離する．特にdrainerとなっている静脈は，慎重に剥離する．

> **Tips 2**
> 硬膜にdrainerやnidusが癒着している場合は弧状に固執せずに，病変が十分に展開できるように硬膜切開を行う．

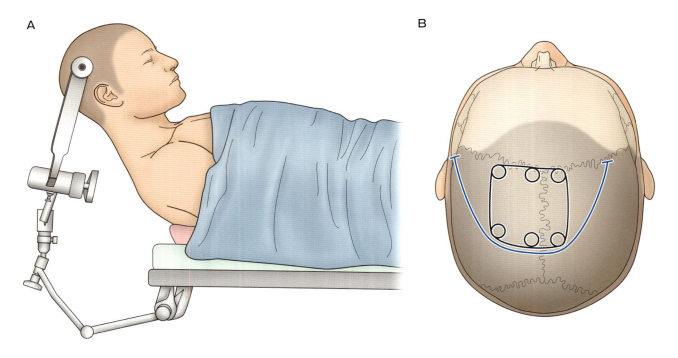

図 5. 前頭葉 AVM に対する体位と皮膚切開
A：上体を挙上し，頚部を気道内圧が上昇しない程度に屈曲し，術野が最も高い位置となるように工夫している．B：皮膚切開は上方に U 字型に行い，上矢状洞をまたいだ大きな開頭を行う．

半球間裂溝の剥離と nidus の血流の確認

- 半球間裂溝を feeder や drainer を含めて病変前後を十分に含むように剥離する（図 6A）．
- ICG ビデオ血管撮影で nidus と drainer の血流を確認する❸（図 6B）．

Feeder の確保と nidus の剥離

- Feeder 周囲を剥離し，テンポラリークリップをアプライする．ICG ビデオ血管撮影にて drainer の血流が減少していることを確認し，nidus の剥離にとりかかる（図 6C・D）．
- Nidus 周囲のグリオーシスの面を剥離していく．白質内の細かい feeder があれば慎重に凝固し，切断する．白質内の feeder の圧が高い場合はクリップで止血する（図 6E・F）．

Drainer の血流の確認と nidus 摘出

- Nidus を完全に剥離し，drainer の血流が ICG ビデオ血管撮影で静脈血流となっていることを確認する．
- Drainer を結紮・切断し，nidus を摘出する❹（図 6G・H）．

閉 頭

- 硬膜を water-tight に縫合し，骨弁を戻して固定する．皮下ドレーン留置後に皮下，皮膚を閉創して手術を終える．

> **Memo 3**
> 非表在性病変では nidus 血流を ICG ビデオ血管撮影で評価することはできない．よって drainer の血流により nidus 血流を評価することとなる（図 6）．

> **Tips 4**
> Nidus がほぼ剥離されても drainer が静脈色とならない場合は，drainer 側から剥離していくと，見逃していた feeder が見つかることが多い．

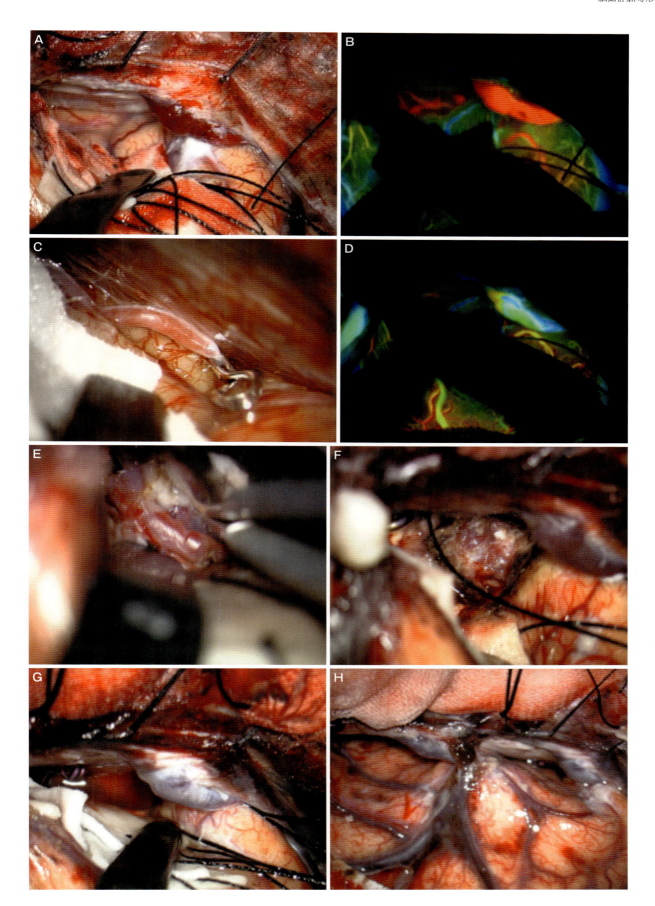

図.6. 前頭葉 AVM 手術
半球間裂溝にアプローチし（A），ICG ビデオ血管撮影で drainer の血流速度を確認している（B）．feeder となっている前大脳動脈にクリップをアプライし（C），drainer の血流が遅くなっていることを確認のうえ nidus の剥離を行う（D）．E：feeder をたどり nidus の剥離を行っている．F：剥離され露出された nidus．G：nidus 摘出後．H：術後の状態．架橋静脈の前後よりアプローチを行ったことがわかる．

術後成績

- UCSF Brain AVM Study Project は，深部脳 AVM に対する治療を発表している[15]．97 症例（大脳基底核 29%，視床 41%，島 30%）に対して 42% に microsurgical resection，45% に stereotactic radiosurgery，12% に経過観察を行い，mean follow–up 2.2 年で治癒 78%，初回治療にて治癒 54%（microsurgical resection 71%，stereotactic radiosurgery 23%）としている．また，予後としては 50% が mRS 3 以上（直達手術群）としている．

- 深部脳 AVM に対する定位放射線治療としては，Cheng ら[16] は治癒 68%，morbidity は 4.9%，Kano ら[17] は治癒は術後 3 年で 57%，4 年で 70%，morbidity は 4.5% と報告している．

- 京都大学医学部附属病院では，2001 年 7 月からの 15 年で入院症例は 350 症例で，深部脳 AVM は 34 症例（9.7%）（尾状核 1，視床 9，島 8，帯状回 5，内側側頭葉 4，内側後頭葉 7）であった．そのうち 71% で外科治療が行われていた．術後 mRS が 2 以上低下した症例はなかった（未発表データ）．

- 京都大学医学部附属病院で直達手術を行った insular AVM で deep drainer をもつ症例の多くが術後，長期的には再発をきたしていた（未発表データ）．

- 深部脳 AVM に対し直達手術を適応するにあたっては，術前に十分に検討し，resectability と術後の後遺症状をよく理解したうえで用いるべきである．また，非出血症例に対してはより慎重な適応が望まれる．

Ⅲ (2) 血管内治療

Ⅲ-1 脳動静脈奇形の血管内治療のコツとポイント

伊藤　靖

はじめに

- 脳血管奇形（AVM）の治療の目的は，原則的に何らかの方法で AVM に血流が完全に遮断することによる出血の防止にあり，そのため外科摘出術，血管内治療，定位放射線治療およびそれらを組み合わせた治療が行われる．
- 脳 AVM に対する脳血管内治療は 1970 年代より行われている．
- シリコンボール，polyvinyl alcohol（PVA）particle，絹糸，detachable coil，liquid coil などの固形塞栓物質では，feeder の ligation に終わることが多く，あまり有効な nidus 塞栓は得られない．
- 液体塞栓物質である NBCA では，固形塞栓物質より有効な塞栓は得られるが，それでも十分な nidus 塞栓が得らない場合もあり，かつ off-label use であった．
- 2008 年 Onyx™（Covidien 社）の認可と plug and push 法による注入で，nidus 塞栓がより高度に得られるようになり，摘出術の難易度・安全性の向上に寄与するようになってきた．
- また外科摘出不能例では，定位放射線治療との併用や，血管内治療のみでの治癒を狙える場合もある．
- しかし高度の nidus 塞栓を行えば，drainer 閉塞による出血や，feeder reflux による虚血性合併症のリスクも増加する．
- 本稿では，Onyx™ による安全かつ効果的な nidus 塞栓術のコツとポイントについて述べる．

治療戦略の決定

- Onyx™ を用いた脳 AVM 塞栓術は，外科的摘出前の処置として保険適用が認められているので，原則は外科摘出前処置となる．
- MRA，CTA では，AVM 血流の動的な変化がとらえられず，詳細な血管構築の評価も困難であるため，術前に一度血管撮影を施行し詳細な検討を行い，治療戦略を立てる．
- 外科摘出術を念頭に置き，どの部位を優先的に塞栓するかを決定する．

セッティング

脳血管撮影装置

- AVM の血管構築は複雑であり，できれば Biplane 装置が望ましい．
- Live 透視・roadmap・reference の 3 画面が同時に表示できることが望ましく，加えて全体を把握できる 3D 画像があるとよりよい．これが正側計 8 画面の表示ができれば，現状のベストの選択であろう．
- Single plane で行う場合は，複数の working projection を設定しておき，速やかに切り替えられるようにする．
- Onyx™ 注入は，基本は blank roadmap で行う．また治療中に頻繁かつ速やかに blank roadmap を更新する必要がある．そのため，治療を開始する前に血管撮影装置での roadmap の更新方法を確認し，実際に行っておく（roadmap 更新を治療放射線技師に依頼する場合もあらかじめ練習しておく）❶．
- フットペダルで更新できるシステムだと，術者が手を離す必要がなく，好きなときに roadmap を更新でき治療がスムースに行える．

IVR テーブル

- Onyx™ 塞栓術は長時間の注入になるため，術者が安定して治療を行えるような安定した広いフラットなテーブルが必要である．

Working projection の決定

- Nidus の広がり，feeder・collateral feeder への逆流，drainer への迷入などがよく視認できる角度を選択する．実際には nidus と feeder，drainer などが重なり，理想的な角度はとれない場合もある．
- Biplane 装置であれば，AP panel と lateral panel で見るポイントを分担（たとえば，AP panel では feeder の逆流，lateral panel では drainer の migration が見やすい角度を選択）することも有用である．
- ただし，あまり複雑な角度をとると解剖学的位置の混乱が生じる．そのために AP，lateral panel のどちらかは通常の AP，lateral panel の角度に近いアングルをとっておくとよい．

Feeder の選択

- 以下に注意しながら選択する．
  ① En passage ❷ ではない proper feeder を選択する．
  ② Plug and push 法を行うので，想定される plug の長さより，正常血管分岐までの距離が長い血管を選択する．
  ③ あまりにも fistulous な feeder を避ける（複数 feeder がある場合，fistulous feeder はほかの feeder を処理して，flow を減少させてから try する）．
  ④ 非常に細い feeder は Onyx™ の逆流がわかりにくいので避ける．

Tips 1

Blank roadmap を更新すると，マイクロカテーテルの先端や逆流の限界，drainer の位置などを治療中に見失うことがある．注入開始前に，DSA の last image hold の画面を参照し，半透明の付箋でマーキングをしておくと便利である（図1）．

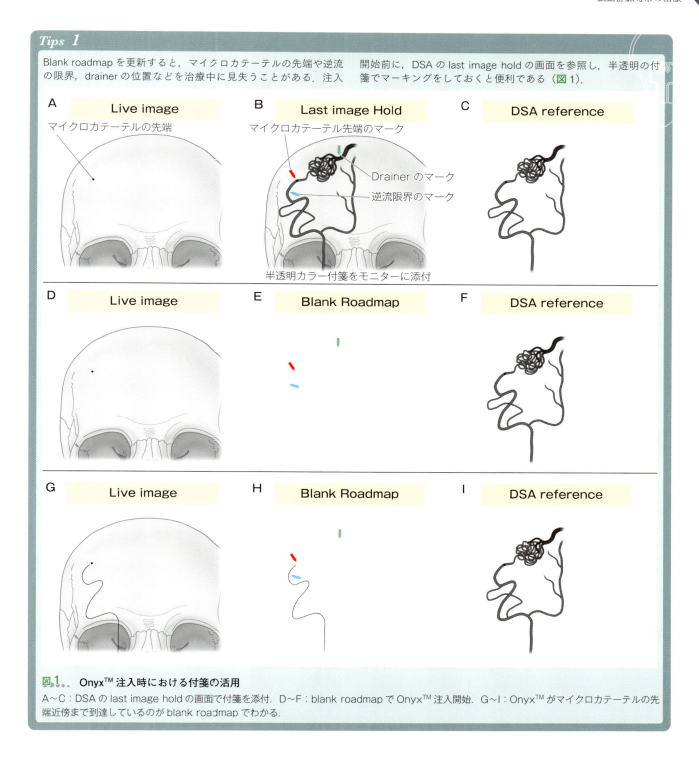

図1 Onyx™ 注入時における付箋の活用
A〜C：DSA の last image hold の画面で付箋を添付．D〜F：blank roadmap で Onyx™ 注入開始．G〜I：Onyx™ がマイクロカテーテルの先端近傍まで到達しているのが blank roadmap でわかる．

⑤屈曲が強く複数ある血管，末梢の血管は，カテーテル抜去困難になる可能性が高い．

Memo 2
AVM への feeder を分岐した後，末梢が正常組織を栄養する血管．

Onyx™ 注入手技の実際

マイクロカテーテルの誘導

- マイクロカテーテルは Onyx™ の溶媒である DMSO（dimethyl sulfoxide）に耐性のあるものが必要で，一般的には Marathon™（Covidien 社）が

用いられる．
- Marathon™ の誘導は，Magic catheter™（Balt Extrusion 社）のように，flow に乗せて進めることはあまりできず，基本的には 0.08〜0.010 wire を用いて over the wire で誘導する．
- 末梢病変においては，中間カテーテルの併用を検討する．

Onyx™ の注入

- Onyx™ には EVOH（ethylene vinylalcohol copolymer）の濃度の違いで 18 と 34 があるが，多くの場合 18 を用いる．非常に fistulous な場合のみ 34 で開始する．ただし，注入時には 18 と 34 の違いを感じるのは難しい．
- 新しいシリンジを用い，Marathon™ カテーテル内を生理食塩液でフラッシュする．筆者は 2.5 mL のシリンジで 3 回フラッシュしている．
- その間に，助手が DMSO，次いで Onyx™ をそれぞれ専用シリンジで吸っておく．DMSO は Marathon™ の dead space 0.23 mL ＋リンス＋ Onyx™ シリンジ接続時に Marathon™ の hub に盛ることを考え，1 mL 近くは吸っておく．Onyx™ は 1 mL にしておくと，体内にどの程度入ったか認識しやすくなる．
- 手順を以下に示す（図 2）．
  ① DMSO 開始時の 0.2 mL 程度は Marathon™ の中なので，早めの注入が可能．その後は体内に入ることと，その後の Onyx™ 注入に慣れるためにもゆっくり注入する．
  ② 注入が終了したら，hub を上方に向けて DMSO を hub に山盛りにする．
  ③ 左手の手掌を上に向けるように Marathon™ の hub を持ち替える（hub を接続するときに操作が容易になる）．
  ④ 右手に Onyx™ シリンジを受け取る．
  ⑤ Onyx™ シリンジの先端を上方に向け，左手で持った Marathon™ の hub を上からかぶせるように接続する．末梢の病変の場合，ガイディ

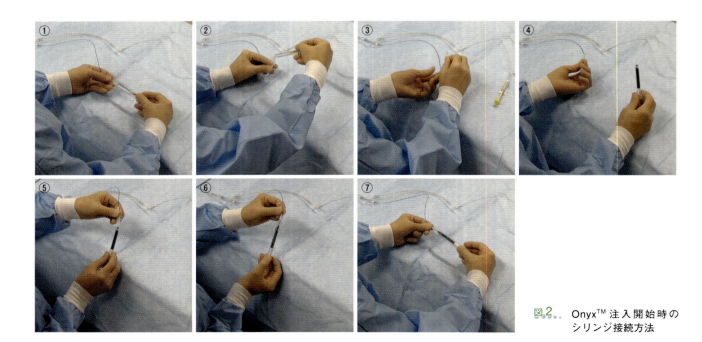

図 2. Onyx™ 注入開始時のシリンジ接続方法

ングカテーテルから出ている Marathon™ の長さが短いので，右手に持った Onyx™ シリンジを IVR テーブルより低い位置まで下げないと，Marathon™ の hub がかぶせられなくなる．
⑥接続が終了したら，Onyx™ シリンジを垂直に保ったまま Onyx™ を注入開始．
⑦ Onyx™ の黒い液面が，Marathon™ の hub を通過したらシリンジを水平にし，ゆっくり注入を継続する．透視は Onyx™ を 0.15 mL 程度注入した後に開始すればよいが，慣れないうちは早めに透視を開始し目を慣らす．

- Onyx™ シリンジは，長時間，微量を注入しやすい持ち方をすればよい．母指でピストンを押す方法（図 3A）があるが，筆者は第 1～4 指でシリンジを支えピストンを手掌で押す方法（図 3B）がやりやすい❸．

Plug and push 法成功のコツ（図 5）

- 以下のように注入することで，ほぼ全例で plug and push 法が可能である．
- はじめに Onyx™ が Marathon™ 内を上がってくるのが，NBCA 塞栓術に比して非常に見にくい．装置によっては Onyx™ mode（加算を多く行うなどでコントラストを強くして，視認性を向上しているが，その分

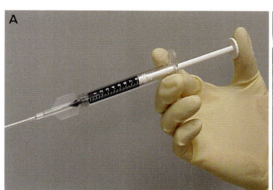
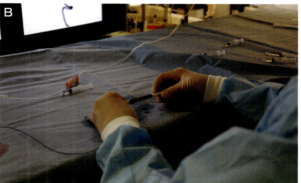

図 3． Onyx™ 注入時のシリンジの持ち方

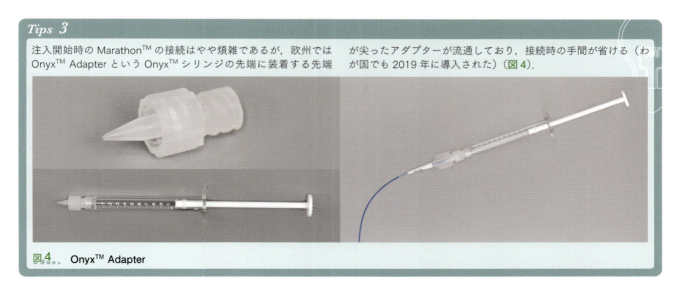

Tips 3

注入開始時の Marathon™ の接続はやや煩雑であるが，欧州では Onyx™ Adapter という Onyx™ シリンジの先端に装着する先端が尖ったアダプターが流通しており，接続時の手間が省ける（わが国でも 2019 年に導入された）（図 4）．

図 4． Onyx™ Adapter

- ノイズは多くなる）がある場合もある．
- マイクロカテーテルの先端のみ見ていると見逃す場合もある．
- Nidus に Onyx™ cast が入っていくのが先に見える場合もあるので，nidus にも注目する必要がある．また，roadmap より live 画像のほうが Onyx™ cast の出現がわかりやすい場合もある．
- 以上から術者のみでなく，複数の助手で詳細な観察をする必要がある．また図 1 の付箋が有用である．
- Onyx™ が distal に流れ，逆流して Marathon™ の先端にかぶってくるまでは注入を継続する（はじめから drainer にすぐ抜ける場合は，休止した後注入を再開する）．
- この段階で plug and push 法による注入ができることはまずない（図 5A〜C）．
- しばらく注入を継続すると，Onyx™ cast が徐々に Marathon™ の先端に近づいてくる．
- Onyx™ が Marathon™ の先端にかぶったら休止（30 秒〜3 分）→その後，注入再開→逆流したらまた休止（図 5D）を何回か繰り返す（図 5E・F）．ある程度 plug が濃くなると，ある時点で nidus 内に Onyx™ が進み始める（図 5G・H）（plug and push 法成功）．
- Onyx™ の逆流への注意が不十分だと，plug ができる前に逆流が長くなってしまい，治療を終了せざるを得なくなる．
- いったん Onyx™ が前進し始め，drainer 迷入や feeder への逆流（collateral feeder も含む）がない場合は注入を継続する．逆に，良いところに Onyx™ が入っているときに不用意に注入を中断すると，別の部位に入り出すこともある．
- 注入を継続したい場合は，シリンジ内の Onyx™ が 0.2 mL 程度になったところで，新たなシリンジに Onyx™ を吸わないと注入継続が間に合わなくなる．

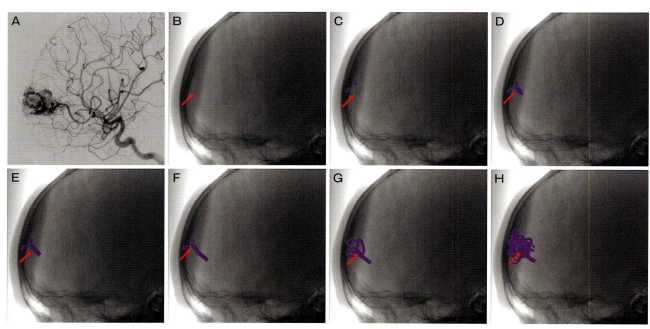

→：マイクロカテーテルの先端

図 5. Plug and push 法

- 注入中にfeeder逆流もしくはdrainer迷入が見られた場合，30秒〜3分程度の休止後再開すると，毎度nidus内に前進する．休止を繰り返し，最大3分休止後に再注入を行ってもfeeder逆流やdrainer迷入しかしない場合は，そのfeederからの塞栓は終了する．

Marathon™ の抜去（図6）

- まずは30秒，Onyx™ シリンジに陰圧をかける．その後シリンジをいったん外してから再度Marathon™ に接続しておく．
- 筆者らはACTを測定し，ヘパリンを中和する（複数feederの治療の際は，抜去ごとに中和，再度ヘパリン化を行っている）．
  ① Blank roadmapを更新する．
  ② ゆっくりMarathon™ を引き始め，roadmap上ずれが生じたところでMarathon™ をYコネクターで固定する．
  ③ Blank roadmapを更新する．
  ④ Yコネクターをゆるめ，Marathon™ のtensionをゆるめて少し戻すと，roadmap上のずれが生じる．
  ⑤ そこから再び引き始め，roadmapのずれがなくなったところが直前まで引いていたpositionとなる．
  ⑥ さらに引くとroadmapがずれるので，そこでYコネクターで固定する．

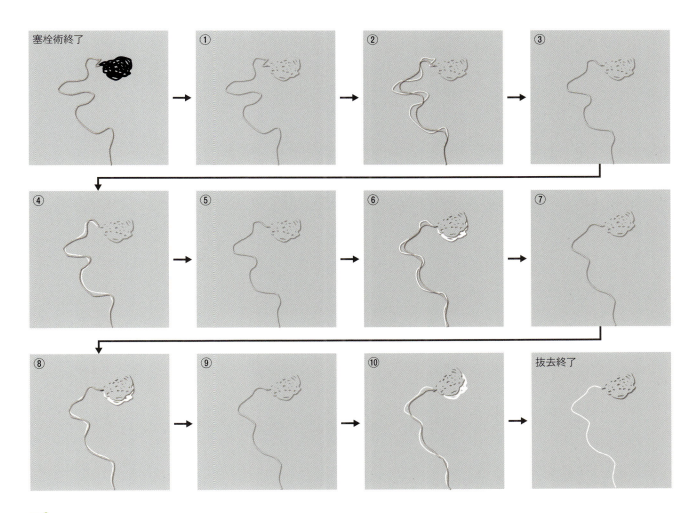

図6．Marathon™ の抜去の手順

⑦ Blank roadmap を更新する．
- これを何回も繰り返し，徐々に tension を上げていく．Marathon™ のみでなく，Onyx™ cast が roadmap 上動いてくると，抜去が近いと判断できる．抜去されると動いていた cast が戻る（⑧〜抜去終了）．
- 直後に DSA を行い出血の有無を確認する．nidus 近傍のみでなく，血管の直線化で手前の細い穿通枝が引き抜け出血する場合があるので，画面全体をよく見る．
- 出血が疑わしい場合は，見慣れた正側の角度にして，頭部全体が見えるように拡大率を下げて撮影すると見落としが防げる．
- なお，抜去時の出血は軽度で，ヘパリンのリバースのみで止血されることがほとんどである（あらかじめリバースしておくとそのままで止血される）．

抜去困難時の対応

- Onyx™ 自体に接着性はないが，ある程度血管が直線化して tension が先端にかからないと抜けてこない．遠位部，蛇行血管などでは Marathon™ 先端に tension がかからず抜去困難になる場合がある．

Goose Neck™ Snare の使用（図7）

- Marathon™ の hub を cut し，Goose Neck™ Snare（Covidien 社）2 mm or 4 mm ＋ Excelsior™ 1018™ Microcatheter（Stryker 社）で Marathon™ を伝ってなるべく Marathon™ の先端近傍まで進め，snare で Marathon™ をつかみ，snare と Marathon™ を同時にゆっくり引っ張り抜去する．
- 血管が直線化することには変わりがないので，抜去後の出血に注意が必要である．

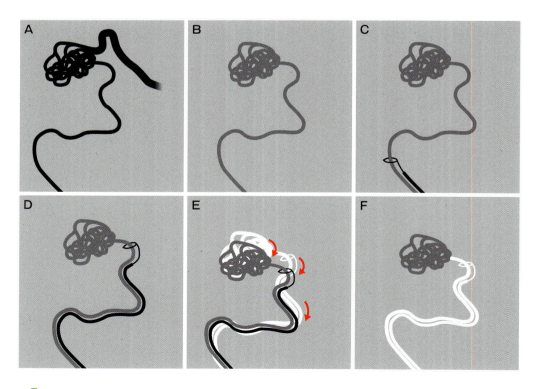

図7．Snare を用いた Marathon™ の抜去法

脳動静脈奇形の治療 III

- Excelsior™ 1018™ であれば，スペック上は 0.070 inch 内腔の 6 Fr ガイディングカテーテルに Marathon™ と同軸に入るが，入らない場合も経験するので，6 Fr ガイディングカテーテルを用いる場合は 0.071 inch 内腔以上を用いる．
- Headway®17（テルモ社）にも snare が入る場合があるので，ガイディングカテーテル内腔が 0.070 inch の場合試す価値はある．中間カテーテルを用いていても，Marathon™ 先端が固定されているので，Marathon™ の hub を切れば中間カテーテルは抜去可能で，その後 snare を使用できる．

中間カテーテルの使用

- 中間カテーテルを使用している場合，それを遠位部に進めることで血管が直線化し，Marathon™ 先端に tension がかかり抜去できる場合がある．
- 末梢血管の場合，太い中間カテーテルが進むので注意が必要である．

翌日再度抜去を試みる

- 塞栓術当日は血管の spasm の要素もあるため，翌日に再度抜去を試みると抜ける場合がある．

外科摘出時に抜去する

- Snare や中間カテーテルを使用する場合，feeder はそれらが入る径である必要がある．それが無理な細い feeder では，Marathon™ が抜去困難になるような長い plug を作って aggressive な塞栓をしないことが肝要である．

Scepter® による Onyx™ 塞栓術（図 8）

- DMSO 耐性のバルーンカテーテルである Scepter®（テルモ社）を用いる．

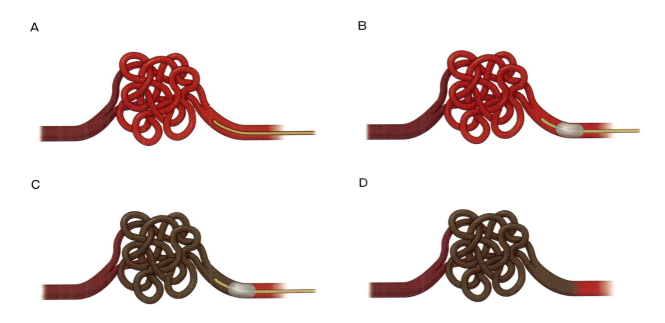

図 8. Scepter® による Onyx™ 塞栓術

109

Tips 4

Pressure cooker technique（図9）

Marathon™ の代わりに appollo（Medtronic 社），SONIC（Balt Extrusion 社）という detachable tip microcatheter を用い，tip と detach point の間にもう 1 本のマイクロカテーテルを誘導し，coil, glue などで plug を作成した後，Onyx™ 注入を行い，終了時には detachable tip を残してくる方法である．抜去困難のリスクは減ると考えられるが，いずれもわが国では未承認である．

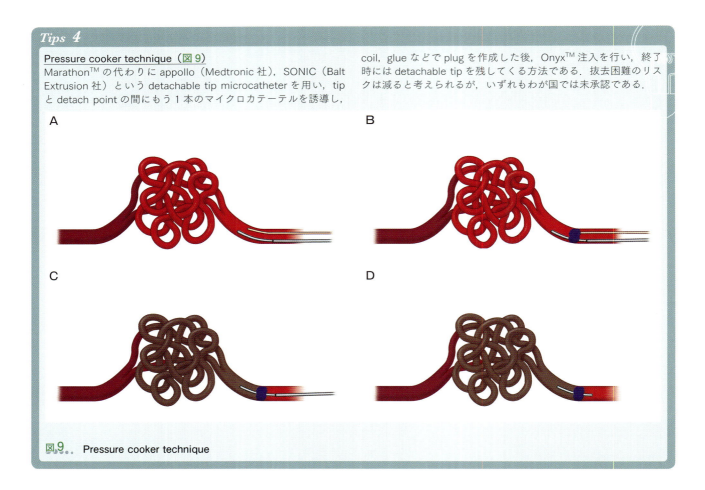

図9. Pressure cooker technique

- バルーンを inflate すれば plug 作成と同様になり，plug and push 法様に塞栓可能となる．
- Marathon™ に比し，Scepter® は profile が太く硬いため，適応できる feeder は比較的近位部で太い血管に限られる．
- バルーンを inflate していても Onyx™ はバルーンの脇をすり抜け feeder を逆流することがあるので，バルーンを過信しない❹❺．

段階的塞栓術

- 大型 AVM で複数の feeder をもつ場合，1 回の session では 2〜3 本の塞栓にとどめ multi session で塞栓術を行う．
- Session 間は被曝などの問題もあり，可能なら数週間以上のインターバルをとる．

術後管理・摘出術の時期

- 一晩全身麻酔を継続する施設もあるが，長時間にわたる全身麻酔のリスクも考慮し筆者らは麻酔を覚醒させている．術後は短期間，ステロイド・抗てんかん薬を用いる．
- 摘出術は塞栓術後 1 週間以内には行う．予定より nidus が塞栓されたり drainer の閉塞が疑われた場合は，塞栓術に引き続き摘出術を行うことも検討する．

Tips 5

Transvenous embolization（reverse pressure cooker technique）

シャント疾患の根治は，静脈側まで血流を遮断する必要がある．血管内治療で脳 AVM の cure を目指すには，理論的には静脈側まで詰める必要がある．このため経静脈的に nidus（nidus 直近）までマイクロカテーテルを進めて Onyx™ 塞栓術を行い，根治を目指す方法で，近年欧州を中心に行われつつある．

まず可能な限りの経動脈的塞栓術をあらかじめ施行する．その後，経静脈的に detachable tip microcatheter を nidus（または nidus 直近）まで進める．tip と detach point の間にもう 1 本のマイクロカテーテルを誘導し，coil, glue などで plug を作成した後，Onyx™ 注入を行う．

この方法では，動脈側の処理が不十分なうちに静脈側が閉塞し出血を生じるリスクはあるが，今まで外科摘出術が困難で血管内治療でも根治困難であった high grade AVM の血管内治療での根治の可能性を示す方法である．

(2) 血管内治療

II-2 脳動静脈奇形の血管内治療：特に塞栓物質について

宮地　茂

液体塞栓物質の種類

Histoacryl® [18]

- Histoacryl®（B. BRAUN 社）はシアノアクリレート系の接着剤である NBCA（n-butyl-2-cyanoacrylate）の商品名である．もともと皮膚損傷における組織接着剤として市販されている．
- 門脈圧亢進症に伴う胃・食道静脈瘤に対する内視鏡的硬化療法に用いられており，これは保険適用されている．
- 動静脈シャント疾患に対する塞栓物質として 40 年以上前から現場で使用されているが，保険適用はない．
- X 線不透過性をもたせるために，造影剤であるリピオドール®と適当な比率で混合して使用する〔超高濃度の場合には，タンタル微粒子（tantalum powder）を混ぜることもある〕．

Onyx™ [19]

- Onyx™（Covidien 社）は ethylene vinyl alcohol copolymer（EVOH）の商品名で，唯一わが国で動静脈奇形（AVM）に保険適用されている液体塞栓物質である．30 年前にわが国で開発された EVAL と成分は同じである．
- 溶媒として dimethyl sulfoxide（DMSO）という有機溶媒を用いて液体化されている．
- X 線不透過性をもたせるためにタンタル微粒子を混ぜている．

その他の液体塞栓物質

- Glubran® 2：NBCA とほぼ同じ（cyanoacrylate-based synthetic glue）であるが，接着性を少なくしたもの．
- Squid®：Onyx™ とほぼ同様であるが，濃度が低い．
- EUDRAGIT®，Ethiblock®，PVAc®（polyvinyl acetate）などの液体塞栓物質が，以前わが国で用いられたことがある．

各塞栓物質の特性の違い[20]

Histoacryl®

- カテーテル先から出るとすぐに血中のイオンと反応して重合し，固形化する．血管壁と接着が始まるとすぐに推進力は失われ，逆流が始まる．
- Histoacryl® ＋リピオドール® 混合液が濃すぎたときは，nidus へ到達せず近位部閉塞に終わる．逆に薄すぎると drainer へどんどん抜けていく．
- 閉塞された血管は，血栓を混じた形で cast を形成しており，硬い．術中切断は可能であるが，太い血管の場合には抵抗がある．十分塞栓された nidus は弾性硬の固形物となる．
- 使用できるカテーテルは，通常のマイクロカテーテルおよび flow-guide 型である Magic™（Balt 社），hybrid 型である Marathon™（Covidien 社）などである．
- 接着性があるため，逆流が生じたらなるべく早めに抜去する必要がある．遅れた場合にはカテーテルが血管壁に接着（gluing）し，血管の引き抜き損傷やカテーテルの離断が生じる．

Onyx™

- 水分（血液）に触れることにより，溶媒である DMSO が血液中に拡散して，瞬間的に析出して固形化する（図1）．
- 固形化は表面から内側へ向かって進み，fragmentation せずに最終的にスポンジ状の cast を形成する．内部は固まるのに時間がかかるため，中心部のゲル状の部分が前進を続けて，ほかの feeder にも樹状に入り込んでいく．
- 閉塞された血管は，スポンジ状で比較的柔らかく，切断も容易である．
- 使用できるカテーテルは，わが国では Marathon™ と Rebar 18™（Medtronic 社）のみである（欧米では DMSO compatible の離断ができるカテーテルも用いられている）．
- 接着性はないが，先端で Onyx™ 塊を形成し，そこに埋没したまま比較的長時間注入を行う plug & push 法の場合には，cast に entrap されて抜去困難なことが多い．
- 塞栓術後の CT，MRI では，タンタル微粒子の強いメタルアーチファク

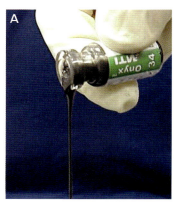 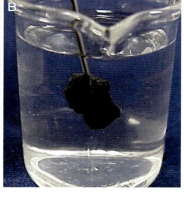

図1. Onyx™ の特性
A：粘稠性のある液体．B：水中に DMSO が拡散して固形化した Onyx™．
（文献 21 より引用）

トのために塞栓部位や周辺脳の変化の判定が困難なことがある．
- 術後に DMSO の体内への吸収拡散に伴う副作用が生じる❶．

使用法

Histoacryl® の使い方[20)]

Histoacry® ＋リピオドール® の混合液の作り方（図2）

- 青い液体性の塞栓物質（ときに透明なものもある）である Histoacryl® を冷蔵庫（基本的に冷蔵保管である）から出し，清潔下で扱う．
- 2.5 mL のロック付シリンジに Histoacryl® を全量吸い取る．至適濃度❷（表1）にするために，必要な量のリピオドール® を同じく 2.5 mL のシリンジに吸う．

> **Memo 1**
> **DMSO の副作用に対する処置**
> Onyx™ の溶媒である DMSO は，肺からも呼気中に排泄される．有機溶媒特有のニンニク様の悪臭があるので，個室管理にし，空調換気を積極的に行う．自分の呼気のにおいによって嘔気を訴えることがあるので，制吐剤を使用することもある．なお，DMSO による周辺脳実質への影響を考えて，抗痙攣薬をあらかじめ preload しておくことがある．また，塞栓部周囲の炎症を抑える目的で，ステロイドをしばらく使用する．

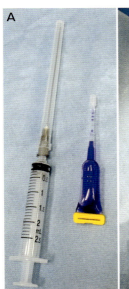
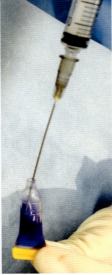
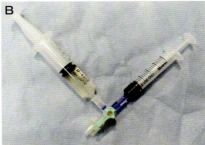
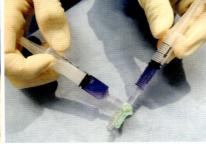
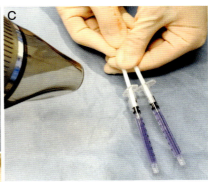

図2． Histoacryl® とリピオドール® 混合液の作成
A：2.5 mL のシリンジに Histoacryl® を吸い取る．B：リピオドール® をシリンジに適量とり，三方活栓をつけて両手でポンピングする．C：混合液を 1 mL のシリンジに取り分け，使用前にドライヤーで温める．

（文献 21 より引用）

表1． Histoacryl® 混合液の濃度と必要なリピオドール® の量〔Histoacryl® 1A（0.5 mL）あたり〕

混合液（％）	必要なリピオドール® の概量（mL）
80	0.12
70	0.2
60	0.3
50	0.5
40	0.7
33	1.0
25	1.5
20	2.0
16	2.5
13	3.0

（文献 21 より引用）

> **Tips 2**
> **Histoacryl® 濃度と治療効果[20)]**
> 適切な濃度と flow であれば nidus 内を充填し，確実な compartment の消失を得ることができ，定位的放射線治療の有効性も高い．次の条件がそろえば塞栓術のみでの根治も可能である．
> ① small compacted nidus
> ② sulcal AVM
> ③ feeder の数が1本または少数で，容易に nidus まで到達可能
> ④ 主として fistulous component から成っている
> ⑤ 穿通枝の関与が小さい
> ⑥ non-eloquent AVM
> ⑦ 側副血行の発達が起きやすい部位（watershed zone）にかかっていない
>
> 濃度が高ければ feeder occlusion となり，隣接部の leptomeningeal network を介する新生 feeder を発達させる．また，濃度が低すぎると drainer 側へ流出して nidus 圧上昇を招き，術後出血の原因となる．

- リピオドール® と Histoacryl® を入れたシリンジを，三方（または二方）活栓に装着し，双方を交互に押しながらポンピングしてよく混合する．この作業は三方活栓が溶解して混合液が漏出してしまわないように，注入直前に行う❸．
- このほか，シリンジ内で振って混ぜる，金属シャーレ内で攪拌する方法もある．

Histoacryl® 混合液の注入（図3）

- 5% ブドウ糖溶液を 1 mL または 2.5 mL のシリンジにとって，マイクロカテーテル内を 3〜4 回洗浄する．
- Histoacryl® 混合液を 1 mL のロック付きシリンジにとる．

> **Tips 3**
> リピオドール® の粘稠度を下げる工夫
> 混合液の粘稠度を高めているのは，油性造影剤であるリピオドール® である．この粘稠度を下げるには加温するとよい．ドライヤーで注入直前までシリンジごと熱しておき，冷める前に注入を始める．

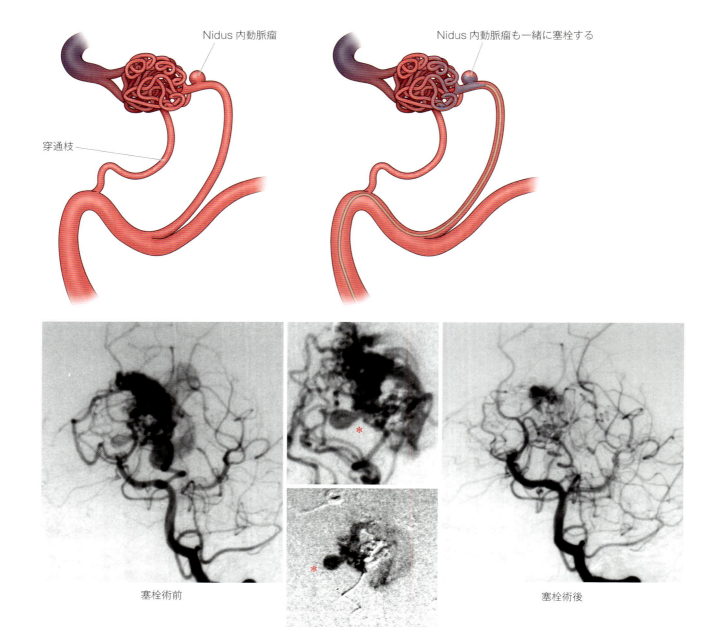

図3．Nidus 内動脈瘤（*）を有する nidus への Histoacryl® を用いた塞栓術

- 注入は長いときには分単位になるので，DSA が少なくとも 1 分以上は続けて撮れるようにする．
- シリンジ内の空気を抜いてからマイクロカテーテルのハブに装着する．
- DSA 下に，モニター上でその到達度を見ながら慎重に注入する．
- 逆流してきて前進しなくなったところで，術者の合図とともに助手がカテーテルを一気に引き抜く．

Onyx™ の使い方

Onyx™ の準備（図 4）

- バイアルをミキサーにセットし，使用する少なくとも 20 分以上前から撹拌する．18，34 の 2 種類の濃度のバイアルを 2 本ずつセットしておくほうがよい．ミキサーの出力は目盛の 8 とし，使用直前まで撹拌を続ける．
- Onyx™ シリンジセットを開封し，DMSO 用 1 mL シリンジ（黄色）に 0.8 mL の DMSO を吸引する．
- Onyx™ のバイアルをミキサーから外し，Onyx™ 用の 1 mL シリンジ（白）に 1 mL の Onyx™（グレーの粘稠性の液体）を吸引する．

Onyx™ の注入（図 5）

- DMSO（黄色シリンジ）をマイクロカテーテルのハブにとりつけ，ハブを垂直に立てた状態で，死控分（Marathon™ の場合 0.23 mL）を満たすようにゆっくり注入する．
- 気泡が入らないように Onyx™ のシリンジを装着し，すぐにひっくり返してシリンジを上向きとした後，シリンジを垂直に保ったまま，DMSO を Onyx™ に置き換えるようにきわめてゆっくり Onyx™ を押し入れる（0.002 mL / 秒．これは高濃度の DMSO がカテーテル先から出て毒性による化学的血管損傷および局所脳障害を起こさないためである）❹．

> **Tips 4**
> **Onyx™ の視認性を上げるための tips**
> このときハブ内の DMSO を吸い取り，Onyx™ で満たすと，DMSO とハブ内で混じることで薄まらないので，カテーテル先端に"濃い" Onyx™ が到達したとき，また先端から出始めたときにコントラストが得やすくなる．ただし，このときは 0.1 mL ほど送ったところですぐに Onyx™ が先端に到達するので注意する．

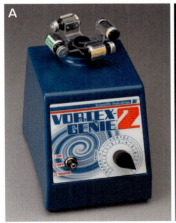 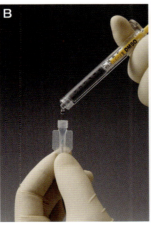 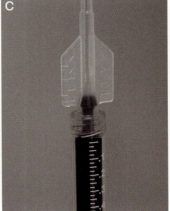 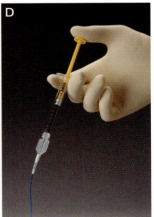

図 4．Onyx™ の使用手順
A：ミキサーにて撹拌．B：ハブの中に Onyx™ をたらす．C：シリンジを装着したら上を向ける．D：ゆっくり注入する．

（Covidien 社の Onyx™ 使用マニュアルより転載）

- 注入方法は，NBCAのようにflowに任せて末梢側へ打ち込んでいくsimple（conventional）push法と，feederへの逆流を意図的に起こさせて，手前の流れを止め（plug），その状態でOnyx™をきわめてゆっくり押し出すようにしてcastを形成し，nidus内を充填していくplug & push法がある（図5参照）．
- Onyx™の注入終了後，少し（0.1 mL程度）吸引する．
- カテーテルをゆっくり，少しずつ力を加えながら，牽引とリリースを繰り返して抜去する（スロートラクションテクニック）❺．

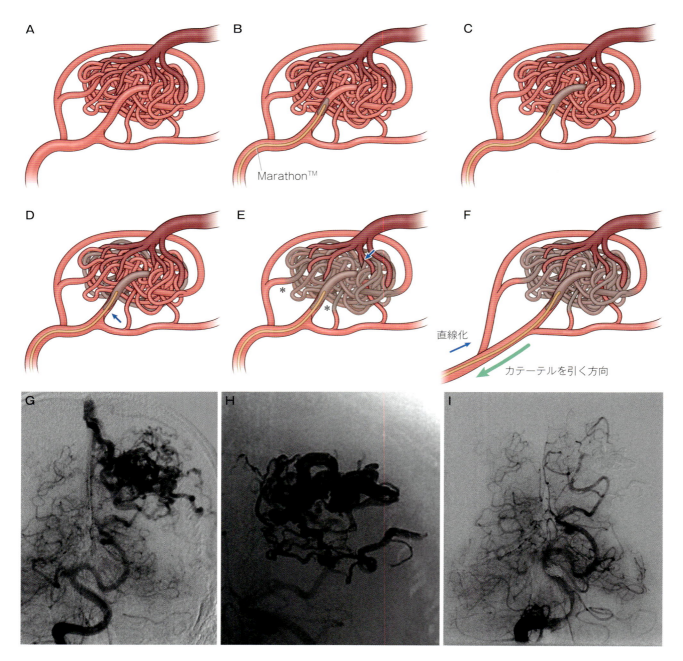

図5. Onyx™を用いた塞栓術

A：脳AVMの図．B：plugの形成．C：plugが固まるとOnyx™が前進し出す．D：逆流し始めたらpauseして再びpushすると，ほかのfeederのcompartmentにも入り出す．E：compartment内の吻合を介してほかの枝にも逆流（＊）する．drainer側まで入り出したら，いったんpauseする．前進がなくなったら抜去する．F：カテーテルの抜去時にはかなり直線化する．slow retractionでたわませたり，また引っ張ったりして，あわてずに抜く．G：塞栓術前．H：nidus内にpenetrateしたOnyx™のcast．I：塞栓術後．

使い分け (図6)

- 基本的にOnyx™の適応は摘出術前であり，保険適用上もそのように手技料の設定が行われている．
- Fistulous feederについては，Onyx™は接着性がないため，血流が強いとcastの形成が困難で，drainerに抜けていく恐れがある．
- Tortuousな走行の血管では塞栓後のカテーテルの牽引が困難となるため，Onyx™は避けたほうがよい．特に後頭蓋窩のAVMで椎骨動脈，各小脳動脈の屈曲は強いうえに支点となる部が作りにくいため強い伸展ストレスが親動脈にかかり，損傷する危険性が高い．
- Onyx™におけるplug & push法では，ある程度の逆流を見込んでおかなければならないので，カテーテル先端のすぐ近位に正常分枝が存在する場合には適用できない．
- Plugの代わりにScepter™（テルモ社）のようなバルーンを用いて血流コントロールを行い，Onyx™を注入するやり方が有用な場合もある．
- Onyx™の適用としては，摘出術を前提として，テント上の比較的素直

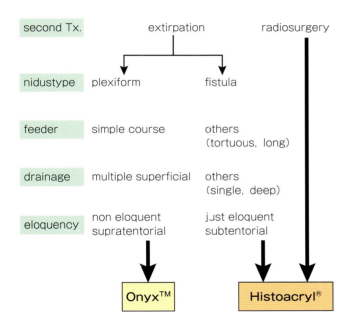

図6. Histoacryl®とOnyx™の選択チャート　　　（文献21より引用）

Troubleshooting 5

マイクロカテーテルの抜去困難時の対策

■ Histoacryl®の場合
無理にカテーテルを引っ張って血管損傷した場合は，緊急手術が必要である．gluingしたカテーテルが断裂して血管内に残った場合には，ステントなどによって血管壁へ押さえつけ，頭蓋内へ移動していかないように固定する．また総頸動脈で切れた場合には，スネアでつかんで，外頸動脈へ吹き流しのように放置する．全く抜けない場合にはtailを切って，大腿動脈から出たところで，皮下に埋没縫合しておくという方法もある．

■ Onyx™の場合
カテーテル（Marathon™）牽引長の限界（推奨）は20 cmまでである．捕まってしまったときの対処としては，異物除去用のスネアをMarathon™に沿わせてできるだけ遠位にあげて，Marathon™をつかんだうえで一緒に牽引する方法がある．また，血栓除去などに用いる遠位アクセス用のカテーテル（distal access catheter：DAC）をやはり頭蓋内遠位にあげて，その中に回収する．いずれの方法もマイクロカテーテルが途中の血管を直線化させることを防ぎ，牽引の力のかかる部分をなるべく遠位に限局化させるのが目的である．これでも不可能な場合には，留置したままで，翌日再度挑戦する（plugのDMSOが抜けて隙間が空く可能性がある）か，手術的にfeeder処理をして切断の上抜去する．

表2. NBCA と Onyx™ の比較

	NBCA	Onyx™
認　可	非認可	認可
可視性（X線不透過性）	あり（リピオドール®）	あり（タンタル微粒子）
到達予測	ある程度可能	コントロール可能
AVM への適用	準根治的（摘出術，定位放射線治療前処置）	根治的または準根治的（摘出術前処置）
Fistulous feeder への適用	有用	不適
硬膜枝への適用	内頚動脈，椎骨動脈の硬膜枝にも有用	主として外頚動脈枝のみ
複数の feeder の同時閉塞	困難	ときに可能
適合カテーテル	Magic™，Marathon™	Marathon™（Scepter™）
カテーテルの位置	nidus 直前	やや近位（正常枝と距離）
カテーテル内のリンス	5%グルコース	DMSO
溶媒，混合	リピオドール®	DMSO
濃度調整	可能（16〜80% 程度）	2種類のみ（18，34）
注入量	0.2〜1 mL 未満	0.5〜数 mL
正常枝への迷入	低	中
神経栄養枝の閉塞	あり	あり
神経毒性	あり？（chemical?）	あり
再開通	低頻度	低頻度？
到達性	20 µm の血管	5 µm の血管
血管周囲の炎症反応	＋	＋＋
血管壁の necrosis	±	＋
根治性	低い	高い（やり方による）
注入方法	①カテーテル wedge にて順行性に充填 ②接着性を利用して，到達部位を起点に逆行性に充填	① plug & push〔plug（逆流による防波堤）を作り，血行遮断した状態で順行性に充填〕 ② simple push（粘度を利用して溶岩流のように順行性に充填）
注入スピード	ゆっくり	きわめて微量ずつ
カテーテル内閉塞	あり（recovery 不能）	あり（recovery 不能）
カテーテル抜去のタイミング	カテーテル近位部への逆流時	前進不可能となったとき
抜去時トラブル	gluing	entrapment

　　な course の feeder をもち，nidus のはっきりした simple な構造の表在性の AVM が最適である．
● 適用も含めて NBCA と Onyx™ の特徴を比較して表2にまとめた[21, 22]．

（3）定位放射線治療

III-1 脳動静脈奇形に対する定位放射線治療の実際とコツ

芹澤　徹

適　応 （図1, 図2）

- 脳動静脈奇形（AVM）に対する定位放射線治療のゴールは，有害事象や出血を起こすことなく，完全閉塞にもちこむことである．
- 開頭摘出術のリスクが高い 3 cm 以下の小さな脳 AVM が，定位放射線治療の適応となる．
- 脳 AVM は大きさ，局在，血管構築が多様で，患者の希望や全身状態，各施設での治療方針・成績が異なり，治療選択は必ずしも容易でない．
- 臨床判断分析[23]によれば，開頭摘出術が困難な場合，破裂脳 AVM ではおよそ 70 歳まで（図1），未破裂脳 AVM ではおよそ 55 歳まで（図2）が定位放射線治療の適応となる ❶．
- ARUBA 研究[1]により，未破裂脳 AVM への定位放射線治療を含めた積極的治療の有効性は否定されたが，study design などに問題があり再検証が必要である．
- 閉塞までの待機中に出血をきたしやすい，あるいは閉塞が得られにくい血管構築がある場合（nidus 内動脈瘤，高流量シャント，外頸動脈系からの血流など）には，target embolization の併用を考慮する．

ポイント

- 本稿では，定位放射線治療で脳 AVM に対して最も治療実績のあるガンマナイフ（Elekta 社）治療の実際について述べる．
- 右側頭葉内側の未破裂脳 AVM を例に各手順を解説する．
- 定位放射線治療における照射ターゲットは nidus 本体のみで，drainer や静脈瘤はこれに含めない．

方　法

レクセル G フレームの装着 （図3）

- 適切な鎮静・鎮痛下に局所麻酔を使用し，レクセル G フレームを頭蓋骨にピン固定する ❷ ❸．
- MRI distortion を最小限にかつ照射時の collision 予防のため，病変が可

Memo 1

臨床判断分析

複雑な治療決定の要素を簡素化し評価する方法に，臨床判断分析がある．これはある治療を選択した場合に起こりうる事象ごとに，その確率と基準効用値（健常 100，障害 75，死亡 0）を設定し，確率と効用値の積の和を期待効用値として算出，比較する．図1に破裂脳 AVM，図2に未破裂脳 AVM における経過観察，ガンマナイフ治療，開頭摘出術の各年齢における期待効用値を示す．ガンマナイフ治療（自験 366 例）は完全閉塞率 84％，照射後の出血率 7％，晩発性放射線障害発生率 10％を，手術成績は完全摘出術 93％，障害発生率 7％，死亡率 0.1〜5％を用いた．なお，経過観察においては 2,000 例の脳 AVM から life time bleeding risk を算出した．

Tips 2

フレーム装着のコツ

開頭部位へのピン固定は禁忌である．各種ポストの適切な選択，三点固定，頭部の回転などを行い，これを回避する（図3B）．ピンの突出は collision を予防するために最小限にとどめる．Perfexion™（Elekta 社）では collision はほとんど問題にならない．旧型モデル（モデル B, C）では，collision 予防のため，特に病変の対側のピンの突出を最小限にする（図3C）．

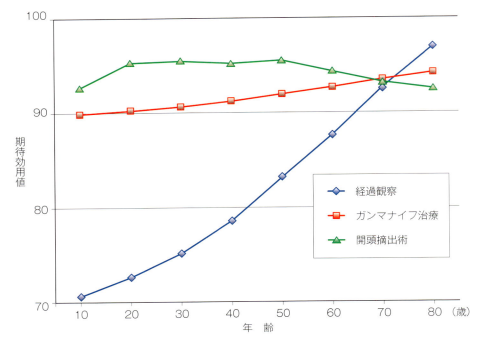

図.1.. 破裂脳AVMの期待効用値
縦軸に期待効用値，横軸に年齢を示す．期待効用値は100に近づくほど良好な結果が期待できる．❶で仮定した治療成績において，開頭摘出術が困難な場合，破裂脳AVMではおよそ70歳まで定位放射線治療の適応がある．

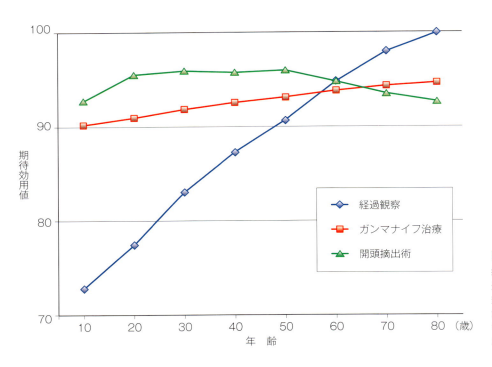

図.2.. 未破裂脳AVMの期待効用値
縦軸に期待効用値，横軸に年齢を示す．未破裂脳AVMの場合，経過観察の期待効用値が上方にシフトし，❶で仮定した治療成績において，開頭摘出術が困難な場合，55歳までは定位放射線治療の適応がある．

能な限りフレーム中心に位置するようフレームを装着する．

定位的脳血管撮影（図4）

- レクセルGフレームに血管撮影用インジケーターを装着し，定位的脳血管撮影を施行し，定位的画像を治療計画装置に取り込む．
- 治療計画には少なくとも正側2方向の画像が必要である．
- 正常血管，ポスト，ピン，プレートなどで，nidus輪郭が不明瞭な場合，適宜斜位を用いる．
- Early arterial phase（drainerが描出される直前の相）でnidus輪郭を決定する（図4—）．

Troubleshooting 3
治療中の患者観察
鎮痛・鎮静薬を使用するフレーム装着は無論のこと，定位的画像撮影，照射時にも，呼吸・循環状態をモニターする．フレーム抜去後は1時間程度頭痛が起こるので，鎮痛薬を内服する．稀な合併症として，ピンによる頭蓋骨穿孔，髄液漏，気脳症がある．きわめて稀ではあるが，ピン固定の創部からの空気塞栓例が報告されており，ピン抜去後には軟膏で創部を速やかに被覆する．

A．レクセル G フレームとレクセル座標

B．ポスト

C．ピン

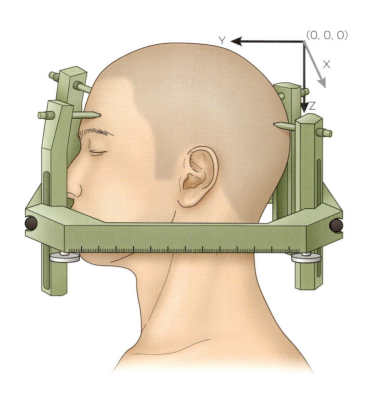
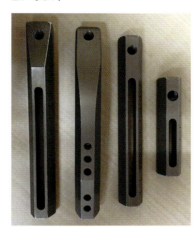
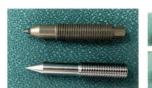

図.3. レクセル G フレーム装着ならびにレクセル座標
A：頭蓋骨にピン固定されたレクセル G フレームにより，頭蓋内にレクセル座標が設定され，かつ照射時の頭部固定（完全な不動化）の役割を果たす．レクセル座標の原理はシンプルで，左右方向が X，前後方向が Y，上下方向が Z 軸になる．1mm が 1 に相当する．右頭頂部上方に（X=0, Y=0, Z=0）の基準点があり，左方に x mm，前方 y mm，下方に z mm 離れているポイントは（x, y, z）の座標を有する．B：開頭部へのピン固定は禁忌で，これを回避するため各種ポストを適宜使用する．C：新型ピンはネジがピン内部にあり，突出を最小限にできる（上：旧型ピン，下：新型ピン）．

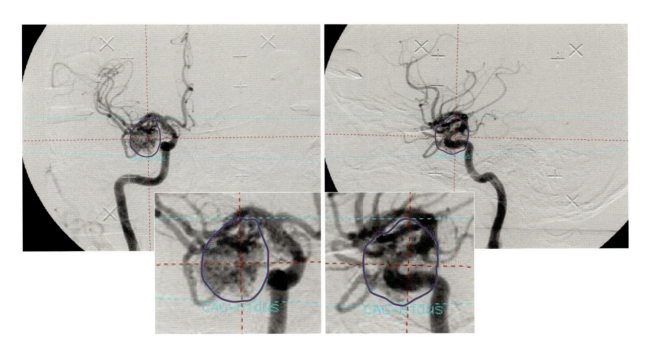

図.4. 定位的脳血管撮影
定位的脳血管撮影画像の early arterial phase（drainer が描出される直前の相）で nidus を決定する（——）．少なくとも正側 2 方向が必要で，nidus 境界が明瞭に決定できない場合は，適宜斜位画像を追加する．

定位的 MR 撮影（図5）

- レクセル G フレームに MR 用インジケーターを装着し，定位的 MR 画像を治療計画装置に取り込む．
- ①脳 AVM が flow void として観察される T2 強調画像あるいはプロトン強調画像に加え，②TOF 原画像（造影が望ましい）の少なくとも 2 種類の thin slice（1〜2 mm），axial image を用いる．
- MR 画像に脳血管撮影で決定した nidus 輪郭を投射する（図5A ━━）．
- MR 画像において投射された四角形の部分から，正常脳，drainer，静脈瘤，陳旧性血腫などを削除し，各 axial 画像で nidus のみを決定し，最終的にターゲットを三次元的に同定する（図5B ━━）．
- 視神経・脳幹などの定位放射線治療における危険臓器も描出する〔図5B（視路━━，脳幹━━）〕．
- MR 禁忌の場合は，定位的造影 CT 画像にて代用する．

治療計画（図6，図7）

- 適切なコリメーターの選択（図6A），適切な辺縁％の選択（図6B），multi-isocenter technique（図6C），plugging，dynamic shaping（図6D）などの各種テクニックを駆使し，処方％でターゲットを過不足なく coverage する（図7 ━━）．
- 不十分な線量，coverage は不完全閉塞の原因となる．
- 大きいターゲット体積，高い gradient index[24]，低い conformity index[25]，高い処方線量，高い最大線量では有害事象のリスクが高くなる．
- 危険臓器の耐容線量を守る❹．

Memo 4
危険臓器の耐容線量
視神経・視交叉・視索などの視路は頭蓋内で最も放射線に脆弱な組織である．8〜10 Gy 以上の照射では晩発性放射線視障害（radiation-induced optic neuropathy：RION）による視力視野障害発生のリスクが増加する．聴神経・顔面神経は 12 Gy 以下，脳幹は 15 Gy 以下にとどめる．

Tips 5
Conformal な治療の評価
治療計画の善し悪しを判断する指標として，conformity index（CI），gradient index（GI）がある[24, 25]．target 内における処方線量の当たっている体積と target 体積の比を coverage という．また，target 内において処方線量の当たっている体積と処方線量の全体積の比を selectivity という．この coverage と selectivity の積が CI である．処方線量の 1/2 の線量が当たっている体積と処方線量の体積の比を GI という．一般に CI 0.85 以上，GI 3.0 以下を目標とする．

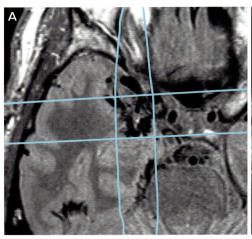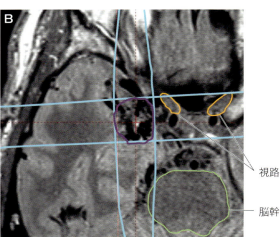

視路
脳幹

図5．定位的 MR 画像
A：定位的脳血管撮影で決定した nidus を thin slice（1〜2mm）で撮像した定位的 MR axial 画像に投射する（━━）．B：この投射された四角で囲まれた領域（━━）から正常脳，drainer，静脈瘤，陳旧性血腫などを削除し，nidus のみを各 axial 画像で決定し，ターゲットを三次元的に同定する（━━）．視神経・脳幹などの定位放射線治療における危険臓器（本症例では視路は━━，脳幹が━━）も描出，三次元的に同定する．

- 処方線量は nidus 体積が 4 mL 未満では 20 Gy を，4〜10 mL では 18 Gy を目標とする．
- Gradient index[24]，conformity index[25] を用いて治療計画を評価し❺，最良のものを選択し，治療計画を承認，照射装置へ export する．

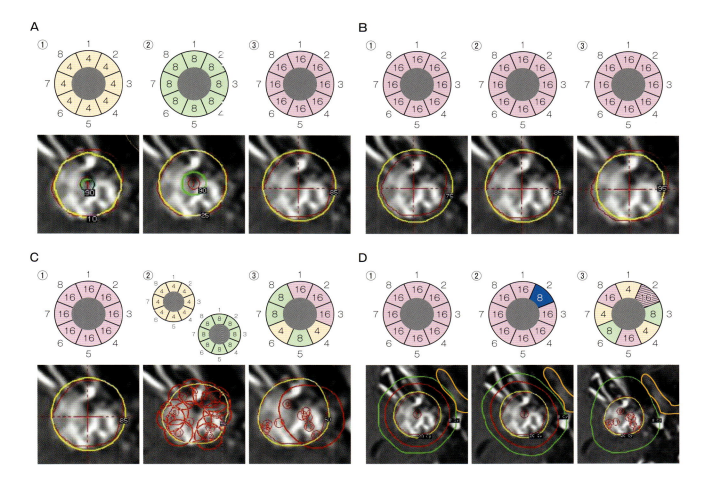

図6．治療計画の各種テクニック

TOF 原画像におけるターゲット（図5：———）の coverage を例に解説する．

A：適切なコリメーターの選択
①4 mm single isocenter：10% isocenter line で不十分な coverage．②8 mm single isocenter：25% isocenter line で良好な coverage（通常，辺縁％は 40〜90％を選択する．25％では最大線量が高く推奨できない）．③16 mm single isocenter：85％で良好な coverage．

B：適切な辺縁％の選択（すべて 16mm collmator single isocenter での比較）
①辺縁 75％では coverage が広すぎる．②辺縁 85％では適切な coverage．③辺縁 95％では coverage 不十分．

C：multi-isocenter technique
ターゲットの形状が単純な球形であれば single isocenter を選択するが，通常不整形で，これに対応するため multi-isocenter を用いる．multi-isocenter はある程度の経験が必要である．自動計算ソフト inverse planning（IP）を用いると，isocenter の位置，weight，sector の beam size（遮断，4 mm，8 mm，16 mm）を独立して変更（composite shot），ある程度 conformal な治療計画を自動的に作成できる．
①16 mm single isocenter 辺縁 85％で coverage．②手動による 4 mm と 8 mm multi-isocenter 辺縁 50％で coverage．③inverse planning で composite shot による multi-socenter 辺縁 50％で coverage．

D：危険臓器への被曝低減
①16 mm single isocenter では，8 Gy line（———）が右視神経にかかっている．②同じく 16 mm single isocenter において sector 2，すなわち視神経を貫いてターゲットを照射するビームを遮蔽（composite shot）すると，視神経の被曝を 8 Gy 未満に抑えることができる（plugging technique）．③自動計算で各 shot の特定の sector を遮蔽することで，危険臓器の被曝線量を自動的に低下できる（dynamic shaping）．本症例では提示した isocenter において，sector 2 の 16 mm を遮蔽へ変更することを推奨している（▨で示されている）．危険臓器の被曝低減を composite shot や dynamic shaping で行うと，conformity は低下，危険臓器の存在する位置に直交する方向に低線量域が広がることにも注意が必要である．

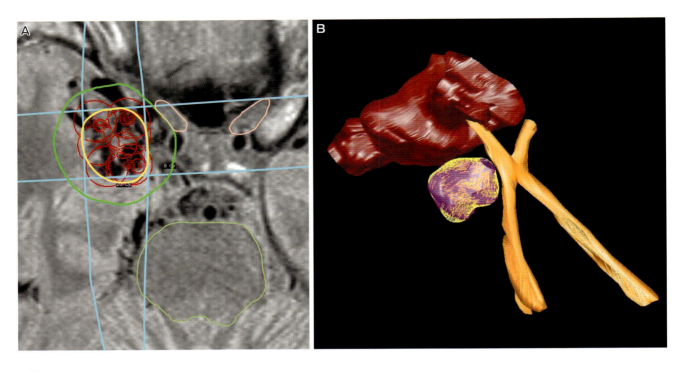

図7.. 最終的な治療計画の一例
A：isocenter の位置と weight, collimator size, composite shot を手動で調整した multi-isocente の治療計画の一例を示す．危険臓器の耐容線量以下で，かつターゲット（──）を処方線量（──）で過不足なく coverage している．B：三次元的画像においても，ターゲット（──）を過不足なく処方線量（黄色メッシュ）で coverage されている．

照射

- モデル B，C：プロトコールに沿って，コリメーターを選択する（4, 8, 14, 18 mm）．X，Y，Z 座標，ガンマアングル，プラグパターン，照射時間を手動でセットし，照射する．モデル C においては，照射時間と X，Y，Z 座標の一部は自動モードで照射できる．
- Perfexion™：各 sector のコリメーターの選択（4, 8, 16 mm），X，Y，Z 座標，照射時間はすべて全自動で照射が行われる．

フレーム除去

- ピンを緩めフレームを除去する．
- フレーム除去後 1 時間程度，頭痛を訴えるので予防的に鎮痛薬を内服する．

照射後の観察

- 照射後，治療効果判定，有害事象発生を定期的に MRI で観察していく必要がある❻❼．

Tips 6

治療後の経過観察のポイント
定位放射線治療後 3〜6ヵ月ごとに単純 MR で経過観察を行う．flow void は照射後 3〜6ヵ月以降徐々に縮小，出血のリスクは低下する[26]．3 年が経過あるいは MR で flow void が消失した時点で，閉塞確認の血管撮影を行う．3 年経過しても flow void が縮小段階にある場合には，閉塞確認の血管撮影を待機してもよい．血管撮影で early venous filling の場合は一般に出血のリスクは低いので経過観察としてよい．明らかな nidus 残存が確認された場合は再照射を検討する．待機中に出血が起こった場合は血管撮影を行い，血管構築の変化を確認すべきである．

Pitfalls 7

定位放射線治療における有害事象
照射後 1 年を中心に，放射線誘発浮腫が発生することがある．また数年以上を経過して，放射線壊死，嚢胞形成，慢性被膜性血腫，放射線誘発腫瘍などの晩発性放射線障害が発生することがある．したがって，完全閉塞後でも定期的に単純 MRI による経過観察が勧められる．

（3）定位放射線治療

II 2 治療困難な脳動静脈奇形に対する定位放射線治療

城倉英史

治療困難な脳動静脈奇形とは

- ガンマナイフを含む定位的1回照射（radiosurgery）による動静脈奇形（AVM）の治療効果は，放射線による nidus のシャント血管のダメージとそれに対する生体の修復メカニズムによる血管壁の肥厚，内腔の狭小化，血栓化などにより生じる nidus の完全閉塞によってもたらされる．
- 出血防止効果は原則的に all or none であり，少しでも残存シャントがある限り出血のリスクは残る．ただし，完全閉塞前にも一定の出血予防効果があるという報告もある[27]．
- Nidus の完全閉塞に至る率は nidus に与えた放射線量によって決まり，部位によっては決まらない[28]．
- ただし脳幹，基底核などは放射線障害を避けるためより低線量を選ぶ傾向があり，結果として閉塞率は下がる．
- 完全閉塞率は高くなくても，高率に有意な nidus 縮小が得られる線量としては，nidus の境界部分に 15 Gy 前後というのがコンセンサスである．
- Nidus 周囲脳の放射線障害も放射線量と体積によって決まる．
- したがって，大きな AVM には高率に完全閉塞を期待できる線量を与えることはできない．つまり，ガンマナイフで治療困難な AVM とは，部位にかかわらず大きな AVM ということになる．

大きな動静脈奇形に対する適応

- ガンマナイフ治療における "大きな AVM" とは，80〜90％の nidus で完全閉塞を期待できる 18〜20 Gy を照射することが危険な概ね 10 mL 程度，平均径で 3 cm 程度以上をいうことが多い．
- 大きな未破裂 AVM に対する介入に関してはもともと議論があるところであったが，現時点で唯一のランダム化比較試験である ARUBA 研究[1] では，未破裂 AVM への治療介入によるリスクは自然経過のリスクより高いとして，未破裂 AVM に対する介入を否定した❶．
- ARUBA 研究は多くの批判にさらされているが，唯一のランダム化比較試験であることもあり診療に大きな影響を与えている．
- 自験例中の ARUBA 適格症例に対する治療成績が多数報告され，radiosurgery においては未破裂でも少なくとも小さな AVM に関しては治療の利益が自然経過を上回ると考えられる❷．

Memo 1

ARUBA 研究は，18 歳以上の未破裂 AVM223 例を nidus に対する直達介入群と非直達介入群に割り振り，死亡ないし症候性脳卒中の発生をエンドポイントとしたランダム化比較試験である．平均 33.3 ヵ月の経過観察の時点で非介入群のリスクが明らかに低いとして（ハザード比 0.27，95%CI 0.14〜0.54）ランダム化が中止されたという結果である．この試験の特徴は手術，radiosurgery，塞栓すべてを包括して介入群とすることにより，「非介入が介入に勝る」という結論を導いている点である．比較的低グレードの AVM が多いにもかかわらず手術摘出例が少ないこと，塞栓単独での治療が非常に多いこと，治療方法ごとの結果，合併症が全く示されていないこと，また合併症率がほかの報告と比べ非常に高いこと，非介入の場合生涯リスクが続く疾患に 33.3 ヵ月という短期の経過観察で結論を出している点など，さまざまな問題が指摘されている．

Memo 2

AMV は稀な疾患でかつきわめて多様性に富み，根治しない場合リスクは生涯にわたる．また，イベントの頻度は稀だがいったん起こると致死的になりうるという最もランダム化比較試験に向かない疾患の一つと考えられる．今後も特に大きな AVM に対し，皆が納得できるような試験が完遂されるのは困難と考える．むしろある程度の悉皆性を担保した症例登録のようなシステムを作り，長期的に症例とその治療結果を積み上げる手法が現実的と思われる．

- Radiosurgery で高率に完全閉塞が得られないような大きな AVM を radiosurgery で治療することが，自然経過に対して患者の利益になるかは，特に未破裂例において未だ結論がない[29]．
- 大きな AVM に radiosurgery で介入するかの判断には，出血歴，患者の年齢，現在の症状，手術のリスク，AVM の変化，塞栓による体積減少が期待できるか，病態を理解したうえでの患者の希望など多数の要素が複雑に絡んでおり，症例ごとに慎重な判断を要する．

大きな動静脈奇形の治療 ❸❹

Time-stage 法（残存 nidus に対する再治療）（図1）

- 可及的に feeder，drainer を除いた nidus の体積が概ね 20 mL ほどを上限として行われる．
- Nidus 全体を 15 Gy 程度の線量で治療し，MRI により半年に 1 回程度の頻度で経過を追う ❺❻❼．
- 経過観察には，筆者の施設では造影の T1, T2 強調画像に加え，nidus の変化をより詳細にみるため MRI TOF の元画像を確認する．
- Nidus の縮小はときに数年にわたりゆっくり進行する．
- Nidus の縮小が止まった段階で，初回治療時より小さくなった nidus に対し 2 回目のガンマナイフを施行する．この際 nidus が十分縮小していれば，高率に完全閉塞を期待できうる線量（18〜20 Gy）を与える．

> **Tips 3**
> 治療時に定位的血管撮影を行うことはかつて必須であったが，現在の治療計画では nidus の 3 次元的構築を把握するため，MRA，CTA の元画像などを主として用いている．血管撮影はそれと矛盾しないか，あるいは feeder, nidus 内の動脈瘤の有無などの確認に補助的に用いられるようになった．したがって直近に行った血管撮影が参照できる際には，治療当日の定位的血管撮影を行わない症例も出てきた．

> **Pitfalls 4**
> 手術や塞栓術がすでになされていて，ガンマナイフ時にそれら介入から時間が経っている症例の場合，特に nidus が硬膜に近い症例では，当初の血管撮影では feeder となっていなかった外頸動脈系が feeder に参入することがしばしばあり，確認が必要である．

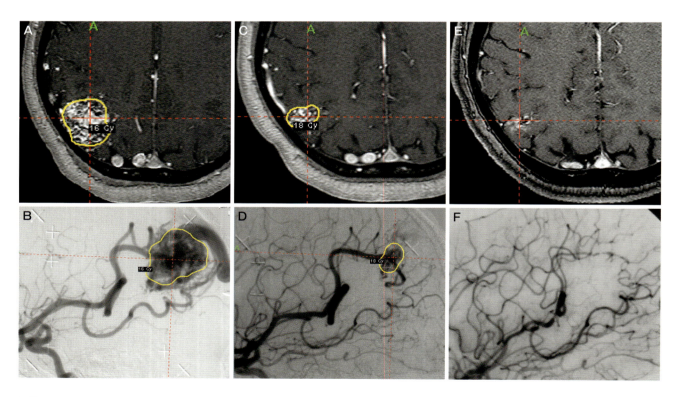

図1. Time-stage 法
45歳，女性．頭痛を契機に見つかった体積 19.3 mL の右頭頂の AVM．A・B：初回治療時．A：造影 MRI TOF 元画像，B：右内頸動脈側面像．nidus 全体の縮小が高率に期待できる 16 Gy で治療．C・D：2 回目治療時．経過観察で縮小の進行が止まった初回治療から 4 年後に 1.3 mL の残存 nidus に対して根治を期待できる 18 Gy で治療．E・F：初回治療から 8 年目．MRI 上完全閉塞が示唆された時点で血管撮影を行い，完全閉塞が確認された．

- 大きな AVM では治療後，高頻度に nidus 周囲に T2 強調画像で高信号域が現れるが，症候性になることは比較的稀である．一方 T2 高信号が持続する間は nidus の縮小が続いている場合が多く，さらに経過を追うことが勧められる．
- Time-stage 法の報告では，volume-stage 法と比較してやや小さい nidus を対象にしたものが多い．9 mL 以上を対象とした筆者らの time-stage 法を用いた症例の治療成績の最終的な閉塞率は 60％程度と高くなく，また不十分な完全閉塞率，完全閉塞までに長時間を要することから，閉塞前出血率が高く必ずしも満足できるものではない[30]．

Volume-stage 法（nidus 分割照射）（図2〜図7）

- 特に体積が 20 mL を超えるような AVM において nidus を複数のコンパートメントに分割し，少し間をおいて治療する方法である❽．
- 分割した小さな nidus はより急峻な線量勾配を用いて治療が可能なため，全体を1回で治療するより nidus 周囲の合計の高線量域の体積を減じることが可能である❾．

Tips 5
放射線により閉塞をきたすのは nidus の異常血管であり，feeder, drainer ではない．治療計画時には nidus の全貌が見えかつ，静脈への流出が始まる前の早期動脈相を用いる．

Tips 6
大きな nidus においては太い drainer を伴うことが多く，MRI，血管撮影の情報をもとに，治療体積から可及的に feeder, drainer を除くことにより治療体積を小さくしうる．

Tips 7
脳室，出血腔，出血に伴う損傷した脳組織に接する側の線量分布には神経質になる必要はないが，健全な脳実質に接している側は可及的 tight な線量分布とする．

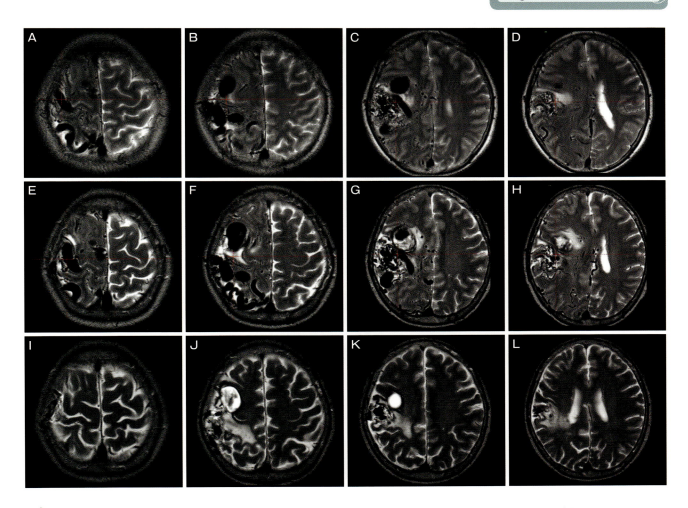

図2．Volume-stage 法　症例1：nidus の増大，神経症状の悪化，出血を伴い治療に踏み切った大きな AVM の一例
51歳，女性．A〜D：次第に頻度を増す左手，顔面の数分間持続するしびれの発作で発見された 18 mL の右頭頂 AVM．いずれも T2 強調画像．E〜H：6年後．feeder の動脈瘤破裂に伴う脳室内出血を起こし，NBCA による瘤内塞栓が施行された．nidus は未破裂であるが，明瞭な nidus 血管，drainer の拡張，周囲の浮腫の増悪，それに伴う mass effect の増強があり治療適応に踏み切った．大きくまた血流が速いため，計画的な volume-stage 法と塞栓術の併用で治療を行った．I〜L：治療開始後3年．mass effect は著しく改善．塞栓物質である Onyx™ の低信号を除き明らかなシャント血流は見えなくなっている．血管撮影にて完全閉塞を確認．

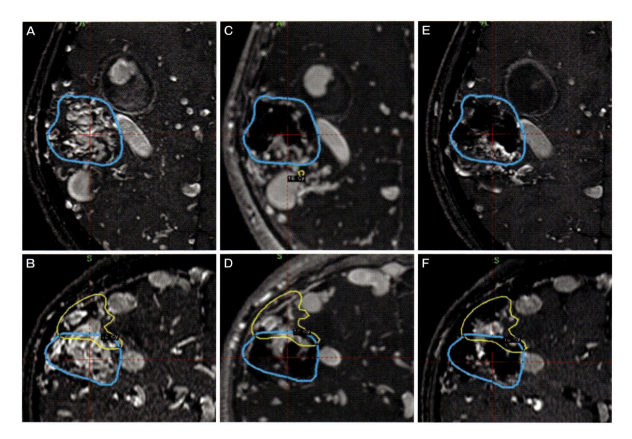

図3. 治療計画（図2と同症例）

いずれも造影 TOF 元画像. A・B：初回ガンマナイフ. nidus の下方の部分 11.8 mL に 16 Gy（青線）照射. C・D：初回ガンマナイフ後に Onyx™ と NBCA による 2 回の塞栓後. E・F：初回ガンマナイフから 1 年半. 2 回目のガンマナイフ時. nidus の上方部分 6.9 mL に 16 Gy（黄色線）. 塞栓前の画像を参考に，塞栓前の nidus 未治療部位全体を治療した. A・C・E：axial, B・D・F：coronal.

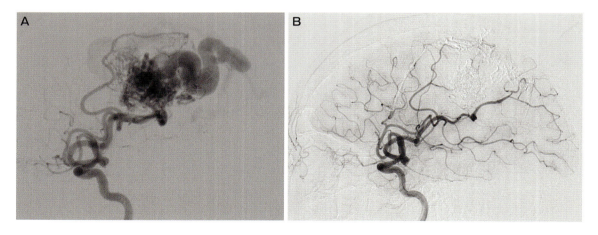

図4. 血管撮影（図2と同症例）

A：右内頸動脈側面像，治療開始時. B：3年後. 完全閉塞が得られた. 顔面，手のしびれは完全に消失した.

- 一方，治療体積にいくらかの重なりが生じ，nidus 内外に高線量域を生じるリスクもある．
- 治療の間隔に関しては，3〜6ヵ月程度としている施設が多いが，初回治療による治療効果や放射線障害の有無を確認する目的で，1年ないしそれ以上の間隔をおいて治療するという考え方もある．
- 完全閉塞の確認手段は現在も血管撮影が原則である．しかし，実際にはすべての患者に侵襲性のある血管撮影を受け入れてもらうのは困難である．

> **Memo 8**
>
> Volume-stage 法での治療成績は対象症例のばらつきが大きく比較は困難であるが，諸家の報告では概ね 10〜15 mL 程度以上の nidus を対象として，stage ごとに 10 mL 程度の体積に 15 Gy 前後の線量を与えたものでは，長期の結果観察でも完全閉塞率は 20〜50％程度と必ずしも満足いくものでなく，治療後に閉塞が得られるまでの出血率も高い．

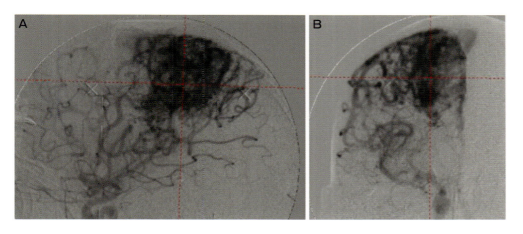

図5. Volume-stage 法 症例2：若年かつ運動野を含み手術リスクが極めて高いと考えられた症例（治療時血管撮影）
15歳，男子，未破裂，右内頚動脈．A：側面，B：正面．運動野を含む右前頭・頭頂葉に20 mLのAVMを認める．

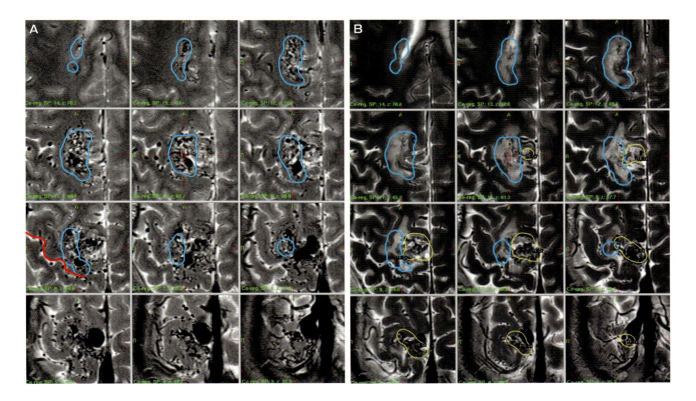

図6. 治療計画 MRI（図5と同症例）
A：初回ガンマナイフ時 MRI T2 強調画像．赤色線が中心溝．feeder の大部分が外側からの中大脳動脈由来であるため，外側の11 mLの部分を15 Gyで治療（青線）．B：1年後，2回目ガンマナイフ時．初回治療部位の大部分が閉塞しているのに加え，より末梢の未治療部位の閉塞も進行している．小さくなった内側部分4.2 mLに15 Gyで治療（黄色線）．

- 最近の報告ではMRI，MRA，ASL（arterial spin labeling）画像などにより，完全閉塞の評価と血管撮影での評価の相関はかなり良好であるとされるが，未だ完全とは言い難い[10]．
- 一方非常に稀ながら，血管撮影による完全閉塞確認後の出血，de novo AVMの出現なども知られており，血管撮影上の完全閉塞が必ずしも100％の出血予防の保証とはいえないのは手術摘出時と同様である．
- AVM治療後の稀な長期合併症として囊胞，慢性被膜化血腫の形成が知られている．AVMの大きさは囊胞発生のリスクであり，長期にわたる経過観察が必要となる．

Tips 9
Nidus の分割は血管構築，上下左右などの空間的位置関係によって行うが，feeder が多く入る側を先に治療することにより，次回治療までの間に治療範囲外のより静脈側のnidusの縮小が得られることもある．

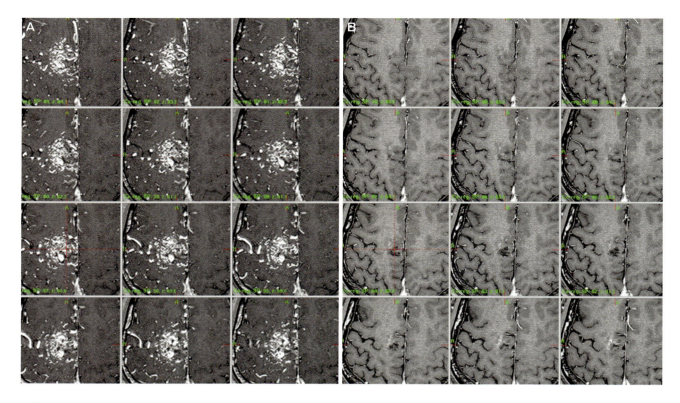

図 7. 治療後 MRI（図 5 と同症例）
造影 TOF 元画像．A：初回ガンマナイフ時．B：初回ガンマナイフから 2 年．2 回目ガンマナイフから 1 年．MRI 上 nidus の完全消失を認める．翌年の血管撮影でも完全消失を確認．

- 筆者の施設では，完全閉塞が確認された後も特に期限を決めず年に 1 回の MRI による経過観察を推奨している．

塞栓術との併用について

術前塞栓

- ガンマナイフ前の塞栓術は，① nidus の縮小，② nidus 内の動脈瘤などリスク部位の閉塞，③盗血，静脈圧上昇による神経症状の軽減などを目的に行われる．
- 一方で，塞栓自体のリスク，"まだら"塞栓により体積が減少しない場合があること，再開通のリスク，不明瞭な残存 nidus，塞栓物質による artifact による不完全な治療計画など問題点があり，術前塞栓で何を狙うかは症例ごとに担当医との綿密な打ち合わせが必要である．

リスク部位に対する塞栓

- Feeder，ないしは nidus 内の動脈瘤は将来の出血のリスクを高める．
- 出血発症例において動脈瘤が出血原因であった場合の再出血率は，特に高い．
- 動脈瘤はときに短期間に増大し，その場合の出血リスクはきわめて高い（図 8）．

> **Memo 10**
> 血管撮影での完全閉塞は，nidus および early venous filling の消失と定義されるが，筆者の経験では血管撮影上 nidus が確認できなくなっている場合，わずかに drainer が確認できてもこれまで出血を経験した例はない．

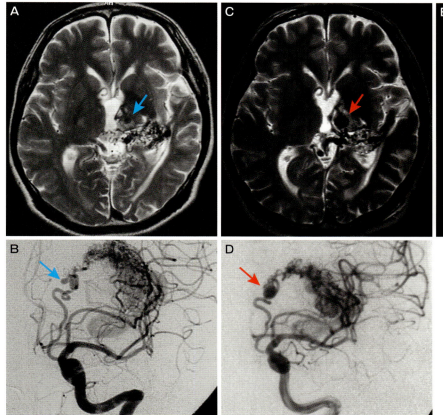
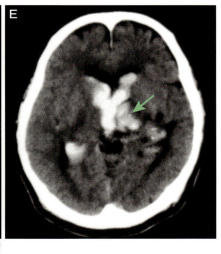

図8. 2回の古い出血歴のある44歳，男性

A・B：当院紹介時．A：MRI T2強調画像．左内頚動脈．feederに動脈瘤を認める（→）．C・D：ガンマナイフ時．MRI，血管撮影とも動脈瘤の明瞭な増大を認める（→）．nidusのみ20 Gyで治療．E：ガンマナイフ後1ヵ月のCT．同動脈瘤の破裂によると思われる脳内出血（→）および血腫の脳室穿破をきたした．

- これら動脈瘤は可及的速やかに，血管内治療や開頭術による処置が望ましい．

術後（radiosurgery後）塞栓

- 術前塞栓の欠点を補い，かつ血流低下によるガンマナイフ後完全閉塞に至るまでの期間の短縮，リスク部位からの出血予防を企図してガンマナイフ後に塞栓を行う戦略がありうる（図2〜図4）．

分割照射について

- 周囲脳と，腫瘍性病変ではないnidusとの放射線に対する反応の差は小さく，その感受性の差を利用する手法である分割照射によって得るところは少ない．
- 通常の分割から，寡分割つまり数回の分割による治療までさまざまなプロトコールでの結果が報告されているが，合併症を避けるため1回線量を小さくすると，総線量が多くても閉塞率は下がる．閉塞率を上げるため1回線量を上げていくと合併症が増えてしまう．

● 第 Ⅲ 章 文　献 ●

1) Mohr JP, Parides MK, Stapf C, et al.：Medical management with or without interventional therapy for unruptured brain arteriovenous malformations（ARUBA）：a multicentre, non-blinded, randomized trial. *Lancet* **383**：614-621, 2014.

2) Bervini D, Morgan MK, Ritson EA, et al.：Surgery for unruptured arteriovenous malformations of the brain is better than conservative management for selected cases：a prospective cohort study. *J Neurosurg* **121**：878-890, 2014.

3) Han PP, Ponce FA, Spetzler RF：Intention-to-treat analysis of Spetzler-Martin grades IV and V arteriovenous malformations：natural history and treatment paradigm. *J Neurosurg* **98**：3-7, 2003.

4) Lawton MT, UCSF Brain Arteriovenous Malformation Study Project：Spetzler-Martin Grade Ⅲ arteriovenous malformations：surgical results and a modification of the grading scale. *Neurosurgery* **52**：740-748, 2003.

5) 栗田浩樹，吉川雄一郎，池田俊貴，他：脳動静脈奇形直達術の治療判断と合併症回避のための手術手技．脳外誌 **25**：33-41, 2016.

6) 栗田浩樹，神山信也：脳血管外科の今を知る⑤　血管内塞栓術を生かした脳動静脈奇形（AVM）外科治療．脳神経外科速報 **27**：369-373, 2017.

7) 栗田浩樹，大井川秀聡，竹田理々子，他：脳動静脈奇形と硬膜動静脈瘻の直達術―なにが同じでなにが異なるのか？脳外誌 **22**：904-910, 2013.

8) Killory BD, Nakaji P, Gonzales LF, et al.：Prospective evaluation of surgical microscope-integrated intraoperative near-infrared indocyanine green angiography during cerebral arteriovenous malformation surgery. *Neurosurgery* **65**：456–462, 2009.

9) Takagi Y, Sawamura K, Hashimoto N, et al.：Evaluation of serial intraoperative surgical microscope-integrated intraoperative near-infrared indocyanine green videoangiography in patients with cerebral arteriovenous malformations. *Neurosurgery* **70**：34–43, 2012.

10) Kuroda K, Kinouchi H, Kanemaru K, et al.：Intra-arterial injection fluorescein videoangiography in aneurysm surgery. *Neurosurgery* **72**：141–150, 2013.

11) Kotowski M, Sarrafzadeh A, Schatlo B, et al.：Intraoperative angiography reloaded：a new hybrid operating theater for combined endovascular and surgical treatment of cerebral arteriovenous malformations：a pilot study on 25 patients. *Acta Neurochir* **155**：2071-2078, 2013.

12) Spetzler RF, Martin NA：A proposed grading system for arteriovenous malformations. *J Neurosurg* **65**：476-483, 1986.

13) Tong X, Wu J, Lin F, et al.：Visual Field Preservation in Surgery of Occipital Arteriovenous Malformations：A Prospective Study. *World Neurosurg.* **84**：1423-1436, 2015.

14) Gamble AJ, Schaffer SG, Nardi DJ, et al.：Awake Craniotomy in Arteriovenous Malformation Surgery：The Usefulness of Cortical and Subcortical Mapping of Language Function in Selected Patients. *World Neurosurg* **84**：1394-1401, 2015.

15) Potts MB, Jahangiri A, Jen M, et al, UCSF Brain AVM Study Project：Deep arteriovenous malformations in the basal ganglia, thalamus, and insula：multimodality management, patient selection, and results. *World Neurosurg* **82**：386-394, 2014.

16) Cheng CH, Crowley RW, Yen CP, et al.：Gamma Knife surgery for basal ganglia and thalamic arteriovenous malformations. *J Neurosurg* **116**：899-908, 2012.

17) Kano H, Kondziolka D, Flickinger JC, et al.：Stereotactic radiosurgery for arteriovenous malformations, Part 4：management of basal ganglia and thalamus arteriovenous malformations. *J Neurosurg* **116**：33-43, 2012.

18) ヒストアクリル添付文書．ビー・ブラウンエースクラップ社，CT-A02003-002，2014，pp1-2.

19) ONYX 液体塞栓システム LD 添付文書．Covidien 社，EV-A5ONYX01，2012，pp1-4.

20) 宮地　茂：脳動静脈奇形．"脳血管内治療の Do's & Don'ts（第 2 版）"吉田　純，宮地　茂 編．医学書院，2006，pp117-146.

21) 宮地　茂：技の章 B 脳動静脈奇形．"脳血管内治療兵法書"，メディカ出版，2015，pp200-229.

22) Loy Y, Duckwiler GR, Onyx Trial Investigators：A prospective, multicenter, randomized trial of the Onyx liquid embolic system and N-butyl cyanoacrylate embolization of cerebral arteriovenous malformations. Clinical article. *J Neurosurg* **113**：733-741, 2010.

23) 芹澤　徹，平井伸治，小野純一，他：小さな脳動静脈奇形に対する治療選択―臨床判断分析による検討．脳卒中の外科 **31**：81-86, 2003.

24) Paddick I, Lippitz B：A simple dose gradient measurement tool to complement the conformity index. *J Neurosurg* **105**：194-201, 2006

25) Paddick I：A simple scoring ratio to index the conformity of radiosurgical treatment plans. Technical note. *J Neurosurg* **93**：219-222, 2000.

26) Maruyama K, Kawahara N, Shin M, et al.：The risk of hemorrhage after radiosurgery for cerebral arteriovenous malformations. *N Engl J Med* **352**：146-153, 2005.

27) Maruyama K, Kawahara N, Shin M, et al.：The risk of hemorrhage after radiosurgery for cerebral arteriovenous malformations. *N Engl J Med* **352**：146-153, 2005.

28) Flickinger JC, Pollock BE, Kondziolka D, et al.：A dose-response analysis of arteriovenous malformation obliteration after radiosurgery. *Int J Radiat Oncol Biol Phys* **36**：873-879, 1996.

29) Karlsson B, Jokura H, Yang HC, et al.：The NASSAU (New ASSessment of cerebral Arteriovenous Malformations yet Unruptured) Analysis: Are the Results From The ARUBA Trial Also Applicable to Unruptured Arteriovenous Malformations Deemed Suitable for

Gamma Knife Surgery? *Neurosurgery*. Oct 8. doi: 10.1093/neuros/nyy391, 2018

30) Karlsson B, Jokura H, Yamamoto M, et al. : Is repeated radiosurgery an alternative to staged radiosurgery for very large brain arteriovenous malformations? *J Neurosurg* **107** :740-744, 2007.

第IV章

頭蓋内硬膜動静脈瘻の治療

IV

(1) 治療法

1 頭蓋内硬膜動静脈瘻の治療方針

桑山直也

はじめに

- 硬膜動静脈瘻（AVF）の症例をみるときの全般的な考え方，注意点，pitfall について記述する．

治療を決める前に確認すべき項目

症状の原因となっている病態は何か？ ❶ ❷ ❸

- 症状がシャント還流によるものか，脳静脈還流障害によるものかを見極める．
- シャント還流による症状は眼球突出，結膜充血，拍動性耳鳴などである（図1）．
- 脳静脈還流障害による症状は脳内出血，静脈性梗塞，視力障害，高次脳機能障害などの慢性頭蓋内圧亢進症状である（図2）．

Memo 1
脳静脈還流が症状を決める
病態を把握するために最も重要なポイントは，「脳静脈還流はどうなっているのか」という点である．血管撮影では派手なシャントについ目を奪われがちであるが，そのシャントの影響で「脳静脈還流が障害される」ことがこの疾患の本態であり，最も重要なポイントである．たとえば横・S状静脈洞部硬膜 AVF で逆行性静脈洞還流（retrograde sinus drainage）がある症例において，外頸動脈撮影だけをしていても病態は見えてこない．内頸動脈撮影で脳静脈還流が順行性にはけていくのか，停滞しているのか，側副静脈路に流れていくのかなどという点を評価して，初めてこの硬膜 AVF が患者に害をなしているのか否かが把握できる（図1）．

Memo 2
シャント還流が症状を決める
逆に海綿静脈洞部硬膜 AVF などでは，シャント還流が症状を決めることが多い．上眼静脈へのシャント還流は結膜充血・浮腫，複視，眼球突出などの眼症状の原因となる．また，anterior condylar confluence の硬膜 AVF ではほとんどが拍動性耳鳴で発症するが，これは明らかにシャント還流による症状である．

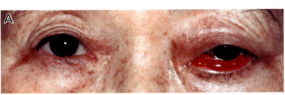

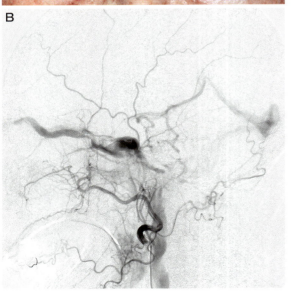

図1 シャント還流による症状
A：70歳，女性．結膜充血，複視，眼瞼下垂で発症した海綿静脈洞部硬膜 AVF．
B：術前の左外頸動脈撮影側面像である．シャントは逆行性に左上眼静脈に還流しており，シャント還流が症状の原因となっている．シャント還流の一部が錐体静脈を介して脳深部静脈にも流れており，脳幹部の正常静脈還流が障害されている可能性を考えておく必要がある．

- 一般に前者は軽く，後者は重篤である．

脳静脈還流は障害されているのか？

- 硬膜AVFの症例では必ず，内頚動脈撮影，椎骨動脈撮影を実施し，脳静脈還流が順行性に流れているのか，停滞しているのかを確認する（図2）．
- 順行性の場合，脳静脈還流が罹患静脈洞を使っているのか否かを確認する❹（図3）．
- 通常，浅中大脳静脈は海綿静脈洞に入るが，そこに入らず，迂回路を通ることがあることを知る（図4）．

シャントの部位はどこか？

- MRIのTOF原画像で点状のhigh intensity spotsが存在すれば，そこにシャントがあると外来レベルで確診できる[1]．
- 3D-DSAのMIP画像，MPR画像でシャントの部位を正確に診断する．
- シャントはびまん性に存在する場合と，局所的に集簇する場合がある．
- 海綿静脈洞の場合はしばしばシャントが局所的に集簇し，collectorと呼ばれる形態をとることがある．
- Collectorとなっている静脈をターゲットとして閉塞すれば，多くの場合シャントは止まる❺（図5，図6）．
- 横・S状静脈洞の場合はびまん性であることが多い．
- Anterior condylar confluence（ACC）は頭蓋外スペースである．基本的

> **Pitfalls 3**
> Anterior condylar confluenceなどのように海綿静脈洞近傍にシャントがあり，下錐体静脈洞を介して海綿静脈洞に強い逆流がみられる場合，眼球突出，結膜充血・浮腫など海綿静脈洞部硬膜AVFの症状を呈することがある．シャント部位はMRIのTOF原画像でhigh intensity spotsとして描出される[1]ため，血管撮影を行う前に局在診断が可能である．

> **Memo 4**
> 脳は罹患静脈洞を使っているのか？
> 血管撮影ではシャントに目を奪われがちである．しかし，重要なのは脳がその静脈洞を使っているのかどうかという点である．たとえば，海綿静脈洞にシャントがあるにもかかわらず，そこに浅中大脳静脈が入る，あるいは横・S状静脈洞にシャントがあるにもかかわらず，Labbé静脈がそこに入るなどというパターンがしばしばみられる．当然，罹患静脈洞をコイルで閉塞すれば脳静脈も閉塞し，脳静脈還流障害を生ずる危険性がある．原則として脳静脈が入る（脳が使っている）罹患静脈洞は閉塞してはならない．

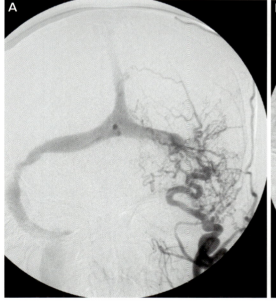
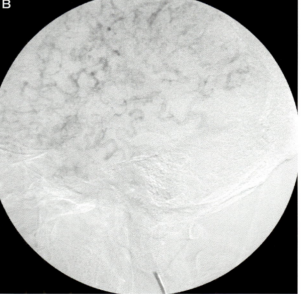

図2．脳静脈還流障害による症状
60歳，男性．急激な認知症で発症した．診断は左横・S状静脈洞部硬膜AVFである．Aは術前の左外頚動脈撮影であり，Bは術前の左内頚動脈撮影の静脈相である．
A（シャント還流）：シャントは逆行性に対側の横・S状静脈洞に還流しており，上矢状静脈洞の一部も造影されている．この造影ではfeederやシャントの還流方向は把握できるが，脳静脈還流については何もわからない．B（脳静脈還流）：脳静脈還流は著しく停滞し，静脈洞への流出が見えていない．この両者を読影することで，シャントが脳静脈還流を著しく障害していることが把握できる．

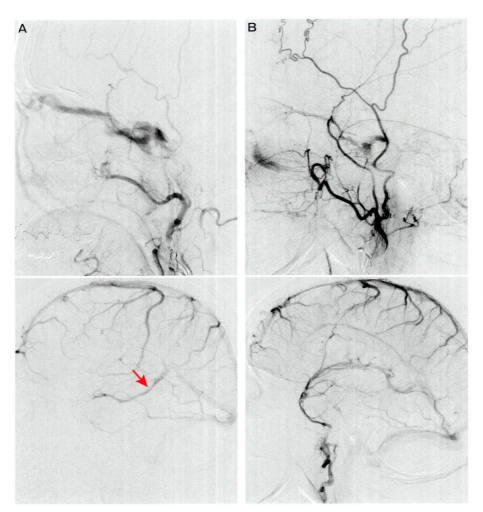

図3 脳静脈還流障害の読影
Aは68歳女性，Bは86歳女性で，いずれも海綿静脈洞部硬膜AVF症例．上段は外頚動脈撮影側面像の動脈相，下段は内頚動脈撮影側面像の静脈相．
A：深中大脳静脈がRosenthal静脈（→）に入っているが浅中大脳静脈は造影されておらず，シルビウス裂付近の静脈還流については多くはTrolard静脈，一部は側頭葉の架橋静脈に頼っている．海綿静脈洞部のシャントは脳静脈還流には大きな影響を与えていないようである．B：浅中大脳静脈がsphenobasal veinに還流しており，これもまた脳は海綿静脈洞を使っていないと判断できる．

に経静脈的塞栓術で閉塞する部位は舌下神経管ではなく，頭蓋外スペースに存在するACCである．
- 硬膜AVFは8％の症例で多発性である．しかも多発性硬膜AVFは出血率が高い[2]．

Feederは何か？

- 通常は，外頚動脈硬膜枝，内頚動脈硬膜枝（inferolateral trunk, meningohypophyseal trunk, 眼動脈のrecurrent meningeal branchなど），椎骨動脈硬膜枝（posterior meningeal branch）が入る．
- テント部硬膜AVFでは，後大脳動脈硬膜枝（artery of Davidoff Schechter）や上小脳動脈硬膜枝も入る．
- 稀に中大脳動脈や後大脳動脈のpial branchがシャントに流入することもある．
- さらに病期が進行すると，深頚動脈や頚横動脈などもシャントに加わることがある．
- したがって，術前の血管撮影では内頚動脈，外頚動脈，椎骨動脈，鎖骨下動脈のすべてを造影しないと全体像が把握できないこともある．

Memo 5
Feederが集簇する部位，すなわちシャントのcollectorがあるか否かは，通常のDSAで読影できることもあるが，3D-DSAを使えば，そのMIP画像，MPR画像から，造影剤の濃度が急に密になる（濃くなる）部位がcollectorであると診断できる（図6）．

頭蓋内硬膜動静脈瘻の治療 IV

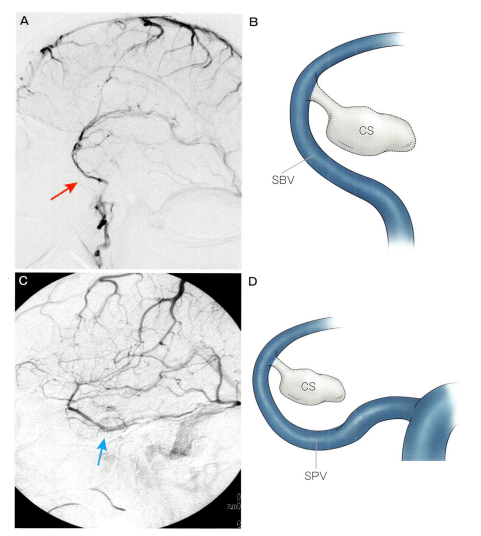

図.4. 海綿静脈洞の迂回路
A・B：sphenobasal vein（A ➡）とそのシェマ（B）．C・D：sphenopetrosal vein（C ➡）とそのシェマ（D）．
CS：cavernous sinus（海綿静脈洞），SBV：sphenobasal vein，SPV：sphenopetrosal vein．

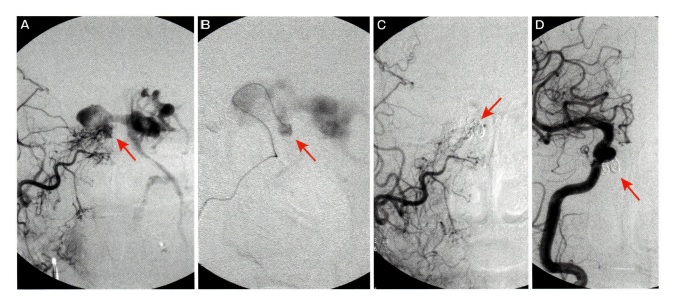

図.5. 選択的経静脈塞栓術
70歳，女性．結膜充血・浮腫と複視で発症した海綿静脈洞部硬膜AVF．右外頸動脈撮影（A）では硬膜枝が海綿静脈洞の局所（venous pouch）に集簇している（➡）．経静脈的アプローチでそのvenous pouchにマイクロカテーテルを誘導し（B），数本のコイルでpouchを閉塞した結果，シャントが完全閉塞した（C・D）．

139

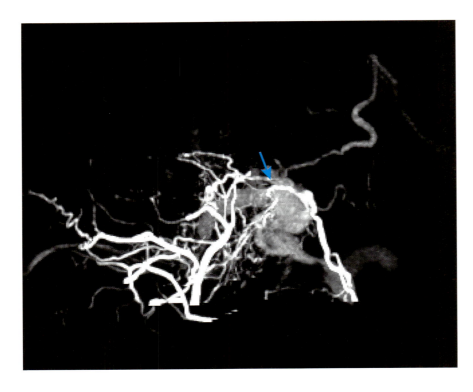

図6 海綿静脈洞部硬膜AVFの3D-DSA, MIP画像
Feederがすべて➡の部位に集簇しているのがわかる.

Drainer系は硬膜静脈洞か, 脳静脈か？

- Sinus lesionかnon-sinus lesionかを鑑別する.
- Cognard type I, IIはsinus lesion, III, IV, Vはnon-sinus lesionである.
- 通常のnon-sinus lesionでは, 硬膜枝が脳静脈に直接シャントを形成する.
- Cognard type IIIの特殊型で, シャントは静脈洞壁にあるが, 血流は静脈洞内に入らず, その静脈洞につながる脳静脈に直接流入するタイプもある〔第IV章（2）-1「横・S状静脈洞部」（p.171）参照〕.

この硬膜AVFは患者に害を及ぼしているか否か？

- 無症状で発見された硬膜AVFであっても, 脳静脈還流障害を呈するものや危険なvarix（静脈瘤）を伴うものは治療を検討する.
- 順行性に還流し脳静脈還流障害のないtype Iでも, 生活の質を落とす耳鳴を呈することがある. 患者の耳鳴は医療者からは軽視されがちである.

治療適応を見極める

硬膜AVFの自然歴を知る

- Type Iの病変が, 皮質静脈逆流を呈する病変に進行する確率は年2%である[3]).

- 皮質静脈逆流を呈する病変の場合，出血の既往がなければ年間の出血率は 1.5％，出血の既往がある場合は 7.4％である[4].

治療の必要性を検討する

- 眼症状（視力障害，複視，結膜充血・浮腫，眼球突出）を呈する病変は治療適応である.
- 皮質静脈逆流（Cognard type IIb，III，IV，V）による出血，神経症状を呈する病変は治療適応である.
- 逆行性静脈洞還流（Cognard type IIa）のみであっても，それが慢性頭蓋内圧亢進症状を呈する場合は治療適応である.
- 問題は，皮質静脈逆流を呈する無症候性の硬膜 AVF である．年間出血率は高くなく，治療適応に関するコンセンサスがない．経過観察や定位放射線治療などを選択する場合もある．経過観察の場合は確実なフォローが必要である.
- 睡眠不足など生活の質にかかわる拍動性耳鳴を主症状とする場合，個々の症例での検討を要する.

治療方法を決める

血管内治療，外科治療，定位放射線治療のどれを選ぶかを決める❻

- Sinus lesion は血管内治療が第一選択，non-sinus lesion は血管内治療と外科治療の両者を考慮し，安全確実な方法を選択する.
- 血管内治療，外科治療の両者が困難な場合，定位放射線治療を検討する.

どこを止めれば AVF が閉塞するかを見極める

- 硬膜 AVF の治療の原則は fistula（瘻）そのものとその前後（流入側と流出側）を止めることである.
- 経動脈的にコイルや粒子を入れても再発し，根治には至らない.
- 経静脈的にシャントの下流（out flow）を止めれば，多くの場合は根治的であるが，稀に新たな流出路が形成され再発する.

治療難易度を推測する

- 通常の難易度で治療できるのか，高度なテクニックが必要なのか，血行動態など高度な理解が必要なのか，治療途中で難易度が変化する可能性があるのかなど，あらかじめ予想をつけておく.
- 血行動態の十分な理解，複数の進入ルート，カテーテルの道具立て，塞栓物質の使い分けなどを検討しておく.

血管内治療

経静脈的塞栓術(TVE)の効果と適応を検討する

- 経静脈的塞栓術は out flow を止める方法であり,ほぼ根治的である.
- 罹患静脈洞に脳静脈が還流していないことが条件である.

Memo 6

カテーテルの進入が困難な場合,開頭あるいは頸部を切開して血管を露出し,そこからカテーテルを進めるという「surgical transluminal treatment」がある(図7).また鼠径部穿刺,上腕穿刺,頸部穿刺以外にも,頭蓋骨から出る drainer を DSA road map 下に直接穿刺する方法もある(図8).

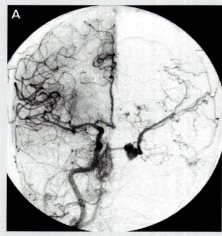
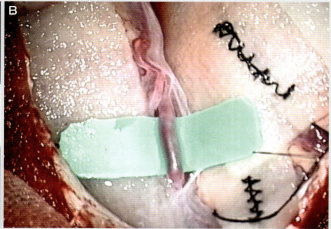

図7. 開頭による経静脈的塞栓術
82歳,女性.結膜充血で発症した海綿静脈洞部硬膜 AVF. A:右総頸動脈撮影. B:経皮的経静脈的アプローチができず,開頭による浅中大脳静脈経由で海綿静脈洞に到達した.

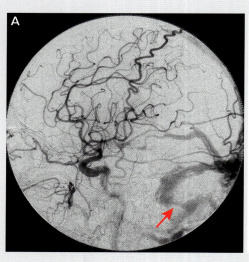
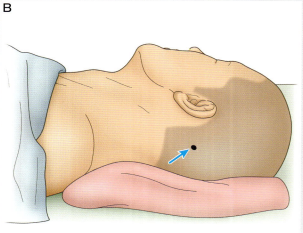

図8. Emissary vein(drainer)の直接穿刺による経静脈的塞栓術
62歳,男性.高次脳機能低下で発症した横・S状静脈洞部硬膜 AVF. 左S状静脈洞の心臓側が閉塞しており,シャントはほぼすべてが直静脈洞に還流している(A).唯一の頭蓋外流出路である mastoid emissary vein(→)を DSA road map 下で直接穿刺し(→),そこからマイクロカテーテルを進めて罹患静脈洞全体を閉塞した.

- 海綿静脈洞では浅中大脳静脈の還流先を，横・S状静脈洞ではLabbé静脈や錐体静脈の還流先を確認しておく．
- 通常，non-sinus lesionには経静脈的塞栓術の適応はない．
- 海綿静脈洞病変の第一選択は経静脈的塞栓術であるとの国際的なコンセンサスがある．
- 横・S状静脈洞は，わが国では経静脈的塞栓術が第一選択となることが多いが，欧米では静脈還流路温存の観点から経動脈的塞栓術が第一選択となることが多い．

経静脈的塞栓術のアプローチルートと塞栓物質を検討する

- Feederの集簇部位（collector）があるかどうかをよく検討し，あればそこをターゲットにする．
- カテーテルの進入経路を複数，検討しておく❼．
- Coaxial, triaxial catheter systemにより強力なバックアップが得られるが，カテーテルの長さに注意が必要である❽．
- Feederの集簇部位（collector）がなく，罹患静脈洞全体あるいはその出口を閉塞する場合，シャントが止めきれず皮質静脈逆流が残存すると出血性合併症を生ずる危険が高い．

> **Pitfalls 8**
> 3段組みカテーテル（triaxial catheter system）はガイディングカテーテル，中間カテーテル，マイクロカテーテルから構成され，強力なバックアップが得られる（p.171「横・S状静脈洞部」参照）．特に遠方の静脈洞までマイクロカテーテルを誘導する場合に有効である．
> しかし，注意すべきはそれぞれのカテーテルの長さである．ガイディングカテーテル，中間カテーテルが長いと，しばしばマイクロカテーテルの長さが足らなくなり，病変に到達しない．ガイディングカテーテル，中間カテーテルはなるべく短いものを選び，YコネクターではなくD止血弁やTコネクターでつなぐ．マイクロカテーテルは通常150 cmであるが，157 cmの製品（NEURODEO® Air：メディコスヒラタ社）があることを覚えておくと便利である．

> **Memo 7**
> たとえば右海綿静脈洞に到達するには，以下のようにさまざまなルートがある．
> ・右内頚静脈→右下錐体静脈洞→右海綿静脈洞
> ・左内頚静脈→脳底静脈叢→右下錐体静脈洞→右海綿静脈洞
> ・左内頚静脈→左下錐体静脈洞→左海綿静脈洞→間海綿静脈洞→右海綿静脈洞
> ・右内頚静脈→右S状静脈洞→右上錐体静脈洞→右海綿静脈洞
> ・左内頚静脈→左横・S状静脈洞→右横静脈洞→右上錐体静脈洞→右海綿静脈洞
> ・右内（外）頚静脈→右顔面静脈→右眼角静脈→右上眼静脈→右海綿静脈洞
> ・右内（外）頚静脈→右浅側頭静脈→右眼角静脈→右上眼静脈→右海綿静脈洞
> 図9は右横静脈洞の近傍にあるtentorial sinusに生じた硬膜AVFに対し，左内頚静脈，左横・S状静脈洞，静脈洞交会，後頭静脈洞，右S状静脈洞，右横静脈洞を経由してtentorial sinusに到達した症例である．

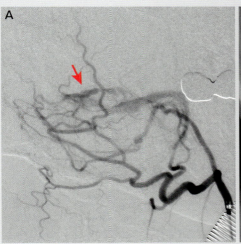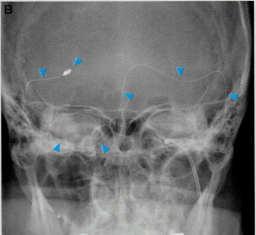

図9 Tentorial sinusへの経静脈的アプローチ
A：62歳，男性．拍動性耳鳴で発見された右tentorial sinusの硬膜AVF（→）．右内頚静脈が閉塞しており，右S状静脈洞の血流は後頭下静脈叢のみに流出している．この病変に対し，対側の左内頚静脈，左横・S状静脈洞，静脈洞交会，後頭静脈洞，辺縁静脈洞，右S状静脈洞，右横静脈洞を経由してtentorial sinusに到達した症例である．B：マイクロカテーテルの経路とカテーテルから出たコイルを▶で示している．中間カテーテルを入れるとマイクロカテーテルの長さが足りなくなったため，中間カテーテルを抜いてガイディングカテーテルとマイクロカテーテルのみでアプローチした．

経動脈的塞栓術の効果と適応，方法を検討する

- コイル，粒子は再疎通をきたし，根治しない．
- NBCA，Onyx™（Covidien 社）などの液体塞栓物質は，静脈側に届けば根治的である．
- 液体塞栓物質を扱う場合は，functional microangiography の知識が欠かせない．vasa nervosum（神経栄養血管），dangerous anastomosis の存在を熟知する．

開頭術との併用治療の可能性を検討しておく（図7, 図8）

- 通常の経皮的アプローチが困難な場合，開頭アプローチ（図7）や経頭皮的アプローチ（図8）なども考慮する．

治療合併症と対策を推測しておく

- 経静脈的塞栓術時のカテーテル操作による静脈（洞）穿孔があることを知る．
- 経静脈的塞栓術で罹患静脈を閉塞する場合，シャントの残存，あるいはシャント経路の変更などにより出血性合併症をきたしうることを知る．
- 経静脈的塞栓術で脳静脈還流障害を呈する可能性があることを知る．
- 液体塞栓物質による経動脈的塞栓術の重大な合併症として，脳神経麻痺（vasa nervosum の閉塞），脳梗塞（dangerous anastomosis を介する内頚動脈系，椎骨動脈系への迷入）があることを知る．
- 液体塞栓物質が過度に静脈側に流れると，流出路が閉塞して静脈性出血をきたす可能性があることを知る．

開頭術

- 外科治療の基本的な適応は non-sinus lesion である．
- 適応となる病変の多くは前頭蓋底，テント部，頭蓋頚椎移行部，脊髄である．
- 手術の基本手技は drainer の閉塞である．
- 術前に閉塞する部位を見極めることがきわめて重要である．
- 特に前頭蓋底の硬膜 AVF の場合，上矢状洞のみならず，olfactory vein から Rosenthal 静脈への流出経路があることを知る．
- Isolated sinus の場合，開頭によりすべての drainer をクリップすれば原則としてシャントは閉塞する．
- 手術は必ず DSA のモニター下に行う．これがないと新たな流出路の出現や変更，シャントの残存が確認できない．
- できれば少量のヘパリン投与下に手術を行う．閉塞する静脈の心臓側に過度の血栓症が生じるのを防ぐためである．

IV

(1) 治療法

2 頭蓋内硬膜動静脈瘻の血管内治療のコツ：経静脈的塞栓術（TVE）

盛岡　潤，村尾健一

■ はじめに

- 治療のコツは，経動脈的塞栓術（transarterial embolization：TAE），経静脈的塞栓術（transvenous embolization：TVE）の両者ともに，シャントポイントの可及的近くに塞栓物質を到達させることにある．

- ただし，シャントは静脈洞壁に存在し200μm程度の太さといわれ，通常はシャント本体にカテーテルを誘導させることはできない．

- シャント直後の流出路を遮断する手技が経静脈的塞栓術である．シャントに静脈洞が関与し（sinusal type），正常静脈灌流に関与せず静脈洞からのアプローチが可能な場合は経静脈的塞栓術が第一選択の治療であり，根治性・安全性が高い．

- 経静脈的塞栓術において，シャントに十分接近せずに下流のoutletだけを閉塞させれば，新たに危険な導出路（皮質静脈路への逆流）が出現したり，内部の圧力の急激な上昇をきたし，出血性合併症や付近の脳神経障害を起こす危険性がある．

- 多数のfeederが1ヵ所に収束し，シャント直後で小さな区画（pouch）を形成してから静脈洞本流に導出する場合がある[5~8]❶❷．このpouchだけを閉塞させる手技がターゲット塞栓（selective TVE）である❸．

- 横・S状静脈洞硬膜動静脈瘻（transverse-sigmoid sinus DAVF）を例にBorden type別経静脈的塞栓術模式図を図1～図3に示す．

- Borden type 1（図1）：正常静脈灌流が残存しており静脈洞内での塞栓術は不可能であるが，shunted pouchに到達し限局的に塞栓できれば経静脈的塞栓術が可能である．

- Borden type 2（図2）：同側から閉塞部を貫通させるか，対側から静脈洞交会を越えてシャント部に到達できれば経静脈的塞栓術が可能である．ただし，いずれの場合もガイディングカテーテルのサポート力が重要で，triple coaxial systemや頚部からの直接穿刺を考慮する．

- Borden type 3（図3）：静脈洞が関与せず直接静脈に導出するnon sinusal typeのtype 3では経静脈的塞栓術は不可能であるが，isolated sinus typeでは図3Bのように閉塞部を越えるか，sinus直上で穿頭し直接穿刺すれば，経静脈的塞栓術が可能である．

■ 画像診断

- シャント部位の同定（限局的かびまん性か），シャント部灌流経路

Memo 1

Shunted pouch とは

多数のfeederが1ヵ所に収束し，シャント直後で小さな区画を形成してから静脈洞本流に導出する場合がある．この部位を指し示すtermとして，shunted pouch, venous pouch, parallel sinus, venous recipient, sinus separation, accessory sinus, parallel channel, parasinus, septationなどの用語が使われている．本稿ではshunted pouchで統一して述べる．

Memo 2

Shunted pouch の見つけ方

Piskeら[5]は，静脈洞内の一部分に限局するAVシャントを"septation"，静脈洞外のvenous channelに限局するAVシャントを"accessory sinus"と呼ぶ2大別している．その血管造影所見は次のとおりである．
① Feederが一点に収束する．
②動脈相早期にて静脈洞内のごく一部が描出される（あとの相で静脈洞全体が現れる）(septationの場合）．
③正常静脈還流の静脈相にて静脈洞内の一部が抜けてみえる（septationの場合）．
④動脈相にて静脈洞全体が描出された際に，静脈洞内に線が同定される（septationの場合）．
⑤正常静脈洞と重なって濃い管状に描出される（accessory sinusの場合）．
また，現在では回転DSA（MPR画像，volume rendering画像）がshunted pouchの検索に有効である．

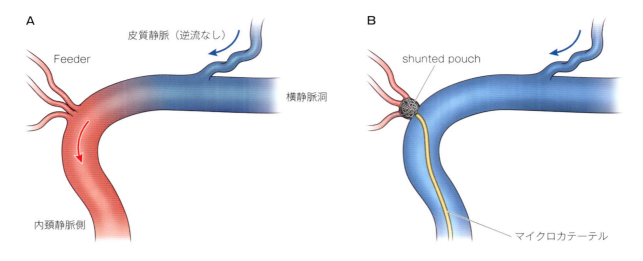

図1. Borden type 1
正常静脈灌流が残存しており，静脈洞内での塞栓術は不可能だが，shunted pouch に到達できれば経静脈的塞栓術が可能である（B）．

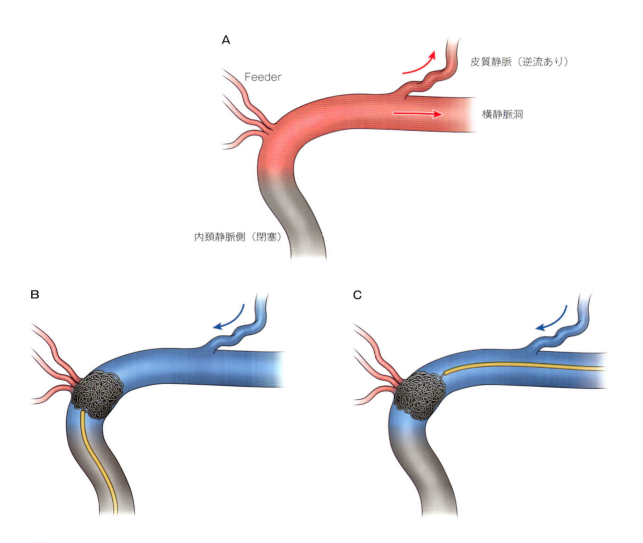

図2. Borden type 2
同側から閉塞部を貫通させるか（B），対側から静脈洞交会を越えてシャント部に到達できれば（C）経静脈的塞栓術が可能である．ただし，いずれの場合もガイディングカテーテルのサポート力が重要で，triple coaxial system や頚部からの直接穿刺を考慮する．

頭蓋内硬膜動静脈瘻の治療 IV

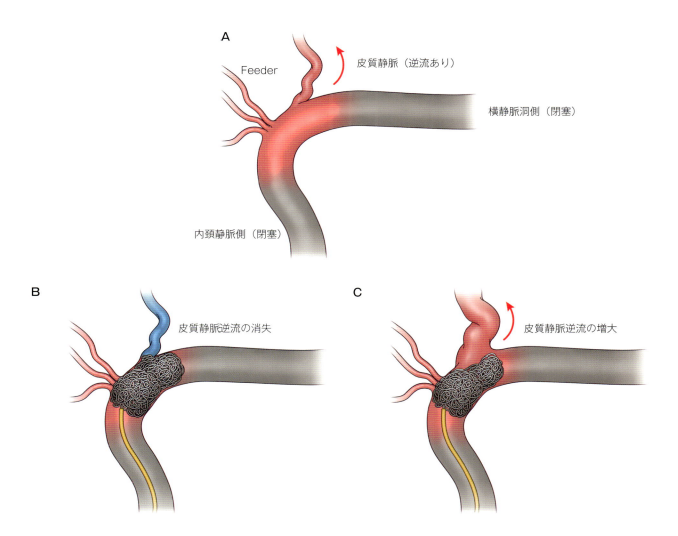

図3. Borden type 3（isolated sinus type）

静脈洞が関与せず直接静脈に導出する non sinusal type の type 3 では経静脈的塞栓術は不可能であるが，isolated sinus type では B のように閉塞部を越えるか，sinus 直上で穿頭し直接穿刺すれば経静脈的塞栓術が可能である．C のような不適切な塞栓術（シャントが閉塞しきらないうちにカテーテルが押し戻されて，シャント部位に reposition できない状況）では，皮質静脈逆流を逆に悪化させてしまう（⑦参照）．シャント直後での塞栓（shunted pouch に到達できればそこから詰める）が大原則だが，先に皮質静脈流出路を閉塞してしまう，シャント部位までマイクロカテーテルを2本入れておく，などの方法も有用である．それでもだめな場合，経動脈的塞栓術に方針転換するか，最終手段だが低濃度 NBCA（10〜13％程度）を経静脈的にコイルの隙間を埋めるように注入する（⑧参照）．

（sinusal type か non sinusal type か），脳静脈還流動態（皮質静脈逆流や pseudophlebic pattern の有無，シャント部の静脈洞が正常還流路として機能しているか）の把握が重要である．

- MRI，MRA，DSA，回転 DSA（MPR 画像，volume rendering 画像）などの画像検査を丹念に読み込む．特に（マイクロ）カテーテルを feeder に誘導した選択的回転 DSA が，シャント部位の把握に有用である．

経静脈的塞栓術の適応

- シャント直近まで到達可能な sinusal type の硬膜動静脈瘻．
- シャントが限局的で1ヵ所〜少数の shunted pouch に収束する場合には，この部位のみを塞栓することで完治可能である（selective TVE）．

> **Memo 3**
> **Selective TVE とは**
> Shunted pouch を閉塞させる手技がターゲット塞栓（selective TVE）である．従来，選択的経静脈塞栓術が可能なケースは稀とされてきたが，診断技術の発達により，多くの硬膜 AVF で shunted pouch が確認されるようになった[6, 7]．type にかかわらず行いうる方法であり，たとえ通常の経静脈的塞栓術（sinus packing）を行う場合でも，最初に pouch に到達できれば少ないコイル数でシャント血流を減少でき，より効果的である．

経静脈的塞栓術の方法

麻酔

- 治療時間が長くなることが多く，また shunted pouch を同定するためにも全身麻酔で行っている．

アプローチ法

Trans-femoral approach

- 最も一般的な方法である．海綿静脈洞硬膜 AVF に対する下錐体静脈洞経由での経静脈的塞栓術など．
- Microcatheter – 4 Fr distal access catheter – 6 Fr guiding catheter の triple coaxial system とすることで，サポート力を高めることができる❹❺．

Trans-cervical approach

- S 状静脈洞硬膜 AVF や，confluence を経由して対側の横・S 状静脈洞にカテーテルを進める際など．
- Trans-femoral approach での triple coaxial system よりも安定性を増すことができ，カテーテルの長さが足りなくなる心配がない❻（図 4）．

Sinus 上の穿頭（小開頭）

- Isolated sinus type で，カテーテルが閉塞部を貫通できない場合に有用な方法である．

Pitfalls 4

Trans-femoral approach での pitfall

顔面静脈～上眼静脈経由で海綿静脈洞に向かったり，静脈洞交会（confluence）を越えて対側の横静脈洞に向かうべく triple coaxial system を用いた際，4 Fr の遠位アクセス用カテーテルを十分遠位に誘導できないと，マイクロカテーテルの長さが足らずに病変部に到達できなくなる恐れがある．

Pitfalls 5

静脈内のカテーテル誘導

Trans-femoral approach で静脈内にカテーテルを誘導する際，上大静脈からは静脈弁が逆向きになるため，ワイヤーやカテーテルが進みにくいことがある．このため筆者らは 0.038 inch や half-stiff type のワイヤーを用いている．また，左内頚静脈への誘導は案外困難で[8]，左鎖骨下静脈の分枝や左外頚静脈に迷入しやすい．

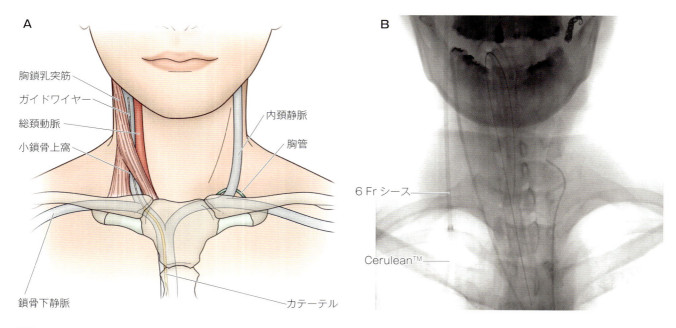

図4．内頚静脈直接穿刺

あらかじめ大腿静脈経由で 4Fr カテーテルとガイドワイヤーを内頚静脈に上げておく．小鎖骨上窩の頂点（胸鎖乳突筋の胸骨頭と鎖骨頭の分かれ目）を刺入点とし，ガイドワイヤーを正面，側面の両方の透視下で目印として頭側向きに穿刺する．

拡張した静脈への direct puncture

- 海綿静脈洞硬膜 AVF での眼角静脈穿刺や開頭下脳表静脈穿刺など．

動脈側カテーテル

- 外頚動脈からの診断造影だけならば 4 Fr カテーテルで十分だが，シャント部の詳細な検討（pouch の確認）には超選択的造影が有用であり，また経動脈的塞栓術追加の可能性もあることから，4 Fr distal access catheter（Cerulean™：メディキット社など）-6 Fr guiding catheter を通しておく．

シャント部位への誘導と確認

- 静脈洞内でのマイクロカテーテルの操作は，血栓や目に見えない隔壁（compartment）の存在によって必ずしも容易ではない．硬めのワイヤー（GT wire™：テルモ社など）が有用だが，穿孔に注意する．
- また，到達ルートとの解剖学的位置関係のためシャント部位に到達困難，あるいは到達できてもカテーテルが不安定（コイル挿入中にすぐ抜けてしまう）という場合に，turn-back embolization technique が有効である[9]❼❽（図5）．
- Shunted pouch（あるいはシャント近傍）に到達できたかどうかの判断には，マイクロカテーテルからの超選択的静脈撮影を行う❾．

治療終了の判断

- 軽度シャント血流が残った状態でも，flow がかなり遅くなれば自然に血栓化することも多いため，動脈瘤塞栓のように tight packing に躍起になる必要はない[10]．それ以上の経静脈的塞栓術が困難でシャントが多く残っている場合，経動脈的塞栓術を追加するかどうか判断する．
- 皮質静脈逆流や深部，後頭蓋への危険な drainage がなければ，経過観察や後日2期的に治療することも一つの方法である．
- Cavernous sinus や Anterior condylar vein での tight な packing は脳神経症状の悪化をきたすことがあり，逆に危険である．

🔲 合併症

- 経動脈的塞栓術に比較し合併症は少ない．
- 皮質静脈内にコイル塞栓する場合，穿孔に注意する．
- 最初に shunted pouch からコイル塞栓できる場合は問題ないが，導出路から攻めざるを得ない場合，新たに危険な静脈逆流をきたす恐れがある．

Tips 6

内頚静脈（IJV）直接穿刺（trans-cervical approach）

エコーで内頚静脈を確認しながら穿刺する方法や，大腿静脈から内頚静脈へワイヤーを通しておき，これを目安に透視下で穿刺する方法（図4）などがある．筆者らは後者を愛用している．ワイヤーを少したわませ，そのやや内側を目指して穿刺する．

Pitfalls 7

不適切な塞栓

皮質静脈逆流を伴う硬膜 AVF において，静脈洞を全体的に閉塞させる際（sinus packing），シャント部位が閉塞しきらずに静脈逆流が残ったままコイルが充填され，カテーテルが押し戻されてシャント部位に到達できなくなってしまう恐れがある．

Troubleshooting 8

Pitfalls 7 に陥る恐れがある際には次のような方法をとる．
① 静脈洞内を1回転させるようにマイクロカテーテルを入れておく（turn-back embolization technique[9]，図5）．
② マイクロカテーテルを2本入れておく．
③ 先に皮質静脈流出路を詰める（ただし，穿孔しないよう要注意）．
すでに **Pitfalls 7** に陥りカテーテルをシャント近くに reposition できない場合，経動脈的塞栓術に方針転換するか，最終手段だが低濃度 NBCA（10～13％程度）の経静脈的投与を試みる．

Tips 9

シャントとマイクロカテーテルとの位置確認

Shunted pouch（あるいはシャント近傍）に到達できたかどうかの判断には，マイクロカテーテルからの超選択的静脈撮影を行う．造影剤がすぐに wash out されるならシャントに近いことを意味している．shunted pouch に到達できていれば，静脈洞の全幅が造影剤で満たされない（pouch だけが造影される），あるいは静脈洞から離れた部位が造影される．

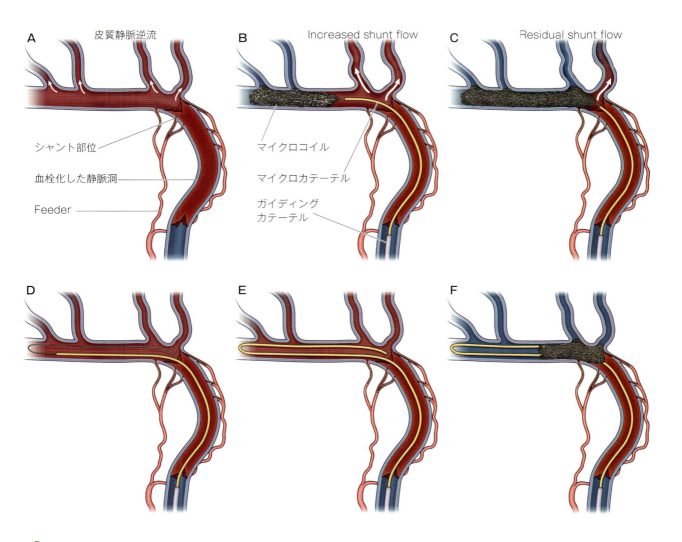

図5. Turn-back embolization technique
A：静脈洞閉塞を伴う横・S状静脈洞硬膜動静脈瘻の例．シャント部位，皮質静脈逆流導出部，静脈洞閉塞部が近接している．通常の方法では遠位の正常部から近位のシャント部へ詰め戻る形となり，その間に皮質静脈逆流が増加したり（B），シャント部の閉塞が不十分に終わってしまう危険性がある（C）．ガイドワイヤーを反転させ（D），これに沿ってマイクロカテーテルも反転させてシャント部位に接近させられれば（E），初期の段階でシャント部位からのコイル塞栓が可能となる（F）．
（文献9を参照して作成）

症例提示

右海綿静脈洞硬膜動静脈瘻の selective TVE（図6）

- 75歳，女性．右上行咽頭動脈に Rapid Transit™（Cordis 社）を留置．feeder が1ヵ所の shunted pouch に収束していることを確認．
- 3D-RA にて最も pouch が分離できる角度を検索し，working angle とした．
- Radifocus® guidewire 0.035 inch（half stiff）（テルモ社）と Tempo®4（Cordis 社），ロードマスター™ 6 Fr（グッドマン社）の coaxial system で Tempo®4 を右下錐体静脈洞起始部に誘導し，GT wire™ と SL-10®（Stryker 社）を下錐体静脈洞に進め海綿静脈洞を1回転させて（turn-back emblization technique），後方の shunted pouch に誘導した．
- ED coil™ extra soft（カネカメディックス社）1.5 mm × 1 cm を4本，1.5 mm × 2 cm を1本入れるとシャントは激減した⑩．

Pitfalls 10

Shunted pouch でのコイル選択

マイクロカテーテルからの静脈撮影で shunted pouch のおおよその大きさのあたりをつけるが，1〜2 mm 大の長めのコイルを用いることが多い．動脈瘤のコイル塞栓に比較し小さいスペースに入れるため，コイルの種類によっては straightening が起きやすく，kick-back にてカテーテルが shunted pouch から逸脱してしまわないよう注意する．

IV 頭蓋内硬膜動静脈瘻の治療

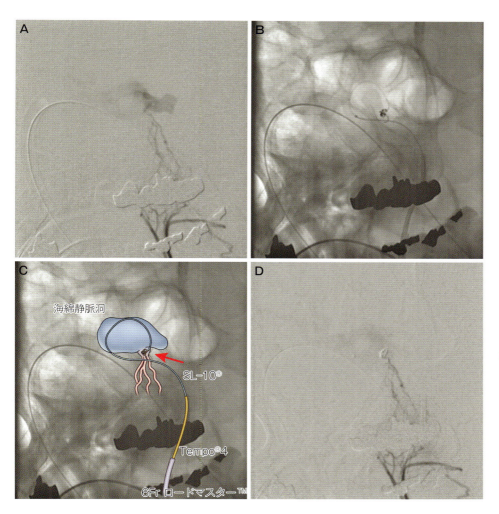

図6. 右海綿静脈洞硬膜動静脈瘻の selective TVE

A：右上行咽頭動脈の超選択的撮影（斜位）．右海綿静脈洞の後内側に収束している．B・C：右下椎体静脈洞経由でSL-10®を海綿静脈洞に入れ1回転させて（turn-back embolization technique）後方のshunted pouch（C→）に誘導．数本のコイルを巻いた⑩．D：シャントはほぼ消失した．

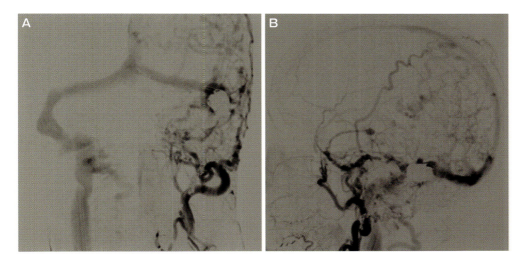

図7. 初回治療から7ヵ月後の左頚動脈撮影

A：前後像，B：側面像．左横・S状静脈洞，上錐体静脈洞にびまん性のシャントが存在．左内頚静脈は閉塞．皮質静脈への顕著な逆流を認める．

Cowden 症候群：経静脈的に NBCA を投与した1例
（図7, 図8）

- 39歳，女性．左横・S状静脈洞，上椎体静脈洞にびまん性のシャントが多数存在し，皮質静脈逆流を伴っていた．
- 経静脈的塞栓術，経動脈的塞栓術および放射線治療を行ったが，7ヵ月後の造影検査（図7）でシャントがむしろ増悪していたため，2度目の経静脈的塞栓術を企図した．

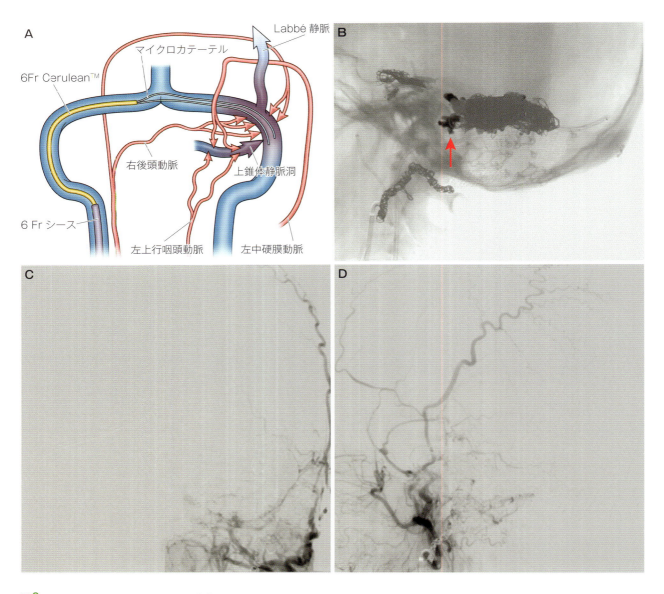

図8. NBCAによる経静脈的静脈洞塞栓術
A：治療時のシェーマ．右内頸静脈から6 Frシースを直接穿刺し，6 Fr Cerulean™をconfluenceまで進め，2本のマイクロカテーテルを左横・S状静脈洞のシャント近傍へ誘導した．B：コイル塊に残したマイクロカテーテルからNBCAを投与．NBCAがコイルの間隙を満たすように広がっている（→）．C・D：治療後外頸動脈正面像（C），側面像（D）．シャントは消失した．

- 全身麻酔下，右内頸静脈に6 Frシースを留置し，6 Fr Cerulean™をconfluenceへ誘導した．
- さらにHeadway®（テルモ社）とMarathon™（Covidien社）を左横静脈洞のシャント近傍まで進め，Headway®からコイル塞栓を行った．
- しかし，sinusを密にpackingするもシャントが残存したため，コイル塊の中に残しておいたMarathon™から10% NBCAを注入し，シャントの消失が得られた（図8）．

IV 3 頭蓋内硬膜動静脈瘻の血管内治療のコツ：経動脈的塞栓術（TAE）

(1) 治療法

大西宏之

適応

- 頭蓋内硬膜動静脈瘻（AVF）に対する経動脈的塞栓術（transarterial embolization：TAE）は，罹患静脈洞が正常静脈灌流に関与しているため静脈側の塞栓が困難な場合や，もしくは解剖学的にシャント部への到達が静脈側から困難な場合が主な対象となる（前者は Borden type Ⅰ や Cognard type Ⅰ，Ⅱa であり，後者は Borden type Ⅲ や Cognard type Ⅲ～Ⅴ）．

- それぞれの状況により治療の目的が異なるが，耳鳴りなどの症状緩和が目的であれば，積極的にシャント部位を閉塞させる必要はなく，むしろ安全に行うためにシャント血流を減ずることで一時的に目的が達せられる．

- これらの治療には，プラチナコイルや粒子の大きい particle で feeder 側のみを閉塞させるのが，静脈灌流障害をきたすことなく安全であるが，再発のリスクは高い．

- 積極的なシャント部の閉塞を経動脈的に行うためには，NBCA（n-butyl-cyanoacrylate）や Onyx™（Covidien 社）などの液体塞栓物質を状況に応じて駆使する必要があり[11, 12]，本稿では安全に行うためのコツや治療の実際を述べる．

ポイント

- 頭蓋内硬膜 AVF の治療は，根治的にシャントポイントを閉塞させる必要があるのか，もしくは症状緩和のためにシャント血流を減らすだけでよいのかといった目的を明確にし，それらに応じた治療戦略を立てることが重要である．

- 近年，Onyx™ などの新たな液体塞栓物質の登場や，低濃度の NBCA を技術的に駆使することにより，動脈側からシャント部位を閉塞させることが可能となったため，積極的に根治的な経動脈的塞栓術が行われるようになってきた[11, 12] ❶.

- 液体塞栓物質は，一度注入すると後戻りできないため分布と到達度のゴール設定を明確にし，確実にシャントポイントを閉塞させる必要がある．

- 術前の脳血管撮影や造影CT検査などから，シャントポイント，病態解剖（dangerous anastomosis など）を正確に把握しておく必要がある．
- カテーテルの接着性や静脈側への意図しない migration がときに問題となるため，状況や技量に応じた使い分けが必要である❷．

塞栓方法

- 浸潤性に富んだ塞栓を安全に行うためには，①フローコントロール，②feeder の単一化，③静脈側への migration の予防，この3点がポイントとなる❸．

Memo 1

液体塞栓物質（NBCA と Onyx™ の違い）について

現在，主に使用される液体塞栓物質は NBCA と Onyx™ である．接着性，固形化の機序，粘稠度などの違いはあるが，20%未満の低濃度 NBCA に関しては Onyx™ と挙動は非常に似ている．NBCA はときに接着性が問題となるが，20%未満であればマイクロカテーテルが抜去困難となることは少ない．

【NBCA のセットアップ】
- NBCA は37℃程度に加温すると粘性が低下し，浸潤性に富んだ塞栓が可能となる．直前までブドウ糖液，リピオドール®とともに湯煎する（図1A）．
- NBCA をリピオドール®と混ぜる際，不均一にならないように，また空気が極力混入しないように注意する必要がある．筆者らは図1B のごとく物品を用意し，三方活栓を用いて混ぜるようにしている（図1C）．シリンジは1 mL のものを用いているが，2.5 mL シリンジの使用に慣れている場合はそれでもよい．
- 注入する直前に再度，ドライヤーで加温する（図1D）．
- シリンジをマイクロカテーテルのハブに接続する際，NBCA が不均一にならないようにマイクロカテーテル内を満たす（図1E）．

【Onyx™ のセットアップ】
- バイアルをミキサーにセットし，使用する少なくとも20分以上前から撹拌する．18，34の2種類の濃度のバイアルを2本ずつセットしておくほうがよい．ミキサーの出力は目盛の8とし，使用直前まで撹拌を続ける．
- Onyx™ シリンジセットを開封し，DMSO 用1 mL シリンジ（黄色）に0.8 mL の DMSO を吸引する．
- Onyx™ のバイアルをミキサーから外し，Onyx™ 用の1 mL シリンジ（白）に1 mL の Onyx™（グレーの粘稠性の液体）を吸引する．

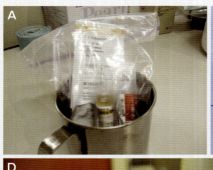
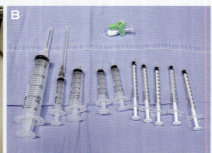
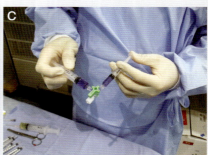
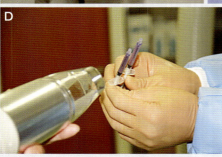
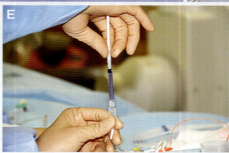

図1 NBCA のセットアップ

Memo 2

安全に経動脈的塞栓術を行うための治療戦略

安全,確実にシャントポイントを閉塞させるためのアルゴリズムを図2に示す.静脈側からdrainerもしくは静脈洞にアクセスが可能であれば,静脈側のコイルによる塞栓と併用することができる.non-sinus typeやisolated sinusなど経静脈的アクセスが不可能な場合には,単一feederであればシャント部位近くまでマイクロカテーテルを進めてシャント部位の根治的塞栓が可能であるが,複数のfeederが関与している場合には,後述するfeederの単一化を行ったうえでmain feeder(いわゆる勝負血管)から根治的塞栓を行うのがよい.

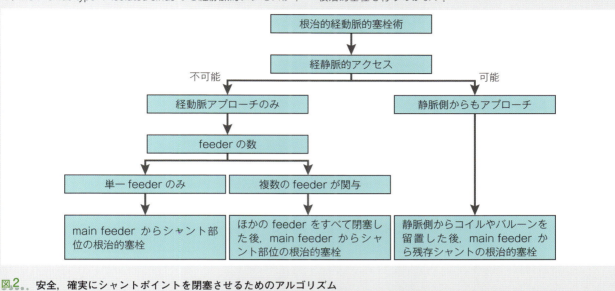

図2. 安全,確実にシャントポイントを閉塞させるためのアルゴリズム

Pitfalls 3

ほかのfeederによる塞栓物質のdistal migration

複数のfeederが存在している状態で液体塞栓物質を注入した際,シャント部位まで到達した時点でほかのfeederの血流に流され静脈側に飛散してしまうことがある.また,逆にほかのfeederからの血流によって塞栓物質がシャント部位まで届かないこともある.遠位まで大量に飛散してしまうと静脈灌流障害をきたす可能性があるので注意が必要である(図3).

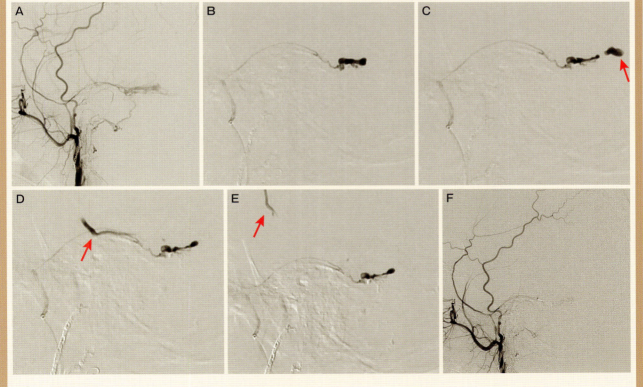

図3. 経動脈的塞栓術において静脈側へNBCAが飛散した例
58歳,男性.横静脈洞部硬膜AVF(A:外頸動脈撮影側面像).中硬膜動脈から13%NBCAを注入したところ,ほかのfeederの血流に流されLabbé静脈へ飛散している(B〜E →)シャント部位は閉塞し,幸い静脈に飛散したNBCAによる影響はなかった(F).

フローコントロール（plug & push 法）

Onyx™（図 4）

- Onyx™ を注入する手法に plug & push 法がある．これはマイクロカテーテルの先端にまず塞栓物質を逆流させ，マイクロカテーテルに被せてしまい plug を作成する．順行性の血流が遮断された状態となり，その後は注入した分だけ先進する状況が生まれ，浸潤性に富んだ塞栓が可能となる．
- Onyx™ は注入速度を一定にして，逆流した際にポーズをうまく使いながら注入していくと良好な塞栓が得られる．ダブルルーメンのバルーンカテーテル（Scepter C® または Scepter XC®：MicroVention 社）を用いて，バルーンで plug を作製し塞栓する方法などもある．後頭動脈などの比較的太い血管から注入する際はこの手法が有用である．

NBCA（図 5）

- 20% 未満の低濃度 NBCA でも plug & push 法と同様のことが可能である．
- その際のポイントとして，より細く，血流速度の遅い血管から注入したほうが plug の作成が容易である．太い血管ではマイクロカテーテル側

> **Tips 4**
> **マイクロカテーテルの遠位誘導**
> 適切な塞栓を行うには，シャントポイントの近傍までマイクロカテーテルを到達させる必要がある．ガイディングカテーテルの中に中間カテーテル（distal access catherter：DAC）を入れて支持性を高めることにより，マイクロカテーテルの誘導が容易となる．DAC にはセルリアン G™（メディキット社），Fubuki™（朝日インテック社）などがある．また DAC を使用することで，万が一マイクロカテーテルが塞栓物質で接着した際も抜去しやすくなる．

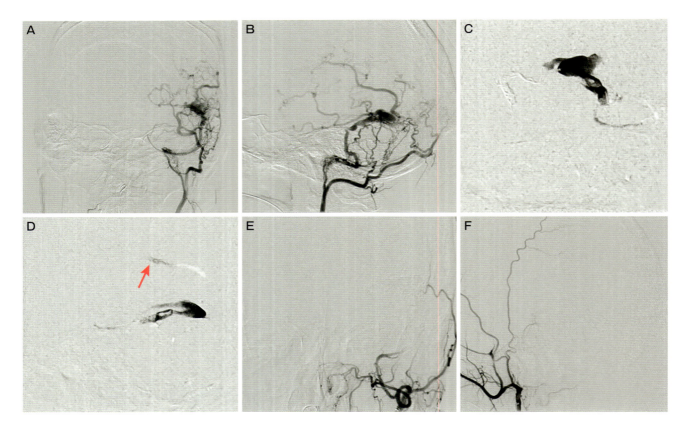

図 4． Onyx™ を用いた plug & push injection
62 歳，男性．isolated sinus の横静脈洞－S 状静脈洞部硬膜 AVF（術前左外頚動脈撮影．A：正面像，B：側面像）に対し，経静脈的にアプローチが困難であったため，中硬膜動脈から Onyx™ 18 を注入した（C：正面像，D：側面像）．一部，正常静脈側まで Onyx™ が飛散したが（→），罹患静脈洞を十分充填することができた（術後左外頚動脈撮影．E：正面像，F：側面像）．

へ容易に逆流してしまうため，長い plug が必要となる．
- その際，かなりゆっくり注入する必要があるが，NBCA は完全にポーズしてしまうとマイクロカテーテル内で固まってしまうことがあり注意を要する❹❺．
- 低濃度 NBCA は Onyx™ と異なり，ほかの feeder の血流が残存していると分裂して飛散することがあるので，注意が必要である．
- 注入する際はシリンジの圧（抵抗）を常に感じる必要があり，先進しているときや逆流しているときは非常に抵抗が小さいが，plug ができつつあると徐々に抵抗が大きくなる．その状態から徐々に注入圧を上げていくことで，逆流することなく先進するようになる．

> **Troubleshooting 5**
> マイクロカテーテルが抜去困難な場合の対処法
> マイクロカテーテルが接着し抜去困難となった際は，マイクロカテーテルのハブを切り，中間カテーテルを抜去する．残ったマイクロカテーテルに沿わせてグースネックスネアを接着部位まで追従させて把持し牽引すると抜去できることがある．

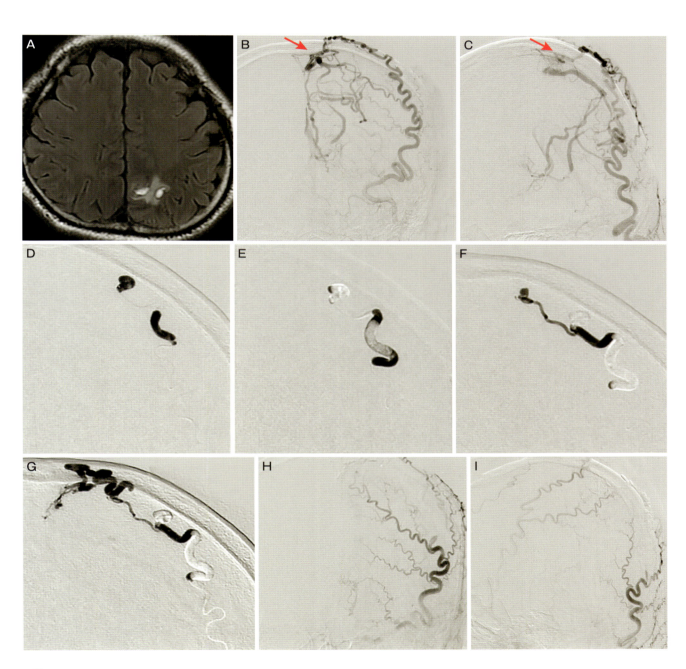

図.5. 単一 feeder からの NBCA plug & push injection
52 歳，男性．脳内出血で発症した S 状静脈洞部硬膜 AVF に対し，単一 feeder である後頭動脈から 13%NBCA を注入した．plug が完成し flow control できると NBCA が先進し，シャント部位（→）の完全閉塞を得た．A：術前 MRI，B・C：術前左外頸動脈撮影（B：正面像，C：側面像），D〜G：glue cast，H・I：術後左外頸動脈撮影（H：正面像，I：側面像）．

Feederの単一化（図6）

- 複数のfeederが存在する場合，前述のようにまず注入に適していない血管を近位側閉塞させ，main feederだけの状態にしてから塞栓物質を注入することで浸潤性が高くなり，確実なシャントポイントの塞栓ができる[13]．

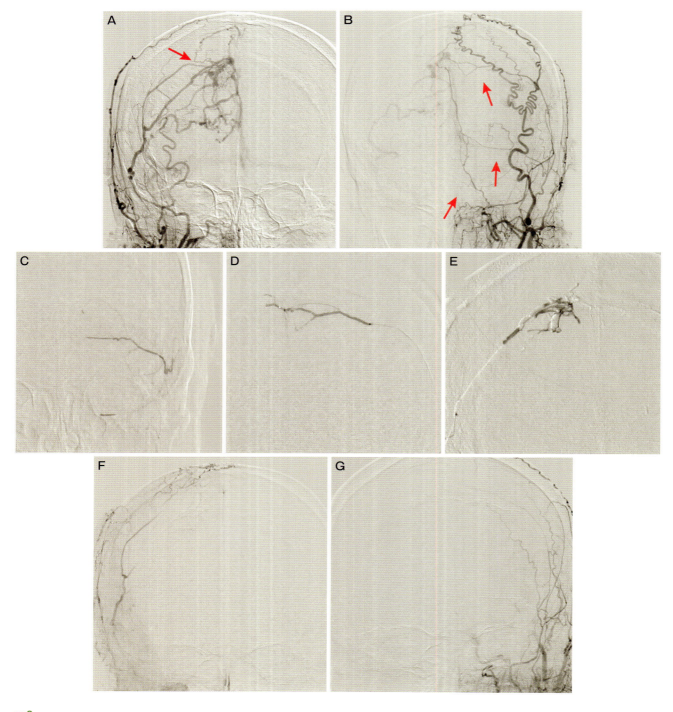

図6. 複数のfeederを有するS状静脈洞部硬膜AVF
60歳，男性．S状静脈洞部硬膜AVF．A・B：術前外頚動脈撮影正面像（A：右，B：左）．C〜E：両側中硬膜動脈から複数のfeeder（A・B：→）が流入しているため，まず左側のfeederを近位側遮断（C・D）した後，右側から13%NBCAでシャント部位の根治的塞栓（E）を行った．F・G：術後外頚動脈撮影正面像（F：右，G：左）．

静脈側への migration の予防（図7, 図8）

- High flow shunt の場合，静脈側（drainer）へのアクセスが可能であれば根治的な塞栓を行うために塞栓物質の migration 予防のための工夫が必要である．
- プラチナコイルやバルーンカテーテルを併用すると効果的である．

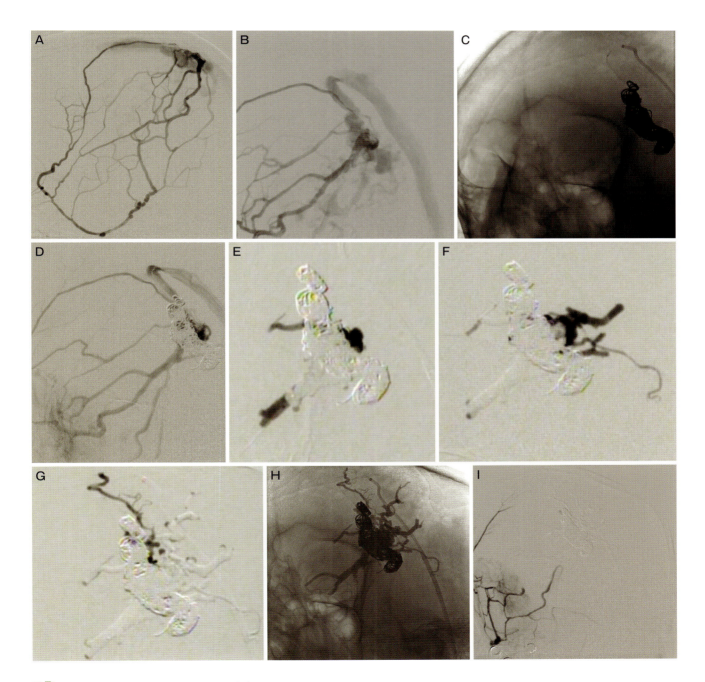

図7. プラチナコイルを用いた migration 予防

61歳，男性．S状静脈洞部硬膜 AVF（術前外頚動脈撮影．A：側面像，B：斜位像）に対し，静脈側（上矢状静脈洞）からのアクセスが可能であったため，まず drainer にコイルを留置した（C・D）．その後，中硬膜動脈から 13% NBCA を注入したところ（E〜H：glue cast），上矢状静脈洞側に流れることなく，根治的塞栓が可能であった．I：術後外頚動脈撮影．

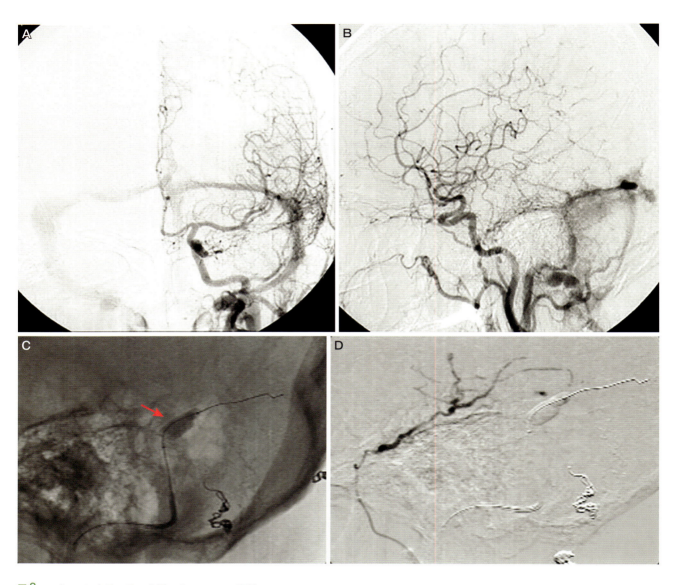

図8 バルーンカテーテルを用いた migration 予防

50歳,男性.耳鳴りで発症した,Borden type I,Cognard type IIa の横静脈洞－S 状静脈洞部硬膜 AVF(術前総頚動脈撮影.A:正面像,B:側面像).左横静脈洞,S 状静脈洞をコイルで閉塞させることができないため,シャントポイント近傍の静脈洞内でバルーンカテーテルを拡張させ(C:→)13%NBCA を注入した(D:glue cast).横静脈洞内に流れることなく,シャント部位の根治的塞栓が可能であった.

IV-4 頭蓋内硬膜動静脈瘻に対する定位放射線治療（ガンマナイフ）

(1) 治療法

川岸 潤，城倉英史

適　応

症候性症例

- 血管内治療ないし開頭術が第一選択だが，これらの治療後にシャントが残存した症例，または再発を繰り返す症例．
- 何らかの理由で血管内治療・開頭術のアプローチ困難であった症例．
- 静脈洞交会や上矢状静脈洞などに存在し，血管内治療・開頭術で完治することが困難な症例．

無症候性症例

- 基本的に治療適応はないが，cortical venous reflux を認める症例や静脈瘤を伴い出血リスクが低くないと考えられる症例．

治療の実際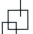

フレーム固定

- 頭部に定位フレームを固定する．鎮静のうえ，局所麻酔を用いることで，無痛でのフレーム固定が可能となる❸．
- フレームを固定した後，位置決め用のマーカーが入ったボックス（indicator box）を装着して，定位的に画像検査を行う．

検　査

- 定位的に DSA と MRI を行う．状況により CT を追加することもある❹．
- シャントの全容を明らかにするため，DSA は 6-vessel study を行う．ときに総頸動脈からの分枝が関与している場合もあり，総頸動脈全体を最初にチェックすることも重要である．
- Thin slice の 3D-time of flight（TOF）原画像が非常に有用である．流速が速い硬膜血管および静脈洞が，高信号として描出される[14]（図1〜図3）．

Memo 1
ガンマナイフ治療に適さない症例
治療適応を考える際，ガンマナイフ治療は即効的ではないことに留意する必要がある．症状が増悪している場合や，このままの状態が続くと症状が固定してしまう危険性が高い場合，あるいは出血のリスクが高いことが予想される場合は，血管内治療や開頭術を早急に行うことが重要である．また，瘻孔の径が大きく血流量が多いシャントは，ガンマナイフ治療では完全閉塞が得られにくい．ほかの治療法を第一選択とすべきある．

Memo 2
静脈洞を温存するという選択肢
静脈洞から cortical venous reflux がある場合，根治治療として血管内治療による静脈洞閉塞が選択されることが多い．一方，ガンマナイフ治療は静脈洞を犠牲にせずにシャントを閉塞させ，静脈洞に注ぐ順行性 flow を取り戻すことが可能である．症候性でかつ閉塞可能な静脈洞部の瘻孔であっても数ヵ月単位での症状進行に耐えられる場合は，ガンマナイフを第一選択とするという考えも成り立つ．

Memo 3
フレーム固定の意義
定位放射線治療とは，「極小照射野で線量を集中的に照射する治療法で，頭頸部に対する治療においては，照射中心の固定精度が 2mm 以内のもの」と定義されている．いかに正確に照射できるかが，治療効果・放射線障害低減の鍵を握っている．ガンマナイフにおける照射中心の固定精度は，定位放射線治療の定義を上回る 0.5mm 以下であり，その精度を担保している要素の一つがフレーム固定である．

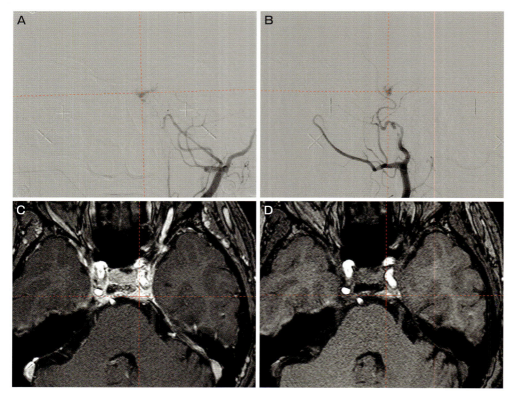

図 1. 拡張した硬膜血管の描出

DSA（A：左外頸動脈撮影前後像，B：同側面像）にて硬膜動静脈瘻が左海綿静脈洞部後壁に確認できる．この部は，造影TOFの原画像（C）では，静脈洞全体が造影され，シャントやそこに収束する硬膜血管は把握できない．一方，造影前TOF原画像（D）では静脈洞は造影されず，血流の速い拡張した硬膜血管とシャント血流が流れ込む静脈洞内の一部がhigh intensityの血管シグナルとして描出される．A～Dの赤破線の交点は，定位的に撮影したDSAおよびMRI上で同一座標を示している．

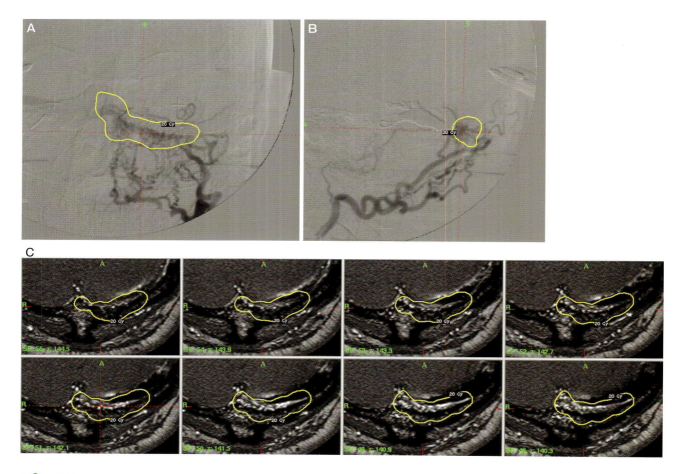

図 2. 照射ターゲットの設定

治療計画用ソフトGammaPlan®（Elekta社）上の画面．DSAとMRIを同時に1つの画面で参照できる．すべて定位的画像であるため，カーソル（赤破線の交点）を1つの画面で動かすと，その位置情報がほかの画像に反映され連動して動く．同一部位をさまざまな画像で確認することができ，病変の広がりを正確に把握することが可能．この症例では，小脳表面の位置を確認しながら，DSA，TOF原画像で認められる拡張した硬膜血管の全域を広範囲の照射ターゲット（黄線）に設定した．A：左後頭動脈撮影前後像，B：同側面像，C：造影前TOF原画像．

頭蓋内硬膜動静脈瘻の治療 IV

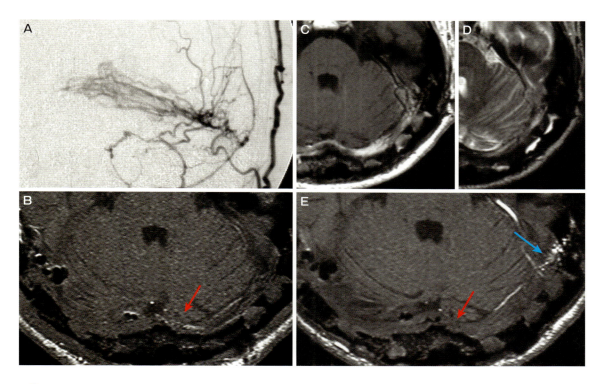

図3. 硬膜AVFの再発
A・B：ガンマナイフ治療時．左外頚動脈撮影前後像（A），造影前TOF原画像（B）．C～E：ガンマナイフ治療後2年．造影T1WI（C），T2WI（D），造影前TOF原画像（E）．治療時に確認されていた左横静脈洞部硬膜AVFは2年目のfollowにて完全閉塞が確認された（→）．一方，左横静脈洞S状静脈洞移行部付近に新たな硬膜AVFが出現している（→）．再発所見は，TOF原画像ではっきりと描出されるが，T1WIやT2WIでの把握は困難である．

- TOF原画像では造影により拡張した硬膜血管が明瞭に描出されうるが，静脈洞全体も造影されるため，シャント部位がわかりにくくなることがある．その場合は，造影前のTOF原画像と比較するとわかりやすい（図1）．

プランニング

- 治療計画を立てる際に使用するDSAの画像は，shunting pointを把握するため，drainerが描出され始めるタイミングをとらえた画像を使用する（図4）．
- DSAで確認されるshunting pointだけに絞って狭い範囲をターゲットにするのではなく，TOF原画像にて描出されるshunting pointに収束する拡張した硬膜血管を広範囲にとらえ，静脈洞あるいは硬膜全体をターゲットにする（図2）．
- シャントが存在する静脈洞壁と脳実質の間は数mm程度のスペースが介在するため，周囲正常脳への放射線の影響をそれほど心配する必要がないことが多い．ただし，放射線被曝の許容線量が低い危険臓器（視覚路，脳神経，脳幹など）に近接している場合は注意が必要である．
- 危険臓器近傍の病変では，焦点の形状を変形（composite shot）したり，ある方向からのビームを遮断（dynamic shaping）するというテクニックを用いて，危険臓器への照射線量をできる限り低く抑えるようにする．
- 脳AVMと比べて低線量でも治療効果は高く，しかも早期に完全閉塞が

> **Tips 4**
> **非定位的画像も利用できる**
> ガンマナイフ治療計画用ソフトでは，フレーム装着前のMRI画像（非定位的画像）をフレーム装着後に撮影したMRI画像（定位的画像）と重ね合わせる（coregistration）ことで，非定位的画像に座標を与え，プランニングに使用することが可能となる．過去の画像や前医での画像を定位的画像と同等に扱うことができ，画像所見の変化を連続的に捉えることができるようになる．また，フレーム装着前にMRI撮影を行うことができれば，フレームの大きさのため使用できなかったマルチチャンネルヘッドコイルを用いることが可能となり，より精密な画像をプランニングに利用できることになる．さらに，フレーム装着から治療終了までの時間短縮にもなり，患者の負担も軽減される．

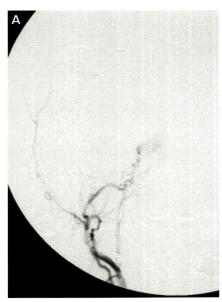 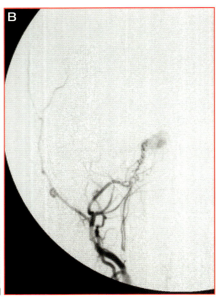 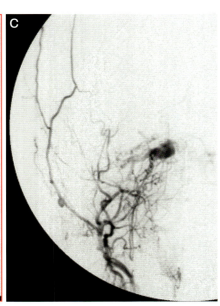

図4. プラニングで使用するDSA
シャントの正確な位置の把握のため，血流が瘻孔を通過した直後の画像を用いる．TOF原画像には時間分解能がないため，瘻孔の位置を同定するためにこの選定は重要である．Aはすべてのfeederの関与がまだ判定できず，Cではdrainerが邪魔となり瘻孔がわかりにくい．Bのタイミングが最適である．

得られる．処方線量は20 Gy前後が選択されるが，16〜18 Gyでも効果ありとする報告もある[15]❺❻．

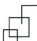 治療成績

完全閉塞

- 部位によって完全閉塞率は異なる．静脈洞に直接シャントすることが多い海綿静脈洞部，横・S状静脈洞部での累積完全閉塞率は，ガンマナイフ治療後5年で90％程度となる（自験例）（図5A）．
- テント部，上矢状静脈洞部やその他の部位の完全閉塞率はやや落ちるが，最終的に累積完全閉塞率は60〜80％に至る❼（図5A）．
- 脳AVMと比較し，早く完全閉塞に至る症例が多い（図5B）．
- いったん完全閉塞が得られると照射野内での再発はほとんどないが，隣接する照射野外の硬膜に，塞栓術後の再開通や新たなシャントの出現が確認されることがある（自験例では5％程度）❽．
- シャント血流が静脈洞ではなく直接脳皮質静脈にドレナージしている場合（前頭蓋底，小脳テント，頭蓋頚椎移行部に多い）は，瘻孔が大きくシャント血流も多いことが多く，ガンマナイフでの完全閉塞率は高くはない[15]❶．

症状改善

- 症候性症例は完全閉塞の有無にかかわらず，1年以内に症状が消失ないし軽減する症例がほとんどである．症状の消失は，治療後6ヵ月以内に得られる例が多く，3ヵ月以内で消失する例もある❾．

> **Memo 5**
> **海綿静脈洞部のプラニング**
> - ガンマナイフでは，照射野から数mm離れただけでその部位に照射される線量は急激に低下する．海綿静脈洞部の硬膜AVFは，解剖学的に栄養動脈が下方から血流を供給していることがほとんどであるため，静脈洞の下壁・外側壁・後壁に存在することが多く，筆者らも上壁に生じた症例は経験していない．そのため，放射線被曝の危険臓器の一つである視神経からは十分な距離があり，プラニング上制限がかかることはほぼない．
> - 海綿静脈洞部を走行する眼球運動にかかわる神経や三叉神経の耐用線量は高く，現実的には放射線障害のリスクは無視できる[16]．
> - 内頚動脈に高線量があたることになるが，正常血管の耐用線量はきわめて高く，長期的にみても問題とはならないことが多い．

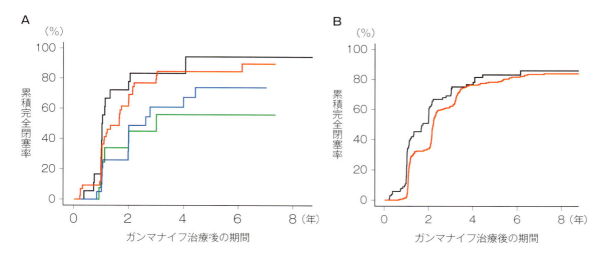

図5. 累積完全閉塞率（自験例）
A：部位別の累積完全閉塞率．——：海綿静脈洞部，——：横・S状静脈洞部，——：テント・テント近傍部，——：上矢状静脈洞部．
B：ガンマナイフ治療後の硬膜AVFは脳AVMと比較し，より早期に完全閉塞に至る傾向が認められる．——：全硬膜AVF（93例 104病変），——：全脳AVM（797例）．

Memo 6
横・S状静脈洞部のプランニング
- 経静脈的塞栓術後のコイルが静脈洞内に留置されている場合，コイルのアーチファクトにより，DSAやTOF原画像では残存シャントがマスクされてしまうことがある．そのため，コイルの一部を含めて広い範囲をターゲットにするほうが確実である．
- シャントが比較的広範に広がり，ターゲットが10 mL超の大きな体積になることもしばしばあるが，脳表だけでなく頭皮からの距離も十分ある部位のため至適線量を問題なく与えうる場合が多い．

Troubleshooting 7
ガンマナイフ治療後のDSA
血管内治療は複数回のセッションで行われることも多く，診断からガンマナイフ治療までに患者はすでに多数回のDSAを経験していることが多い．経過観察において，最終的な完全閉塞の確認にはDSAが必要であるが，TOF原画像を用いることで，完全閉塞の有無をかなり正確に予測することが可能であり，無駄な血管撮影を減らすことができる．

Tips 8
経過観察時のTOFの有用性
完全閉塞をDSAにて確認した後は，基本的にDSAは行わず，晩期性放射線誘発性合併症の有無をMRIにて監視することになる．同時に，照射野内外での再発の有無も，follow時のTOF原画像にて診断できる場合も多い（図3）．

Tips 9
ガンマナイフ治療には即効性がないとはいうものの…
ガンマナイフ治療に即効性がないのは確かであるが，治療後の症状の進行は比較的早期に止まり，3～6ヵ月以内に症状が消失することが多い．ガンマナイフ治療時に残存症状のあった39例の自験例では，症状消失例は治療後3ヵ月以内21%，3～6ヵ月36%，6～12ヵ月17%であり，症状の軽減が認められたものは10%，不変例は16%，増悪例0%であった．

放射線誘発性合併症

- 脳実質内に存在するAVMに対するガンマナイフ治療と比較すると，正常脳における放射線誘発性浮腫などの早期放射線障害の発生頻度は圧倒的に低い．これは，処方線量がAVMに比し低いことと，硬膜AVFのターゲットは脳表から距離があり，しかもターゲットの片面しか脳に接していないためと考えられる．
- 上記と同様の理由で，晩期性放射線誘発性合併症もほとんど認められない．
- 照射野が頭皮に近い場合，ときに一過性の限局性脱毛を生じることがある．

IV-5 (1) 治療法
頭蓋内硬膜動静脈瘻に対する定位放射線治療（サイバーナイフ）：治療成績と合併症を中心に

小林正人

適応

- 硬膜動静脈瘻（AVF）の治療は，血管内治療あるいは外科的手術治療が中心となる．
- 定位放射線治療は，血管内治療あるいは手術後に残存するシャントに対し行うことが多い．
- 血管内治療または手術では到達不能，あるいは合併症などのため外科的治療が困難な症例が定位放射線治療の適応となる❶．

方法

- 治療計画では造影CT（あるはCT angiographyの元画像）およびMRAを登録する．
- 治療用の画像はthin sliceが望ましく，特にCTのスライス厚は1 mm以下とする．
- CTAやMRAで描出困難でも，造影MRAで描出される症例もある．
- 治療用のCTの撮影の前にシェル（図1）を作成し，患者に装着して撮

> **Tips 1**
> 硬膜AVFに対する放射線治療の効果発現の機序は確定されていない．動静脈奇形（AVM）と同様に，feederの内皮細胞の障害，血管の平滑筋の増殖，ヒアリンやコラーゲン，カルシウムの沈着などによるfeederの閉塞が考えられる．実際，AVMに対する定位放射線治療と同様に効果発現（閉塞）まで数ヵ月〜数年を要する．よって，皮質静脈への逆流による脳浮腫や，眼球突出・視力障害・複視などの症状を速やかに改善する必要のある患者には，第一選択とはならない．こうした症状を生じた患者には，血管内治療あるいは外科的手術を第一に考慮する．

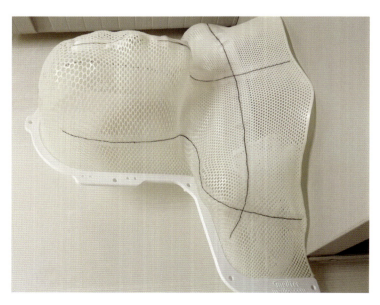

図1 サイバーナイフ用のシェル
頭部CT撮影時に作成する．

影する❷.

- 海綿静脈洞部や脳幹部近傍病変には，T2 強調画像や heavy T2 強調画像も有用である.
- サイバーナイフの治療計画装置には，脳血管造影は直接登録できない. よって，治療計画のための脳血管造影は必須ではないが，必ず参照する.
- 血管内治療後あるいは外科的手術後など，直近の脳血管造影でシャント部位を同定し，同部位を CT および MRI 上で確認する.
- 硬膜 AVF ではシャント部位がごく小さい場合も多く，その「シャントポイント」を治療する.
- 血管内治療後には塞栓物質による artifact の影響もあり，シャント部位がわかりにくいことがある.
- 血管内治療医や術者と協議しながらシャント部位を確認することも多い.
- Feeder や drainer は target とする必要はない.
- 一方，feeder や drainer を避けることはなく，特に照射線量を落とすこともしない.
- 硬膜 AVF は良性の血管病変であること，周囲に脳神経など重要な構造が存在する場合もあることから，CT や MRI で描出した病変に辺縁を加えることなく，target としている施設が大半である（GTV＝PTV＝CTV❸）.
- 硬膜 AVF は脳実質外に存在するため，AVM に比較して正常脳への照射の影響は少ない.
- 病変の大きさに合わせてコリメータを選択し，照射する放射線ビームの径を決定する.
- コリメータには直径が 5，7.5，10，12.5，15，20，25，30，35，40，50，60 mm の 12 種類がある.
- 頭蓋内病変には通常 20 mm 以下を用いる.
- 80％前後の等線量曲線（iso-dose curve）で病変を覆うように計画する.
- 病変体積の 95％に対して，処方線量を決定する（d95％処方）.
- AVM に対する治療に比較し，硬膜 AVF は 10〜20％低い線量で制御可能と報告されており，辺縁 16〜18 Gy 程度を照射することが多い.
- すなわち，最大線量の 80％前後の iso-dose curve で処方線量 16〜18 Gy を割り当てると，最大線量は 20〜23 Gy 前後となる.
- ガンマナイフでは 50％ iso-dose curve で病変を囲むことが多く，最大線量は 32〜40 Gy となる❹.

治療計画作成時の注意点

- Target が球形に近い場合には isocentric planning を用い，病変をカバーしうる径のコリメータを選択する.
- Sequential planning などでは病変の大きさに合わせ，使用するコリメータを選択する.
- 病変の平均径の半分から 6 割程度の径のコリメータを用いることが多い（図 3）.
- 頭蓋底の硬膜に位置する AVF では，特に脳幹部や脳神経に対して注意が必要である.

Memo 2

ガンマナイフとの違い①

ガンマナイフではフレームを頭蓋骨にピンで固定し（ピン固定不要のガンマナイフ装置も開発された），フレームを照射装置に固定する. これに対してサイバーナイフでは，60 度ほどに加熱すると軟化する素材を用いたメッシュ状の放射線治療用固定具（シェル）で頭部を固定する（図1）. さらに，CT から頭蓋骨の画像を再構成し，照射中に撮影される頭蓋骨の X 線画像と比較して位置情報を補正し照射を行う.

Tips 3

GTV と PTV と CTV

定位放射線治療においては，悪性腫瘍では腫瘍周囲にも腫瘍細胞が浸潤していると考え，MRI や CT で描出した病変の輪郭よりも外側を腫瘍の輪郭とみなして，病変の辺縁に 1〜数 mm ほど追加して描出したものを target とすることが多い. 前者の画像上腫瘍があるとされる領域・体積を gross tumor volume（GTV：肉眼的腫瘍体積），GTV に悪性腫瘍の浸潤などを見込んで 1〜数 mm ほど辺縁を加えたものを clinical target volume（CTV：臨床標的体積）と呼ぶ. そして，*Memo 2* のようにさらに照射装置や体動などの誤差を見込んだものを planning target volume（PTV：計画標的体積）と呼ぶ. CTV＝GTV＋1〜数 mm，PTV＝CTV＋1 mm などと表現される.

Memo 4

治療計画：ガンマナイフとの違い②

ガンマナイフでは固定された200ヵ所のコバルト線源からガンマ線が照射されるのに対し，サイバーナイフでは重量約150 kgの直線加速器が治療マニピュレーター（6軸間節動作，0.2 mmの反復性能）によって患者の周りを旋回・移動して50〜200本のX線ビームを照射する（図2）．このため，サイバーナイフによる治療の際には1〜2 mmほどの誤差を見積もることがある．すなわち，腫瘍や病変の周囲に1〜2 mmの辺縁を加えたvolumeに対して治療を行うことも多い．

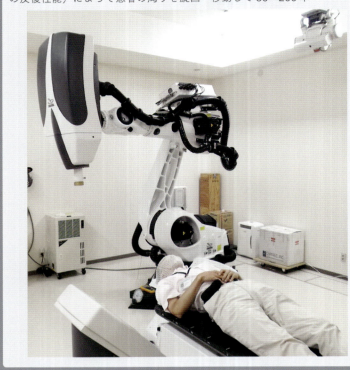

図2．サイバーナイフ装置
右上方は頭蓋の位置を確認・補正するための透視装置．

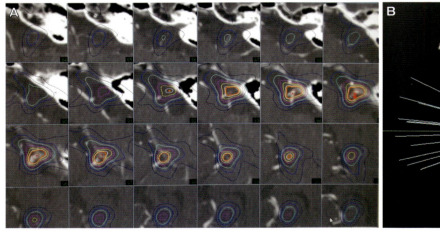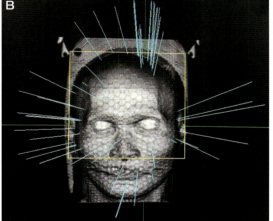

図3．錐体静脈近傍のAVFに対する治療計画
A：sequential planningによる治療計画．脳幹部への照射を抑えた計画となっている．B：照射されるビームは青い線分で表される．

- 脳幹部には10 Gyが1 mL未満，視神経・視路には8 Gyが0.2 mL未満，聴神経や顔面神経には12 Gy未満の照射となるように注意する（表1）．
- このほか，上眼窩裂，海綿静脈洞外側壁，蝸牛，頸静脈孔への照射にも注意が必要である．

表1. 頭蓋内の主要構造の耐容線量

Single-fraction treatment

Serial Tissue	Volume (mL)	Volume Max (Gy)	Max Point Dose (Gy)
Optic pathway	<0.2	8	10
Cochlea			12
Brainstem	<1	10	15
Spinal cord	<0.25 <1.2	10 7	14
Skin	<10	14.4	16

Three-fraction treatment

Serial Tissue	Volume (mL)	Volume Max (Gy)	Max Point Dose (Gy)
Optic pathway	<0.2	15 (5Gy/fx)	19.5 (6.5 Gy/fx)
Cochlea			20 (6.67 Gy/fx)
Brainstem	<1	18 (6 Gy/fx)	23 (7.67 Gy/fx)
Spinal cord	<0.25 <1.2	18 (6 Gy/fx) 11.1 (3.7 Gy/fx)	22 (7.33 Gy/fx)
Skin	<10	22.5 (7.5 Gy/fx)	24 (8 Gy/fx)

(文献17より引用)

- こうした部位に硬膜 AVF が存在する場合には，患者や家族に十分な説明をする必要がある．
- 脳神経などの機能を保護するため，3〜5回の寡分割照射が有効であるとの報告がある．

治療効果（図4）

- これまでのメタアナリシスでは，定位放射線治療による平均閉塞率は63〜71%と報告されている．
- コバルト60からのガンマ線とX線は物理的な性質が似通っており❺，メタアナリシスではガンマナイフおよびサイバーナイフ，LINAC による定位放射線治療のデータをあわせて解析されている．
- 海綿静脈洞部の硬膜 AVF とそれ以外（横〜S状静脈洞，小脳テントなど）の硬膜 AVF の閉塞率は，それぞれ73〜83%および58〜59%である[19,20]．
- 海綿静脈洞部の硬膜 AVF のほうが閉塞率は高いとされているが，両者の間に有意差はないとする報告もある[19,20]．
- また，皮質静脈への逆流のある硬膜 AVF の患者では有意に閉塞率が低く，皮質静脈逆流を有する患者の閉塞率は56%，血管障害のない患者では75%であった[19,20]．

合併症

- 脳実質内に主座を置く AVM と異なり，脳実質に浮腫や囊胞などを生じる危険は低い．

> **Memo 5**
>
> **ガンマナイフに使用されるガンマ線とサイバーナイフに使用されるX線との違い**
>
> ガンマナイフに使用されるガンマ線とサイバーナイフに使用されるX線は波長領域の一部が重なっており，ガンマ線とX線との区別は波長ではなく発生機構による．ガンマナイフのガンマ線はコバルト60から放出され，1.17 MeVと1.33 MeV の 2 つのエネルギーをもつ．サイバーナイフのX線は直線加速器で発生し，6 MV の加速電圧を用いるため6 MV と表現されるが，さまざまなエネルギーのX線が発生している．実効エネルギーは1.5〜1.9 MeV 相当とされ，ガンマナイフのガンマ線との物理的な違いはほとんどないと考えられる[18]．

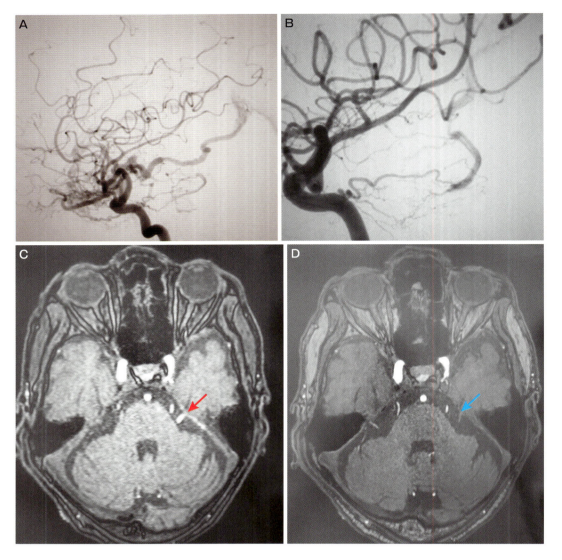

図4 脳血管内治療後に残存した AVF に対するサイバーナイフ治療
A：治療前の脳血管撮影（左内頸動脈）．眼動脈や inferior lateral trunk およびテント枝からのシャントを認める　このほか，外頚動脈系では中硬膜動脈の分枝からのシャントも認めた．B：脳血管内治療（塞栓術）後の脳血管撮影（左内頚動脈）．テント枝からの硬膜 AVF は残存．C：脳血管内治療後，サイバーナイフ治療前の MRA．シャント部位を高信号に認める（→）．D：サイバーナイフ（図3参照）後11ヵ月のMRA．シャントは消失し，低信号となった（→）．

- 頭皮に近い場合には，脱毛が生じることがある．頭皮への照射は，14 Gy を超えないように留意し，14 Gy を受ける頭皮の体積が 10 mL 未満となるように注意している[17]．
- 放射線治療後，発症時の症状の一過性の悪化が約9%，永続的な悪化が 1.3〜2.4%（死亡率 0.2〜0.3%）と報告されている．
- 症状の悪化は，皮質静脈への逆流を伴う患者群で高い（2.4%）とされる（逆流がない患者は 0.9%）[19, 20]．
- 治療後の出血も患者全体では 1.2〜1.6% であるが，皮質静脈への逆流を有する群では 4.2〜4.8% と高くなる．
- 海綿静脈洞部の硬膜 AVF は横〜S 状静脈洞の AVF に比較して，一過性の症状の悪化が多いが，永続する障害の発生は低い（海綿静脈洞部 9.3%→1.9%，横〜S 状静脈洞部 4.8%→3.8%）❻．

Tips 6
海綿静脈洞部 AVF で生じる眼球突出や複視，視力低下などは，一過性に悪化してもその後改善しうることを示すデータである．しかし，これはシャントポイントに限局した治療が奏効した結果ともいえる．
ガンマナイフでのデータでは，海綿静脈洞部の硬膜 AVF では上眼静脈の閉塞により視力障害が 1.4% に生じ，頚静脈孔近傍の AVF で下位脳神経麻痺を生じたとする報告もある[21]．
照射部位近傍の脳神経の障害が生じうることを念頭に置き，脳神経の走行を考慮し，シャントポイントに限局した治療を心がけるべきであろう．

IV (2) 部位別頭蓋内硬膜動静脈瘻の治療

1 横・S状静脈洞部

秋岡直樹

適 応

- 逆行性脳静脈還流を呈する例（特に脳出血・脳梗塞例），逆行性静脈洞還流のために脳静脈還流障害を呈する例（Cognard type IIb 以上）❶．
- 耐え難い耳鳴症状を呈する例は，逆行性脳静脈還流がなくとも患者の生活の質を改善させるために治療を考慮する．

Memo 1

静脈還流形態による分類（図1）

Cognard[22]，Borden[23]，Lalwani[24] の各分類があるが，ここでは Cognard 分類のシェーマを示す（type V は割愛）．Cognard 分類のオリジナルでは，isolated sinus は type IIa＋b に分類されるが，type III と同様に扱われることが多い．

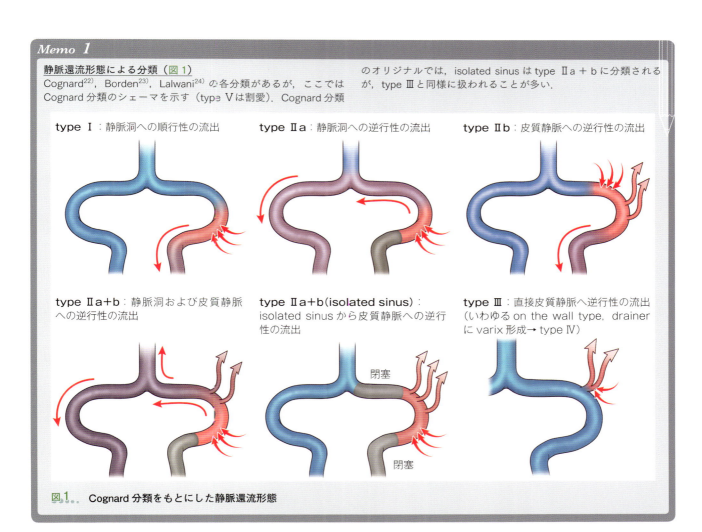

図1. Cognard 分類をもとにした静脈還流形態

ポイント

- 治療の第一目標は，危険な逆行性脳静脈還流を消失させることである．
- わが国では，より根治的な経静脈的塞栓術（transvenous embolization：TVE）を第一選択とするのが一般的である．
- 経動脈的塞栓術（transarterial embolization：TAE）は，isolated sinusで経静脈的塞栓術が困難な症例や，罹患静脈洞に狭窄や閉塞がなく静脈洞を温存すべき場合に選択されることが多い．
- Onyx™（Covidien 社）を用いた経動脈的塞栓術において，罹患静脈洞側へ Onyx™ を penetration させられれば，根治が得られる場合がある．

方 法

経静脈的塞栓術

治療計画

- 閉塞する範囲により静脈洞全体の閉塞，選択的（局所的）閉塞に分けられる．
- シャントが狭い範囲（shunted pouch）に集簇しており，経静脈的にその pouch に入れる場合は選択的な閉塞で根治が望める[25]．
- 治療前に詳細な血管撮影（場合により microangiography）や3D-RA（MIP 画像，MPR 画像）を行ってシャント形成部を明らかにし，アプローチ方法や目標とする塞栓範囲を決定する❷（図2）．

> **Tips 2**
> **治療時の血管撮影所見のチェックポイント**
> ■ 主な feeder
> 外頸動脈系：後頭動脈（OA），中硬膜動脈（MMA），副硬膜動脈（AMA），上行咽頭動脈（APA），後耳介動脈（PAA），浅側頭動脈（STA）
> 内頸動脈系：テント動脈（tentorial artery）
> 椎骨動脈系：後硬膜動脈（PMA），小脳鎌動脈（artery of falx cerebelli）
> ■ 外頸動脈撮影ではシャントの形態と静脈流出路に，内頸動脈撮影と椎骨動脈撮影ではテント上下の脳静脈還流（停滞の有無，正常静脈還流形態）に注目する．
> ■ 静脈還流形態：特に上錐体静脈洞と Labbé 静脈の還流方向に注目する．罹患静脈洞からの選択造影を行うと静脈還流が明瞭に把握できる．
> ■ シャントの範囲：静脈洞交会を含む場合は経静脈的塞栓術のみでは完全閉塞は見込めない．

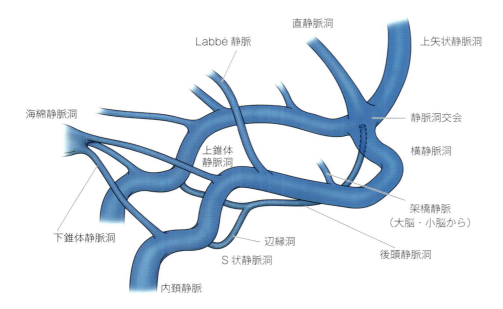

図2. 横・S状静脈洞周囲の典型的な静脈解剖

【主な流入静脈】
- 静脈洞交会（confluence of sinuses, torcular herophili）：上矢状静脈洞（superior sagittal sinus：SSS），直静脈洞（straight sinus），後頭静脈洞（occipital sinus）
- 横静脈洞（transverse sinus：TS）：大脳・小脳からの架橋静脈，Labbé静脈（vein of Labbé），板間静脈（diploic vein），tentorial sinus
- 横〜S状静脈洞移行部：上錐体静脈洞（superior petrosal sinus：SPS）
- S状静脈洞（sigmoid sinus）：下錐体静脈洞（inferior petrosal sinus：IPS），辺縁洞（marginal sinus），脳底静脈叢（basilar plexus），板間静脈

アプローチ方法

- 通常は経大腿静脈アプローチを選択する.
- シャントポイントや逆行性還流をきたした静脈へ安定したカテーテル誘導ができるようなアプローチ方法を選択する.
- 対側頸静脈からのアプローチのほうが上錐体静脈洞やLabbé静脈への誘導が容易なことが多い（図3）.
- Isolated sinusであっても，デバイスと技術を駆使すれば，ほとんどのケースで罹患静脈洞に到達することが可能である❸（図4）.

カテーテルセッティング

- 同軸で中間カテーテルを用いるとサポートが強くなり，マイクロカテーテルの誘導やコイル留置が容易となる.
- システムは6〜7 Fr ガイディングカテーテル（または4〜5 Fr ガイディングシース）＋4〜5 Fr 中間カテーテル＋マイクロカテーテルを使用する.
- アプローチルートが長い場合は，マイクロカテーテルの長さが足りなくなるようなことがないよう，ガイディングカテーテルと中間カテーテルの長さを事前に決定する.

> **Tips 3**
> **閉塞した静脈洞の進み方**
> 中間カテーテルにてバックアップをしっかりととり，閉塞した静脈洞をマイクロガイドワイヤーで探り，病変に向かう．このとき，誤って皮質静脈にガイドワイヤーが入っていかないように常に注意する（穿孔の可能性がある）．ガイドワイヤーが入っても，抵抗が強くてマイクロカテーテルが追従しないことがある．その際は，先端にブレード構造をもつマイクロカテーテルを用いて，シャフトにトルクを加えながら挿入していくと進んでいくことが多い．ただし，過度の回転はカテーテルの断裂をきたすため，トルクが一方向にならないよう注意する.

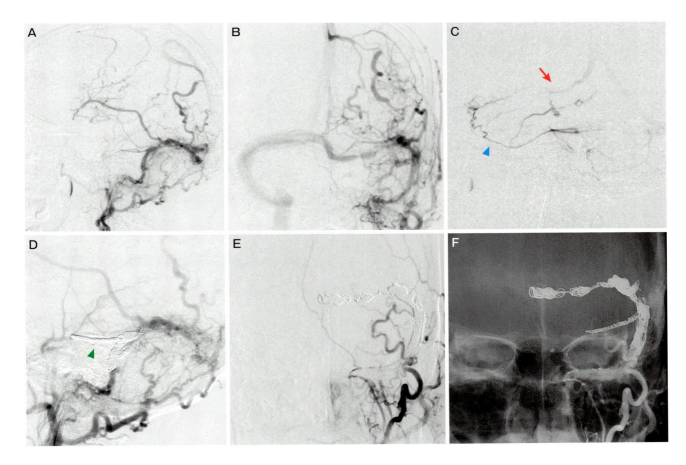

図3. 対側からのアプローチによる経静脈的塞栓術
A・B：左外頸動脈撮影（A：側面像，B 正面像）．主な流入血管は左後頭動脈．左内頸静脈は閉塞しており，右横静脈洞への逆行性還流を認め，Labbé静脈および側頭葉後部〜後頭葉の支質静脈を広範囲に逆流している（Cognard type IIa + b）．大腿静脈アプローチにて5 Fr ガイディングシース（90 cm）＋4.2 Fr 中間カテーテル（120 cm）＋14サイズマイクロカテーテル（150 cm）のコアキシャルシステムを右内頸静脈へ誘導し，対側からのアプローチにて左S状静脈洞に到達した．C（側面像）：上錐体静脈洞にマイクロカテーテルを留置して静脈造影を行うと，sphenopetrosal veinから浅中大脳静脈への逆流（▶）および錐体静脈から脳幹静脈を介するRosenthal静脈への逆流（→）が認められた．D（側面像）：まず上錐体静脈洞のコイル塞栓を行い（▶），S状静脈洞の心臓側から詰め戻ってくる形でコイル塞栓した．E（正面像）：次いでLabbé静脈の入孔部付近をtightに塞栓し，横静脈洞の正中側までコイルを充填してシャントは消失した．F（正面像）：充填したコイルの形状．

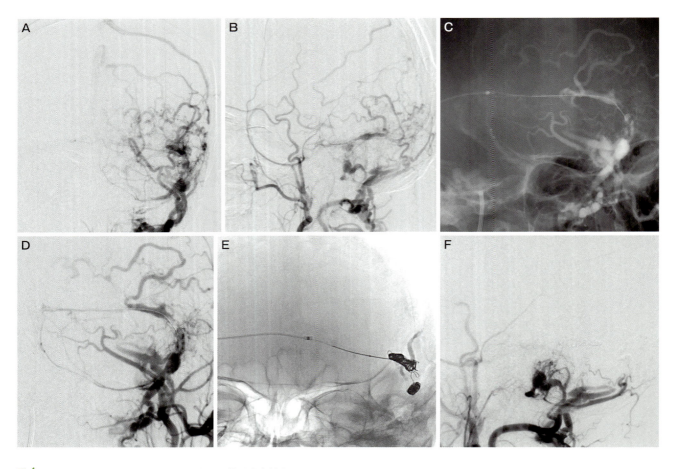

図 4. Isolated sinus 症例に対する経皮的経静脈的塞栓術
左外頸動脈撮影（A：正面像，B：側面像）．主な feeder は左後頭動脈．左 S 状静脈洞は isolation されており，左側頭葉後部～後頭葉皮質静脈を逆流し，前方へは海綿静脈洞へ，上方へは上矢状静脈洞へ抜けていた．まず緊急処置として後頭動脈から経動脈的塞栓術を行い，後日経静脈的塞栓術を実施した．大腿静脈アプローチにて 5 Fr ガイディングシース（90 cm）＋ 4.2 Fr 中間カテーテル（120 cm）＋ 14 サイズマイクロカテーテル（150 cm）のコアキシャルシステムを右内頸静脈へ誘導し，中間カテーテルは静脈洞交会まで誘導した．マイクロガイドワイヤーにて閉塞した左横静脈洞を掘り進み（C：右斜位像），マイクロカテーテルを isolated sinus 内へ誘導した（D：右斜位像）．心臓側から tight にコイル塞栓を行い（E：正面像），皮質静脈に向かうシャントを閉塞した（F）．板間静脈に流出するシャントは無害と考え，意図的に残した．

- 長さを稼ぐために，Y コネクターは短めのものを選択するとよい．ガイディングカテーテルと中間カテーテルの間は T コネクターや止血弁を使用してもよい．

塞栓の手順

- 危険な静脈逆流路を選択的に塞栓することを第一に心がける．
- まずは逆流の認められる上錐体静脈洞や Labbé 静脈入孔部にマイクロカテーテルを誘導して，ある程度コイルを留置し，巻き戻るように静脈洞塞栓を行うとよい❹❺．
- シャント部においては，静脈洞を内から外に圧迫するように大きめのコイルでフレームを巻いてから，フレーム内を密に塞栓する．
- 罹患静脈洞に脳静脈が順行性に還流している場合は，静脈洞内のコイル充填を脳静脈入孔部手前までとし，順行性還流を温存する❻．
- 静脈洞交会近傍に残存するシャントに対しては，経動脈的塞栓術を追加するとよい．

> **Pitfalls 4**
> **反質静脈逆流の残存**
> 無計画な静脈洞塞栓をしてしまうと，皮質静脈逆流を残してその静脈にアプローチできなくなるという最悪の状況に陥る危険がある．特に静脈洞が多重構造をもつ場合があるので，あらかじめ逆流している静脈に入ることができるのを確認し，その静脈から塞栓を開始することが肝要である．

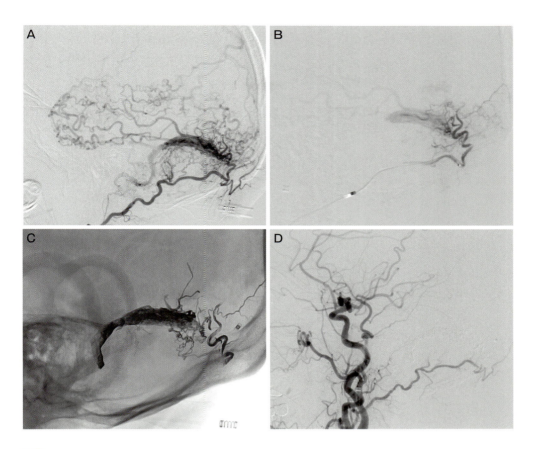

図 5. Isolated sinus 症例に対する Onyx™ を用いた経動脈的塞栓術
主な feeder は左後頭動脈で，ほかに中硬膜動脈，後耳介動脈，テント動脈からも流入する．大腿動脈アプローチにて 5 Fr ガイディングシース（90 cm）＋ 4.2 Fr 中間カテーテル（120 cm）＋塞栓用バルーンカテーテル（Scepter C®：テルモ社）のコアキシャルシステムを用いた．
A：左後頭動脈撮影：側面像．著明な皮質静脈逆流を認める．B：左後頭動脈末梢より上行する feeder からの選択的撮影（側面像）．この位置から Scepter C® のバルーンを拡張させたうえで Onyx™-18 をゆっくりと注入した．Onyx™ を罹患静脈洞に到達させ，さらに注入を続けると静脈洞内を完全に閉塞させることができた（Onyx™ は計 3 mL 使用）．C：塞栓後の Onyx™ 形状（側面像）．D：塞栓後の左総頸動脈撮影（側面像）．シャントは完全閉塞した．

経動脈的塞栓術

- Feeder がびまん性に入る症例では，根治は困難なことが多い．
- 液体塞栓物質を用いる場合，後頭動脈や中硬膜動脈から塞栓を行うことが多いが，いずれもより末梢の分枝を選択したほうが安全である❼．
- Feeder の多くは強く蛇行していることが多く，より末梢へマイクロカテーテルを誘導するためには中間カテーテルを用いてバックアップをとるほうがよい．
- NBCA（n-butyl-2-cianoacrylate）はリピオドール® で 15〜25% に希釈した低濃度のものを用いることが多い．
- 低濃度 NBCA はリピオドール® の比率が高い結果，粘度が高くなるため，加温して粘度を低下させるとよい．
- Onyx™ を用いた塞栓術は，2018 年に保険適用が認められ，今後普及する可能性が高い．
- Onyx™ の扱いに慣れれば静脈側への penetration は比較的容易であり，1ヵ所からの経動脈的塞栓術で複数の feeder を閉塞させることができ，根治が望める（図 5）．

Troubleshooting 5
皮質静脈逆流が残存した場合
万が一，皮質静脈逆流を残して静脈洞を閉塞させてしまった場合は別のルートでのアプローチによる閉塞を試みる．たとえば上錐体静脈洞は，左右の下錐体静脈洞から海綿静脈洞を経由して到達可能である．Labbé 静脈の逆流を残してしまった場合は，吻合している別の皮質静脈を経由するか経動脈的塞栓術に切り替える．それも難しい場合は，直達手術による遮断も考慮する．

Pitfalls 6
正常静脈還流の温存に注意
症例によっては，上錐体静脈洞や Labbé 静脈が正常還流路として機能している場合がある．それらの静脈の静脈洞との合流部をコイル塞栓してしまうと，静脈還流障害を招き，静脈性梗塞や脳出血などの合併症を生じる可能性がある．正常静脈還流を妨げないような塞栓を計画する必要がある．

> **Pitfalls 7**
>
> **液体塞栓物質の迷入，脳神経障害への注意**
>
> 液体塞栓物質を用いて経動脈的塞栓術を行う際，動脈のネットワークを介して，ほかの分枝や椎骨動脈に迷入することがあるので，細心の注意を要する．動脈間の吻合は造影されなくとも潜在的に存在するため，解剖学的に熟知しておく必要がある．
>
> ■ 後頭動脈：1st segment から上方に分岐する stylomastoid artery は，顔面神経および中耳の栄養に関与している．2nd segment から下方に分岐する筋肉枝は，後頭骨と C1 の間または C1/C2 間で椎骨動脈と吻合している．3rd segment から上方に分岐する mastoid branch は，椎骨動脈からの後硬膜動脈や上行咽頭動脈との吻合がある．
>
> ■ 中硬膜動脈：棘孔を通過してすぐに分岐する petrosal branch は，顔面神経を栄養し，前下小脳動脈との吻合がある．また塞栓物質が逆流して後方から前方に進入した場合，Ⅲ，Ⅳ，Ⅴ，Ⅵ 脳神経麻痺，inferolateral trunk や meningohypophyseal trunk を介する内頚動脈への迷入，recurrent meningeal artery から眼動脈への迷入が生じる可能性がある．

- Onyx™ は NBCA に比べて容易に他血管領域へ進んでいくため，塞栓物質の挙動には十分な注意を要する ❼.
- コイルや粒状塞栓物質のみによる塞栓は，一時的なシャントの軽減は得られるものの，再発をきたすため根治療法にならない．

(2) 部位別頭蓋内硬膜動静脈瘻の治療

IV 2 上矢状静脈洞部

増尾　修

総　論

- 頭蓋内硬膜動静脈瘻（AVF）のうち，3〜5% と比較的稀である.
- 上矢状静脈洞（SSS）は両側大脳半球からの表在静脈が集約されるため，この部位の硬膜 AVF では，これらの静脈還流障害をきたし，静脈性梗塞，進行性認知症，慢性頭蓋内圧亢進症を呈する.
- ほかの部位に比して出血，難治性痙攣などの aggressive feature を呈することが多いのも特徴である.
- 血管内治療が第一選択であるが，外科的治療および定位放射線治療の報告がある. 外科的治療では，以前には skeletonization の報告もあるが再発率が高いことから，確立された治療とは言い難い. 一方で，シャント部位での disconnection は治癒率も高く，良好な成績が報告されている[26].

治療の実際

- 中硬膜動脈，後頭動脈，浅側頭動脈，前大脳鎌動脈などが主たる feeder となるが，稀に前大脳動脈や中大脳動脈の皮質枝が feeder となることもある.
- 根治的治療として，経動脈的塞栓術（transarterial embolization：TAE）すべき症例と，経静脈的塞栓術（transvenous embolization：TVE）すべき症例があるが，その使い分けのポイントは，シャント部位の同定と上矢状静脈洞の還流状況にある.

シャント部位の同定 ❶

- シャントは，大きく分けて上矢状静脈洞壁に存在する場合と，やや外側の硬膜上（表在静脈が硬膜静脈に移行する部位）に存在する場合がある.
- 後者の場合，sinus packing してもシャントは消失し得ず，かえって皮質静脈への逆流を増やすだけになり，症状悪化につながるので注意が必要である.
- 上記のシャント部位の同定は，通常の血管撮影に加えて，選択的血管撮影を必要とすることが多い.

Memo 1

上矢状静脈洞部の解剖と，この部位の硬膜 AVF

上矢状静脈洞部に流入する静脈には，大脳外側面の静脈（lateral group）と大脳内側面の静脈（medial group）がある. medial group は上矢状静脈洞に直接流入するのではなく，傍正中の硬膜内あるいは硬膜下腔で lateral group と合流し，架橋静脈となり上矢状静脈洞に注ぐ[27]. この部分は直接架橋静脈が上矢状静脈洞に注ぐ場合と，硬膜静脈に移行して上矢状静脈洞に注ぐ場合がある. この硬膜静脈は，大脳鎌や硬膜外側からの硬膜静脈や板間静脈，drainer を介して頭蓋外の静脈とも交通があり，この周囲に AVF が形成された場合の drainer となりうるし，また上矢状静脈洞に閉塞機転が働いた場合の側副血行路ともなりうる[28].

上矢状静脈洞の還流

● 上矢状静脈洞が正常還流に関与しているかで方針が分かれる.
● 正常還流に関与している場合は,上矢状静脈洞を閉塞させうることはできないため,シャント部位を確実に閉塞させることが必要である.

液体塞栓物質による経動脈的塞栓術

● 根治的治療を目指す場合は,液体塞栓物質（NBCA, Onyx™）での治療が必要である.
● 治療前に,根治的治療を目指す target vessel をあらかじめ決めておくことが必要であり,無計画な塞栓は根治的治療の機会を逃してしまうことにもなる.
● マイクロカテーテルは通常,Marathon™（Medtronic 社）や Defrictor®（メディコスヒラタ社）などの flow directed catheter を使用することが多い❷.
● 液体塞栓物質注入前に,マイクロカテーテルからの造影を頭に入れておく必要があるが,粘稠度の違いから造影剤での描出と実際に液体塞栓物質の挙動とは違うことも認識しておく.
● 低濃度 NBCA では,Onyx™ と同様,まずシャント手前の別の feeder に逆流することがあり,不必要な部位への流入がある場合は休止し,再注入することで有効な塞栓が可能となる❸.

代表症例 1

● 59 歳,男性.急激に進行する性格変化,認知症で発症.数年前に両側中大脳動脈瘤に対してクリッピング術を施行後の *de novo* 多発性硬膜 AVF である.
● 両側横〜S 状静脈洞部および静脈洞交会,そして上矢状静脈洞部にシャントが多発性に形成されており,左横静脈洞閉塞および右横静脈洞部狭窄を伴っていた.
● 上矢状静脈洞はほぼ閉塞状態で,両側後頭動脈からの血流は parasinus を介して両側表在静脈に逆流し,また一部開存している上矢状静脈洞から直静脈を介し,皮質静脈への著明な逆流を認めた（図1, 図2）.
● 認知症の原因は,主として,上矢状静脈洞部の硬膜 AVF によるものと考え,低濃度 NBCA での根治的塞栓術を計画した.頭皮血流障害も危惧されたために 2 期的に計画した.
● 初回は,target vessel 以外の後頭動脈の末梢分枝を両側計 3 本 20% NBCA で塞栓.2 回目は両側の target vessel に対して根治的治療を計画.右総頚動脈に 7 Fr Envoy®（cordis 社）を留置し,さらに右後頭動脈に 4 Fr セルリアン™ を挿入.Marathon™ をできるだけ末梢に進めた（図3A・B）.
● ここから 13% NBCA を注入.最初 Marathon™ 先端から出た NBCA はすぐ逆流してきたため 10 秒休止.再注入すると先進し,頭蓋骨を貫通して parasinus,さらに多数ある別の feeder に逆流した（図3C・D）.

Tips 2

経動脈的塞栓術のコツ

経動脈的塞栓術を効率よく施行するためには,マイクロカテーテルをより末梢に挿入する必要がある.上矢状静脈洞部硬膜 AVF の場合,target vessel となりうるのは,多くは中硬膜動脈,後頭動脈などであり,屈曲蛇行が強い.このため中間カテーテルの使用が有効である.通常,Marathon™ を使用する場合は 4.2 Fr Fubuki™（朝日インテック社）や 4 Fr セルリアン™,Defrictor™ を使用する場合は,3.4 Fr Tacticts™（Technocrat 社）を使用する.またこれらの flow−directed catheter は,やや先進させたガイドワイヤーを抜くことで進めていくなど,その特性を十分活かさないと末梢には進まない.マイクロガイドワイヤーは好みにもよるが,筆者らは,比較的近位部では Traxcess®（テルモ社),末梢では TENROU™ 1014（カネカメディックス社）を使用している.

Memo 3

Onyx™ を使用した経動脈的塞栓術

Onyx™ は,わが国において 2018 年 4 月,世界で初めて dAVF に対する治療承認を得た.すでに Onyx™ による経動脈的塞栓術の有効性を示す報告が国内外で多数ある.ただし,わが国では離脱型マイクロカテーテルは未承認であるため,効率よく Onyx™ を注入するために,バルーンカテーテルである Scepter®（テルモ社）が使用されている.Marathon™ と同様,より末梢に挿入することが必要であり,4 Fr 中間カテーテルを使用したほうがよい.Onyx™ 注入途中で,閉塞程度を確認するために,適宜血管造影が必要であるため,ガイディングカテーテルは 7 Fr 相当のサイズが必要である.

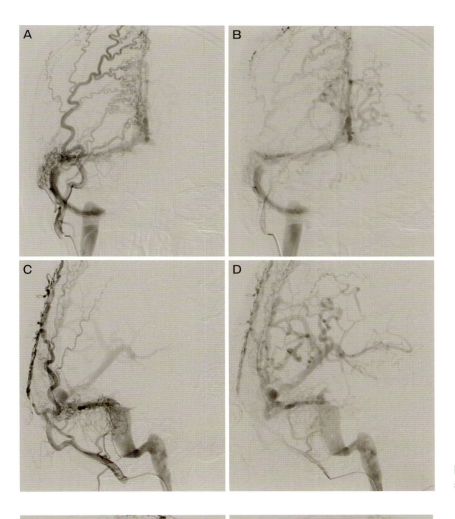

図.1.. 症例1の右外頸動脈撮影
術前．A・B：正面．C・D：側面．

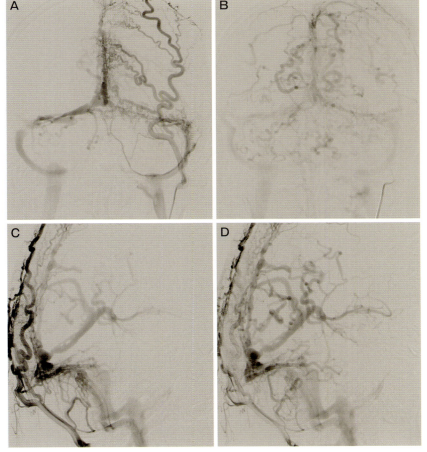

図.2.. 症例1の左外頸動脈撮影
術前．A・B：正面．C・D：側面．

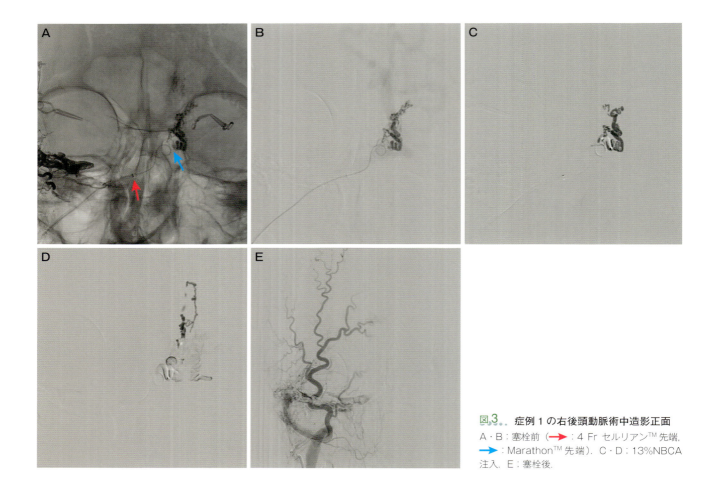

図3. 症例1の右後頭動脈術中造影正面
A・B：塞栓前（→：4 Fr セルリアン™ 先端, → ：Marathon™ 先端）．C・D：13%NBCA 注入．E：塞栓後．

- 適宜休止しつつ，最終的には残存する上矢状静脈洞にも流入し得た．注入時間11分，注入量1.7 mLで終了．塞栓後の右後頭動脈撮影では，上矢状静脈洞部のシャントはほぼ消失した．
- 次いで同様に左側の後頭動脈の分枝に対して塞栓し，上矢状静脈洞の部分に関しては，ほぼシャントは消失した（図4）．
- 術後画像ではNBCAが左右多数の流入血管へ逆流し，castを形成していた（図5）．
- 術前の長谷川式認知症スケールは5点であったが，術後1ヵ月で25点に回復．6ヵ月後の血管撮影では，上矢状静脈洞部分のシャントは完全治癒していた（図6）．
- なお，本症例はOnyx™ 承認以前の症例であり，現在ではOnyx™ による塞栓術の良い適応である．

固体塞栓物質による経動脈的塞栓術

- 姑息的にシャント血流を減ずる目的で，粒子塞栓〔Embosphere®（日本化薬社）〕を行うこともある．ただし，粒子塞栓の場合は高率に再開通することも念頭に置く．
- シャントが大きく，経動脈的に挿入したマイクロガイドワイヤーおよびマイクロカテーテルが，シャントを越えて静脈側に挿入できることがある．この場合は静脈からコイルにて塞栓をする．

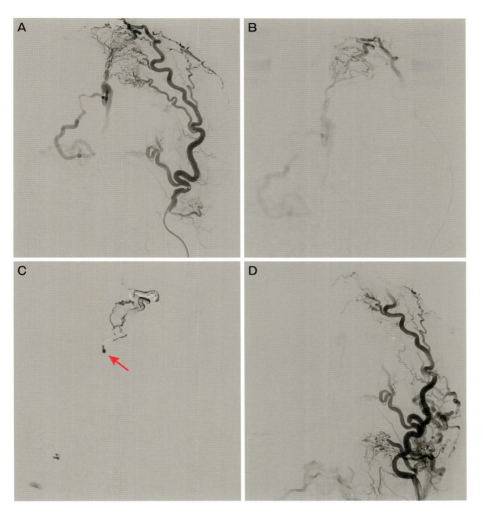

図4. 症例1の左後頭動脈術中造影正面
A・B：塞栓前．C：13%NBCA注入（→：上矢状静脈洞に入ったNBCA）．
D：塞栓後．

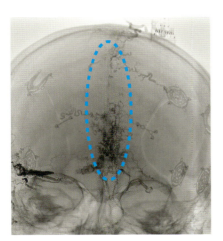

図5. 症例1のNBCAのcast

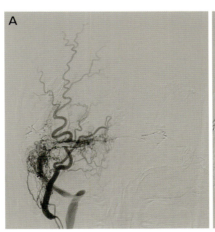
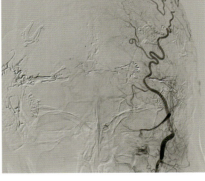

図6. 症例1の6ヵ月後血管撮影正面
A：右後頭動脈撮影．B：左後頭動脈撮影．

- このような症例の場合，PVAなど粒子塞栓をすると，静脈側に流入し，静脈還流障害を助長してしまい，かえって症状が悪化してしまうことがあるので注意が必要である．

代表症例 2

- 38 歳，女性．頭痛精査のための MRI（図 7A）にて異常を指摘された．
- 右外頸動脈撮影で，中硬膜動脈がシャントを介して拡張蛇行した皮質静脈，やや遅れて上矢状静脈洞が順行性に造影された（図 7B～D）．
- さらに，前大脳鎌動脈，浅側頭動脈，および前大脳動脈皮質枝からもシャントへの流入を認めた．
- 中硬膜動脈経由での経動脈的塞栓術を計画し，Transcend™ soft tip（Stryker 社）を軸に PROWLER®14（Codman 社）を中硬膜動脈に進めていくと，PROWLER® がシャントを越えて drainer 側に挿入し得た（図 8A）．ここでコイルを用いて静脈側よりシャント側へ戻りながら塞栓を行った（図 8B）．
- 最終的に GDC10 ソフトコイル™（Stryker 社）7 本にてシャントは完全消失した（図 8C・D）[29]．

> **Tips 4**
> **閉塞した静脈洞の貫通**
> アクセスルートである静脈洞に閉塞性変化がある場合，ガイドワイヤーにて探ることになるが，マイクロガイドワイヤーではうまく貫通できないことがある．無理と考えたときは，0.035 inch ガイドワイヤーを使用する．マイクロガイドワイヤーのほうが当然安全ではあるが，一方で違うルーメンに迷入しやすく，一長一短ある．0.035 inch ガイドワイヤーが末梢に到達すれば，blank roadmap にてガイドワイヤーの入ったルーメンを確認しつつ，マイクロカテーテルを挿入し，造影で末梢のルーメンに入っていることを確認する．

経静脈的塞栓術

- 上矢状静脈洞が狭窄・閉塞性変化をきたし，正常還流に関与していない場合に可能である．
- シャントが上矢状静脈洞壁に存在せず外側型である場合には，sinus packing してしまうと，packing が進んでいったとしても全くシャントが消えず，むしろ皮質静脈への負担を強くしてしまう可能性がある．

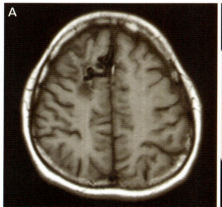
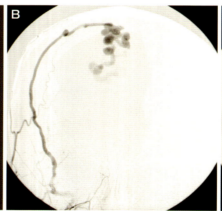
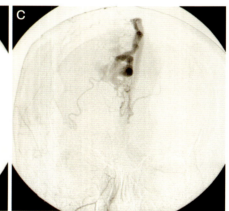
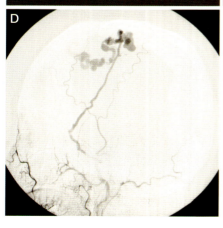

図 7．症例 2 の術前画像
A：術前 MRI．B・C：右外頸動脈撮影正面．D：右外頸動脈撮影側面．

- このため術前のシャント部位の同定が重要であるが，実際に術前に判別がつかない症例も存在し，術中に塞栓が進むにつれてシャント血流が減弱しているかどうか，確認する．減弱がない場合は外側型の可能性があり，経静脈的にシャントを探る，あるいは経動脈的塞栓術も追加治療として考慮する．
- 経大腿静脈的アプローチが一般的であるが，病変までの距離が長くサポート力が必要となるため，triaxial system が有効となる．6 Fr もしくは 7 Fr ガイディングカテーテルを最低限頚静脈球まで留置する．中間カテーテルとして，Tempo®4（Cordis 社），4 Fr セルリアン™ などが用いられるが，いずれも性能が良いため，できる限り病変部近くまで進める．
- 経大腿動脈的に病変部位まで到達できない場合は，頚静脈穿刺あるいは上矢状静脈洞直接穿刺も考慮する❹．
- 目標とする部位に到達すれば，動脈撮影，さらに静脈洞撮影も行い，塞栓すべきルーメンに入っているか確認したうえで，必要最小限の距離で密な packing を心がける❺．
- シャントが外側型である場合，理論的には，経静脈的にマイクロカテーテルをシャントポイントに挿入して塞栓することで治療できるが，必ずしも容易でない．その際には，超選択的動脈撮影あるいは 3D 撮影などで，上矢状静脈洞からシャントポイントに通ずる通路の同定が必要である．

> **Tips 5**
> **マイクロカテーテルが病変部位に入っているかの確認**
> 静脈洞は隔壁によって複数のコンパートメントに分かれていることがある．このため，透視の正面，側面画像でマイクロカテーテルが病変の存在する腔に挿入できているかのように見えても，実際は隣接するコンパートメントに入っていて塞栓を進めていってもシャントが消えないことがある．このため，動脈側からの撮影と，マイクロカテーテルからの撮影を同じ撮影で時相を変えて造影すると，マイクロカテーテルが病変の存在するコンパートメントに入っているか確認しやすい．

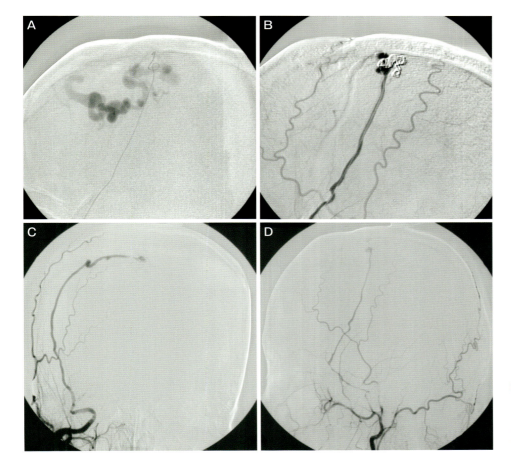

図 8. 症例 2 の術中・術後画像
A：マイクロカテーテルからの術中造影側面．B：塞栓術中造影側面．
C：外頚動脈撮影正面（塞栓術後）．
D：外頚動脈撮影側面（塞栓術後）．

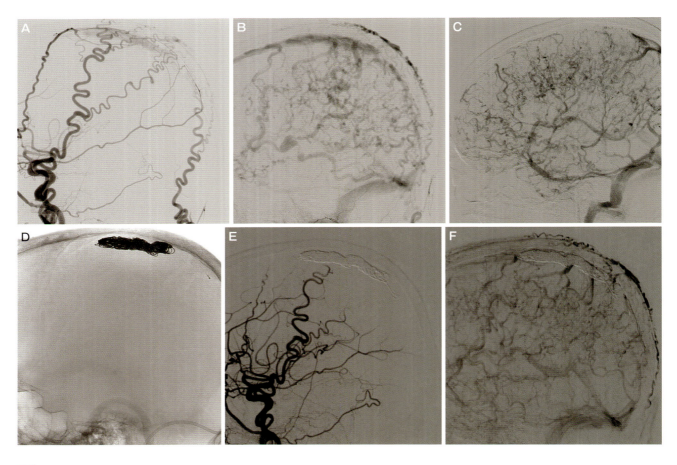

図 9. 症例 3 の術前・術後画像
A：右外頚動脈撮影（術前側面）．B・C：右内頚動脈撮影（術前側面）．D：上矢状静脈洞塞栓．E・F：右内頚動脈撮影（術後側面）．

（症例提供：新潟脳外科病院　藤本剛士氏）

代表症例 3

- 64歳，男性．脳ドックで発見された上矢状静脈洞硬膜 AVF．
- 血管撮影では，両側中硬膜動脈，浅側頭動脈，後硬膜動脈を主たる流入血管とする，上矢状静脈洞硬膜 AVF を認めた．
- シャント血流はまず上矢状静脈洞に流入し，皮質静脈に逆流していた（図 9A・B）．
- 上矢状静脈洞の後半部は，シャント血流は入らず，正常還流に寄与していることより（図 9C），罹患上矢状静脈洞の心臓側は閉塞しているものと考えられ，経大腿静脈的に閉塞した上矢状静脈洞を貫通させたうえでの sinus packing を計画した．
- 6 Fr Flexor® Shuttle® Guiding sheath（Cook Medical 社）を左頚静脈に留置し，PXSLIM™（メディコスヒラタ社）を閉塞している上矢状静脈洞部まで挿入した．次いでラジフォーカス®GT WIRE（テルモ社）0.016 inch にて閉塞している上矢状静脈洞を貫通させ，PXSLIM™ を罹患上矢状静脈洞の前方部まで挿入し，ここより The Penumbra Coil 400™（メディコスヒラタ社）を中心に密に塞栓した（図 9D）．
- 術後シャントは完全消失を得た（図 9E・F）❻．

> **Memo 6**
> **上矢状静脈洞 stenting**
> 上矢状静脈洞硬膜 AVF に上矢状静脈洞の狭窄および閉塞性変化を伴うと，静脈還流を悪化させるため，この狭窄・閉塞性変化を PTA / stenting で解除する方法である．Ohara らは，粒子による経動脈的塞栓術に加えて，閉塞していた上矢状静脈洞に PTA / stenting を行い，良好な結果を得た症例を報告している[30]．上矢状静脈洞の静脈血栓症の後に硬膜 AVF が発生したという報告もあり，硬膜 AVF の発生機序からみても理にかなった治療である．ただし，術後の硬膜 AVF の再発悪化やステントの開存状況などを含めた長期的成績が不明であること，また上矢状静脈洞に deliver できうるバルーンやステントなどデバイスの問題もあり，現時点では第一選択の治療法とはならない．

IV 3 海綿静脈洞部

（2）部位別頭蓋内硬膜動静脈瘻の治療

中川一郎

はじめに

- 海綿静脈洞部硬膜動静脈瘻（cavernous sinus dural AVF：CSdAVF）は，40〜60歳代の女性に多く，わが国の硬膜AVFのなかでも最も発生頻度の高い部位である．
- 同部位に発生した硬膜AVFのほとんどは，現在では脳血管内治療，特に経静脈的塞栓術（transvenous embolization：TVE）によって治療される．治療の歴史的変遷や病態理解のための発生学的背景，機能的解剖に関しては他稿に譲り，本稿ではCSdAVFの分類，適応から経静脈的塞栓術を中心とした治療の実際について解説する．

分類

- CSdAVFは，血管造影検査の所見から病期分類が提唱されている[31]．
- ① proliferative type はびまん性シャントを有しシャント量が多く，下錐体静脈洞（inferior petrosal sinus：IPS）からの順行性灌流が保たれているタイプ，② restrictive type はシャント数やシャント量は①に比し減少し，順行性灌流が閉塞しているタイプ，③ late restrictive type は②よりもさらにシャント量が減少し，海綿静脈洞や逆行性の灌流路の描出が血管造影の静脈後期相まで残存・停滞するタイプである．
- ①②のタイプでは上眼静脈（superior ophthalmic vein：SOV）の逆流に伴う充血，眼球突出，眼窩周囲痛，眼瞼浮腫などの症状が多く，③では海綿静脈洞の圧上昇に伴う視力障害，眼球痛，網膜出血などが多いとされる．
- 病期は①→②→③の順に進行し，症状増悪をきたさずに自然治癒する場合もある．

適応

- 前述のように，CSdAVFは病態が経時的に変化し自然治癒する例もあるため，無症状のものや充血などの眼症状のみの場合にはいったん経過観察を行うのも選択肢の一つとなりうる．
- しかし，皮質静脈逆流があり静脈うっ血が生じている restrictive type や，海綿静脈洞の圧上昇により視力障害が進行する late restrictive type の病態では，積極的な治療が勧められる❶．

> *Pitfalls 1*
> 病期が進行しているにもかかわらず，上眼静脈の閉塞により眼症状が軽快する場合があり，経過観察中に脳出血を発症するケースがある．本病態を疑った際には精密検査を行い，血管造影所見をもとに治療適応を十分検討することが重要である．

治療方法

- 治療方法には，経動脈的塞栓術（transarterial embolization：TAE）と経静脈的塞栓術がある．
- 近年 Onyx™（Covidien 社）を用いた経動脈的塞栓術による良好な成績が報告されているが，液体塞栓物質を用いた経動脈的塞栓術では，脳神経麻痺をきたす可能性や dangerous anastomosis を介した塞栓合併症を引き起こす可能性があり，シャント量を減少させる補助的な目的で行われる場合が多い．
- 経静脈的塞栓術は罹患静脈洞および流出路をコイル塞栓する治療であり，根治を目的とした治療の第一選択となる．しかし，静脈洞へのアクセスや塞栓方法には症例に応じた工夫が必要となる．

経静脈的塞栓術の実際

海綿静脈洞へのアクセス

- 海綿静脈洞へのアクセスには，海綿静脈洞に連続する静脈流出路が検討されるが（図1），通常は IPS 経由が用いられる．
- しかし多くの症例では IPS は閉塞しており，閉塞している IPS にマイクロカテーテルを通過させる必要がある（図2）．

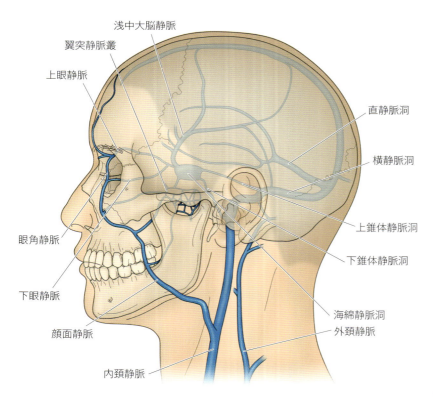

図1．海綿静脈洞と関連する静脈流出路

- IPS経由でのアクセスが困難な場合や，ほかに海綿静脈洞に到達可能なアクセスルートがある場合には，顔面静脈経由（図3），上錐体静脈洞（superior petrosal sinus：SPS）経由（図4），海綿間静脈洞経由，翼突静脈叢経由などのほかのアクセスルートを個々の症例に応じて検討する必要がある．

IPS経由

- 閉塞しているIPSを経由して海綿静脈洞にマイクロカテーテルを誘導するには，0.035 inchのガイドワイヤーを用いて閉塞しているIPSを貫通させた後にマイクロカテーテルを誘導する方法と，最初からマイクロカテーテル，マイクロガイドワイヤーを用いて誘導する方法がある．筆者らは，血管穿孔などの合併症リスク低減のため主に後者を用いている．
- 閉塞しているIPSを貫通するには十分なバックアップが必要な場合があり，6 Frのガイディングカテーテルに4 Frのカテーテルを同軸にIPSまで進めると，十分なバックアップが得られる．
- IPSを真正面から見るために正面管球をすくう角度（Waters view）とし，側面と合わせて2方向を絶えず確認しながら進むことが重要である（図2B）．

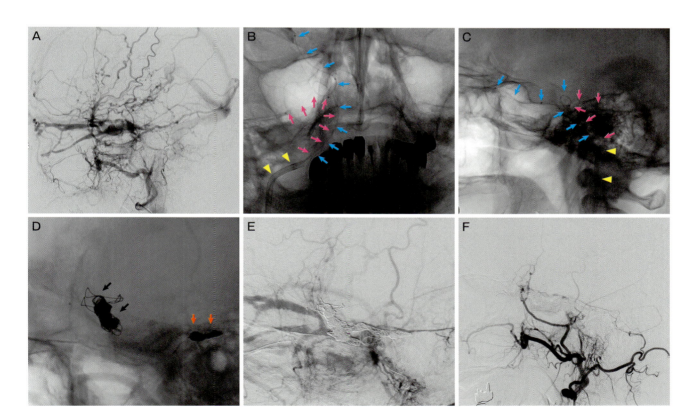

図2. 閉塞IPS経由でアプローチした両側CSdAVF症例

A：右外頚動脈造影側面像．流出路は両側上/下眼静脈，両浅中大脳静脈，右SPSと左IPS．右IPSは閉塞している．B・C：正面像（B）および側面像（C）にて6 FrガイディングカテーテルがIPS入口に誘導され（▶），閉塞した右IPSを経由して2本のマイクロカテーテルが右海綿静脈洞から右上眼静脈（→）および右SPS（→）に誘導されている．D：側面像にて，まず危険な流出路である右SPS出口をコイルで塞栓し（→），続いて右浅中大脳静脈出口をコイルで塞栓したところ（→）．E：右外頚動脈撮影側面像．主要な流出路である上眼静脈にマイクロカテーテルを留置した状態で，もう1本のマイクロカテーテルでsinus packingを行ったところ．F：右外頚動脈撮影側面像．最後に留置しておいたマイクロカテーテルから右上眼静脈をコイルで閉塞し，右側のシャントは消失した．左側については後日塞栓を行った．

- また，IPS の開口部が頸静脈球付近にある例はむしろ少なく，実際には頭蓋外の内頸静脈に開口するタイプが 37％，IPS から anterior condylar vein へ流出するルートを経て頭蓋外内頸静脈へ開口するタイプが 35％ とされており[32]，IPS への誘導が困難な場合はガイディングカテーテルを下げて，より低い位置から探るとよい．
- 2 本のマイクロカテーテルを海綿静脈洞内に誘導するダブルマイクロカテーテル法を用いる場合には，1 本目のマイクロガイドワイヤーとマイクロカテーテルをメルクマールに，2 本目のマイクロガイドワイヤーを誘導する（図 2B・C）．

顔面静脈経由

- 顔面静脈経由の場合には，海綿静脈洞到達までの距離が遠くなるので，4 Fr の中間カテーテルをできるだけ遠位に進めることが重要である（図 3C）．
- また，眼角静脈のところで急峻にカーブするので，マイクロガイドワイヤーの角度を調節して越える．上眼静脈まで誘導できれば，あとは直線的に進めば容易に海綿静脈洞に達する．

SPS 経由

- SPS 経由もしばしば用いられるアクセスルートである（図 4B）．

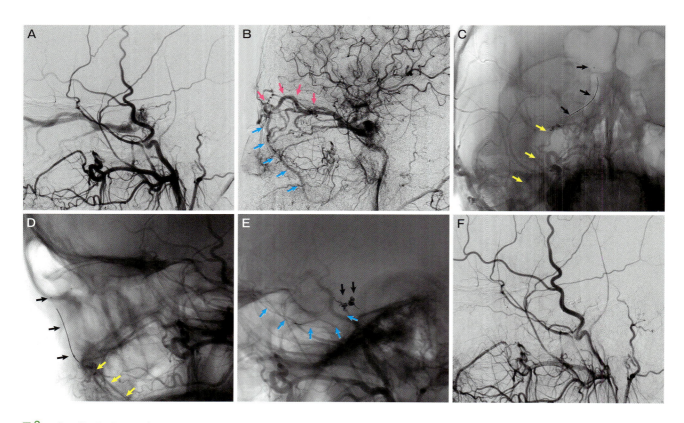

図 3． 顔面静脈経由でアプローチした症例
A：右外頸動脈撮影側面像．海綿静脈洞後上方に右中硬膜動脈および右上行咽頭動脈からシャントポーチを形成している．流出路は右上眼静脈から顔面静脈へのルートのみである．B：右総頸動脈撮影側面像．右上眼静脈（→）から顔面静脈（→）への流出路が描出されている．C・D：正面像（C）および側面像（D）にて，4 Fr コアキシャルカテーテルが右頬付近の顔面静脈まで誘導されている（→）．マイクロカテーテルは眼角動脈付近まで誘導されている（→）．E・F：右外頸動脈撮影側面像．マイクロカテーテルが上眼静脈を経由して海綿静脈洞後上方のシャントポーチまで誘導されており（→），シャントポーチ部分を選択的にコイル塞栓（→）したところ（E）．F：シャントが完全に消失している．

- 同側S状静脈洞との角度が急峻の場合は，反対側から静脈洞交会を介してアクセスすると誘導できる場合がある．
- SPS経由で塞栓を行う場合には，危険性の高いSPSの閉塞が塞栓の最後になるため，できるだけシャントポイントを閉塞してシャント圧を下げてから詰め戻るような工夫が必要である❷．

海綿静脈洞の閉塞

- シャントポイントが限局している場合やポーチを形成している場合には，シャントポイントのみの閉塞が可能な場合がある（図3）．
- また，ポーチがなくともシャントポイント付近を限局して塞栓できる場合があり，可能であればまず試みる．
- しかし，多くの例ではシャントポイントがびまん性に存在し，海綿静脈洞全体をコイルで塞栓する sinus packing が必要となる．

Sinus packing

- Sinus packing を行う場合の最も重要なポイントは，危険な静脈流出路を残存させないことである．
- 塞栓の順番を間違えると，閉塞すべき危険な静脈流出路にアクセスできない事態が生じる可能性がある．

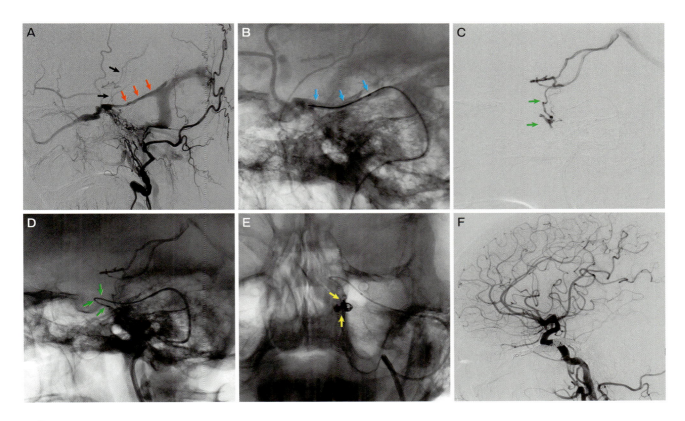

図4． SPS経由でアプローチした症例
A：左外頚動脈撮影側面像．主な流出路は左下眼動脈とSPS（→）であるが，左海綿静脈洞後方から uncal vein を介して脳底静脈への流出路（→）も認められる．左IPSは閉塞している．B：左外頚動脈撮影側面像にてマイクロカテーテルがSPS（→）を介して海綿静脈洞内に誘導されている．C・D：マイクロカテーテルからの静脈造影側面像．uncal vein から脳底静脈への流出が認められる（C）．マイクロカテーテルが海綿静脈洞内でUターンして uncal vein への流出路に誘導されている（D）．E：正面像にて uncal vein への流出路がコイル塞栓されている（→）．F：左総頚動脈撮影側面像．最終的にシャント血流が完全に消失している．

Tips 2

海綿静脈洞へのマイクロカテーテル誘導の工夫

同側IPSが閉塞していてどうしても誘導できない場合は，反対側IPSからのアクセスを考慮する．海綿間静脈洞を経由して同側海綿静脈洞に到達するが，これも角度的に難しい場合には，マイクロガイドワイヤーを同側IPS側に逆行性に進めることで，内頸静脈まで到達できることがある．これをメルクマールにして，同側IPSから同側海綿静脈洞へマイクロカテーテルを誘導できる（図5）．これも難しければ，マイクロカテーテルをスネアで引っ張り上げるという方法もある．

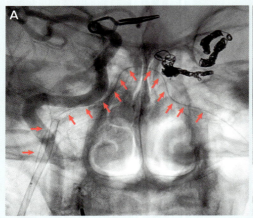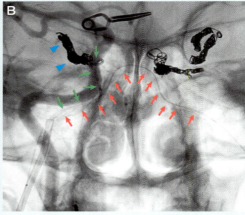

図5． 閉塞IPSを逆行性に貫通した症例（約10年前に前交通動脈瘤破裂によるくも膜下出血に対してクリッピング術が施行されている）

A：右総頸動脈撮影正面像．マイクロカテーテルおよびマイクロガイドワイヤーが左IPSから海綿間静脈洞を経由して右IPSへ逆行性に誘導されている（→）．B：右総頸動脈撮影正面像．左IPSに逆行性に誘導されたマイクロワイヤーをメルクマールに，左内頸静脈から閉塞した左IPSを経由して左海綿静脈洞にマイクロカテーテルを誘導し（→），左上眼静脈流出路をコイル塞栓したところ（▶）．

- このため，危険な静脈流出路はsinus packingに先立って閉塞しておくほうがよい．
- 筆者らは，まず危険な静脈流出路であるSPSなどの後方流出路を処理する（図2D）．この静脈流出路は，塞栓の初期の段階でははっきり描出されないこともあるので，マイクロカテーテルを海綿静脈洞内で一周させて後方に向けてから，マイクロガイドワイヤーで探って確認するようにしている．
- 続いて浅中大脳静脈への流出路を閉塞する（図2D）．浅中大脳静脈は海綿静脈洞の後方に開口することがあるので，waters viewなどで浅中大脳静脈の開口部をうまく描出する工夫が必要な場合がある．
- 続いて上眼静脈への流出路閉塞であるが，上眼静脈が主な流出路である場合には，同部位を閉塞すると海綿静脈洞内圧が一気に上昇し，新たに危険な流出路が開き思わぬ合併症を招くことがある．
- このようなタイプでは，筆者らはsinus packingを先行させ，シャント量を減少させてから上眼静脈を塞栓するようにしている（図2E・F）．ダブルマイクロカテーテル法で1本目を上眼静脈に留置しておけば問題なく可能である❸❹．
- Sinus packingの際には，動脈造影を行って新たな流出路の出現がないかを適宜確認し，内圧モニターの変化も参考にしながら進めていく．
- 一方，sinus packingの際の過度なコイル挿入は脳神経麻痺をきたす可能性があり，特に海綿静脈洞外側・後方でのtight packingは，外転神経麻痺をきたす可能性が高く控えるべきである．

Tips 3

静脈流出路へのマイクロカテーテル誘導の工夫

びまん性のシャントを有するタイプでは，動脈造影のみでは静脈流出路の同定が難しい場合があり，マイクロカテーテルからの静脈造影が有効な場合がある．動脈造影と組み合わせたり，マイクロカテーテルを引き戻しながら静脈造影を行うことで，流出路の静脈解剖を把握できる場合がある．ただし，海綿静脈洞内圧を高めないようにゆっくりと造影剤を注入する．

Tips 4

ダブルマイクロカテーテル法

筆者らは，有効かつ安全な塞栓のためにできるだけ海綿静脈洞にマイクロカテーテルを2本誘導して治療を行っている．1本は海綿静脈洞の内圧モニターとして使用でき，内圧が高まった場合に経動脈的塞栓術などを追加してシャント圧を低下させるなどの対応が可能である．また，塞栓中に新たな静脈流出路が出現した場合にも，2本目のマイクロカテーテルでその静脈流出路を閉塞することが可能であり，頭蓋内出血や静脈性梗塞を予防することができ，さらに完全閉塞率を高めることができると考える．

IV (2) 部位別頭蓋内硬膜動静脈瘻の治療

4 テント部

鶴田和太郎

 ### テント部硬膜動静脈瘻の特徴

- テント部硬膜動静脈瘻（tentorial dural arteriovenous fistula：TDAVF）は，わが国の調査では全硬膜動静脈瘻の約5％を占め，男性に多い[33]．
- TDAVFは静脈洞を介さず直接皮質静脈へドレナージするパターン（non sinus type）をとることが多く，頭蓋内出血で発症することが多い❶．

 ### Tentorial sinus の分類

- TDAVFの血行動態を理解するうえで，tentorial sinus の解剖の理解は重要である．tentorial sinus の分類として Picard 分類[34]（表1），松島分類[35] がよく知られている．

 ### テント部硬膜動静脈瘻の分類

- TDAVFの分類として，DAVF全般に用いられる Borden 分類，また TDAVF に特化したものでは Lawton 分類[36] が知られている．

Borden 分類（表2）

- 皮質静脈逆流と静脈洞の閉塞の有無で分類しており，治療の適応を考えるうえで有用である．

> **Memo 1**
> **TDAVFの特徴**
> Non sinus type が多く aggressive な硬膜 AVF である．

表1. Picard 分類

Lateral tentorial sinus group	横静脈洞に隣接した sinus で，テント上（側頭葉，後頭葉）の血流を受け，横静脈洞に還流する．
Medial tentorial sinus group	静脈洞交会に隣接した sinus で，テント下（小脳半球，虫部）の血流を受け，静脈洞交会，横静脈洞，直静脈洞に還流する．
Marginal tentorial sinus group	Tentorial edge に沿って存在する sinus で，脳幹周囲深部静脈の血流を受け，テント上下の静脈，さらには脊髄静脈と交通する．

Lawton 分類（表3，図1）

- 外科的シャント離断術を行う際のアプローチによる分類である．

テント部硬膜動静脈瘻の治療適応と方法

- 頭蓋内皮質静脈逆流を認める症例，すなわち Borden type II 以上では，治療適応と考えられる．
- TDAVF では non sinus type が多く，外科的シャント離断術が行われてきた．近年，血管内治療の進歩により治療可能な症例が増えている[37]．

表2. Borden 分類

Type I	静脈洞に順行性もしくは逆行性に還流するもの．
Type II	静脈洞に還流し，さらに逆行性に脳表静脈に還流するもの．
Type III	静脈洞に入るがその末梢には還流せず，脳表静脈に還流するもの．静脈洞壁から直接，脳表静脈に還流するもの．

表3. Lawton 分類

Galenic	Posterior interhemispheric approach
Straight sinus	Supracerebellar–infratentorial approach
Torcular	Torcular craniotomy
Tentorial sinus	Supratentorial–infraoccipital approach
Superior petrosal sinus	Extended retrosigmoid approach
Incisural	Pterional or subtemporal approach

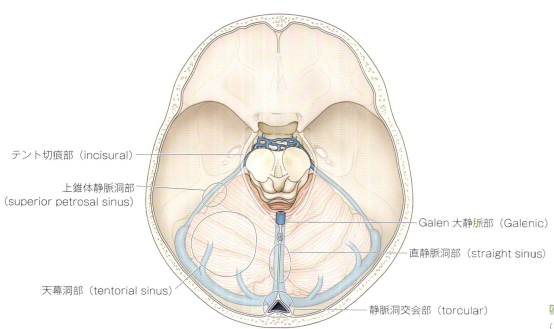

図1. Lawton 分類
（文献36を参照して作成）

血管内治療

- Non sinus type では，経動脈的塞栓術（transarterial embolization：TAE）が一般的に行われる．
- シャント近くまでカテーテルが挿入できれば，液体塞栓物質を用いたシャント閉塞術が可能であり，シャントを越えて drainer 側まで塞栓物質が到達すれば根治となる．
- Borden type II で硬膜静脈洞に流出路がある場合には，経静脈的塞栓術（transvenous embolization：TVE）を行い，シャントポイントから drainer 側を塞栓して閉塞を得ることがある．
- 血管内治療は低侵襲であり，カテーテルのアプローチが低リスクで可能であれば，試みる価値はある．
- 不完全閉塞でシャントが残存した場合に，外科的シャント離断術を行う．

外科的シャント離断術

- 外科的シャント離断術は確実性が高い方法である❷．
- Drainer を離断する❸．
- シャントの部位によってアプローチ方法は異なり，アプローチ選択には Lawton 分類が有用である．

経動脈的塞栓術症例 （図 2，図 3）

- 左上錐体静脈洞部（superior petrosal sinus：SPS）type，Borden type III の硬膜 AVF である．
- 中硬膜動脈（middle meningeal artery：MMA）と上行咽頭動脈（ascending pharyngeal artery：APA）が主な feeder で，上錐体静脈洞近傍で AV シャントを形成する．錐体静脈（petrosal vein）から後頭蓋窩に逆流し，小脳皮質静脈を通って静脈洞交会に流出する所見を認めた．
- Borden type III であり，経動脈的塞栓術を行う方針とした．
- 経動脈的塞栓術で根治を得るためには，液体塞栓物質がシャントポイントを越えて静脈側へ到達する必要がある．
- 筆者は塞栓物質が到達しやすいように，標的血管とする 1 本の feeder を残して，あらかじめその他の feeder を閉塞しておき，シャントへの一本道となるようにする．
- マイクロカテーテルを標的血管の末梢まで十分進め，先端が wedge した状態で塞栓物質（低濃度 NBCA）を注入する❹．
- 本例ではあらかじめ上行咽頭動脈はコイルで閉塞した．
- MMA petrosal branch はコイルの挿入が困難であったため，血流を注入時に一時遮断する目的で，バルーンカテーテル〔Scepter C®（テルモ社）4 × 10 mm〕を petrosal branch 分岐部に留置した（図 3 ➡）．
- マイクロカテーテル〔Marathon™（Covidien 社）〕は標的血管である MMA posterior convexity branch の末梢まで挿入した（図 3 ▶）．
- バルーンを拡張して，petrosal branch の血流を遮断しながら 17％ NBCA を注入した．

Memo 2

治療法の特性
- 根治性→外科的シャント離断術．
- 低侵襲性→血管内治療．

Memo 3

TDAVF の閉塞＝ drainer の遮断．

Pitfalls 4

経動脈的塞栓術の勝利パターン
- カテーテル先端が十分末梢で wedge 状態．
- シャントまでの一本道．

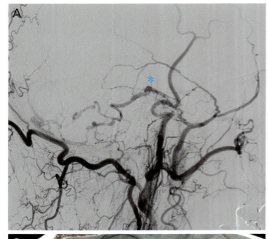
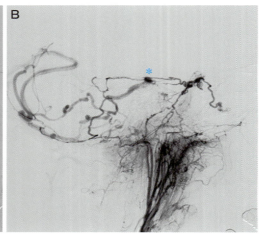
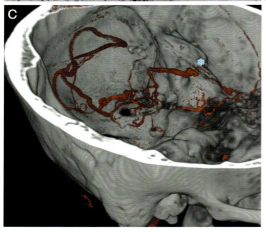

図.2. 左テント部硬膜 AVF（Borden type Ⅲ）診断撮影

A：左外頚動脈造影側面像，B：左上行咽頭動脈造影側面像，C：左外頚動脈 3D-RA．

左 SPS type，Borden type Ⅲ の硬膜 AVF である．中硬膜動脈と上行咽頭動脈が主な feeder で，上錐体動脈洞近傍で AV シャントを形成（＊）．petrosal vein から後頭蓋窩に逆流し，小脳皮質静脈を通って静脈洞交会に流出する所見を認めた．

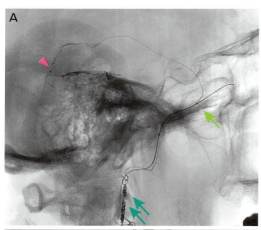
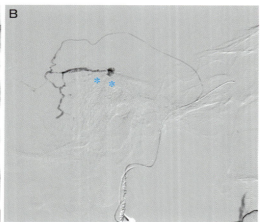
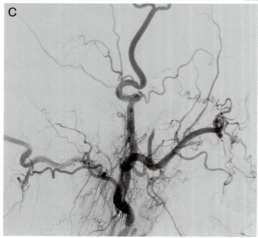

図.3. 左テント部硬膜 AVF（Borden type Ⅲ）経動脈的塞栓術

A：経動脈的塞栓術．あらかじめ上行咽頭動脈はコイルで閉塞（⇒）．MMA petrosal branch からの血流を NBCA 注入時に遮断するため，バルーンカテーテル（Scepter® 4 × 10 mm）を petrosal branch 分岐部に留置（→）．マイクロカテーテル（Marathon™）は MMA posterior convexity branch の末梢まで挿入（▶）．B：NBCA の注入．17%NBCA はシャント部を越えて petrosal vein まで到達（＊）．C：塞栓後左外頚動脈造影側面像．シャントの消失を確認した．

- NBCA はシャント部を越えて petrosal vein まで到達した．
- シャントの消失を確認した．

経静脈的塞栓術症例（図4, 図5）

- 左 SPS type，Borden type Ⅲ の硬膜 AVF である．

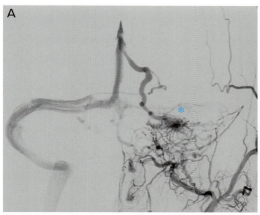
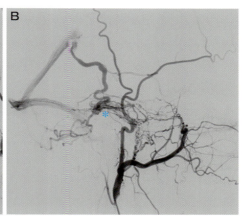
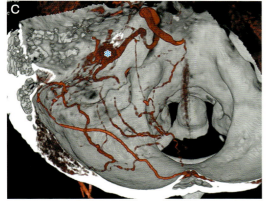

図4．左テント部硬膜 AVF（Borden type Ⅲ）診断撮影

A：左外頚動脈造影正面像，B：左外頚動脈造影側面像，C：左外頚動脈 3D-RA．
左 SPS type の硬膜 AVF である．左中硬膜動脈，副硬膜動脈，正円孔動脈が feeder となり，上錐体静脈洞近傍にシャントを形成（＊）．上錐体静脈洞は閉塞しており，petrosal vein から後頭蓋窩の皮質静脈への逆流と Rosenthal 静脈から straight sinus へ流出する所見を認めた．

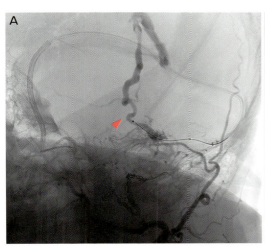
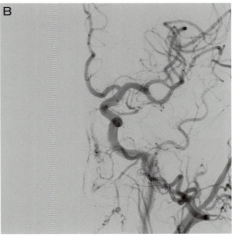

図5．左テント部硬膜 AVF（Borden type Ⅲ）経動脈的塞栓術

A：経静脈的塞栓術．7 Fr / 5 Fr（ROADMASTER TH™ / セルリアン™）のコアキシアルガイディングシステムで対側内頚静脈から confluence を介して上錐体静脈洞にアプローチした．マイクロカテーテル（Echelon™10）を血栓化上錐体静脈洞内に進め，drainer まで到達した（▶）．Rosenthal 静脈と petrosal vein にカテーテルを入れ分けてコイルでシャント部まで塞栓を行った．B：塞栓後左総頚動脈造影側面像．シャントの消失を確認した．

- 左中硬膜動脈，副硬膜動脈（accessory meningeal artery：AMA），正円孔動脈（artery of foramen rotundum：AFR）が feeder となり，上錐体静脈洞近傍にシャントを形成した．
- 上錐体静脈洞は閉塞しており，petrosal vein から後頭蓋窩の皮質静脈への逆流は Rosenthal 静脈から straight sinus へ流出する所見を認めた．
- Borden type Ⅲ であったが，feeder は細く，経動脈的塞栓術での根治は難しいと考え，閉塞している上錐体静脈洞を介しての経静脈的塞栓術を試みることとした．
- 経静脈的塞栓術では 7 Fr / 5 Fr〔ROADMASTER TH™（グッドマン社）/セルリアン™（メディキット社）〕のコアキシアルガイディングシステムで対側内頚静脈から confluence を介して上錐体静脈洞にアプローチした．
- マイクロカテーテル〔Echelon™10（Medtronic 社）〕を血栓化上錐体静脈洞内に進め，マイクロワイヤーを注意深く回転させながら進め，drainer まで到達した❺．
- Rosenthal 静脈と petrosal vein にカテーテルを入れ分けてコイルでシャント部まで塞栓を行い，シャントの消失を確認した．

> **Pitfalls 5**
> 経静脈的塞栓術のアプローチ
> - 閉塞静脈洞経由のアプローチは穿孔すると硬膜下血腫，くも膜下出血となるため十分な注意と技術が必要である．
> - 皮質静脈，架橋静脈は脆弱であり，アプローチルートとして原則用いない．

外科的シャント離断術例（図6）

- 右 SPS type, Borden type Ⅲ の硬膜 AVF．
- 右前下小脳動脈（anterior inferior cerebellar artery：AICA）の硬膜枝が feeder となり，上錐体静脈洞近傍でシャントポイントを形成した．

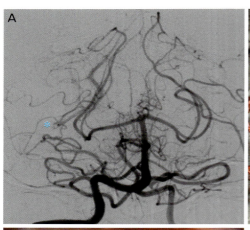
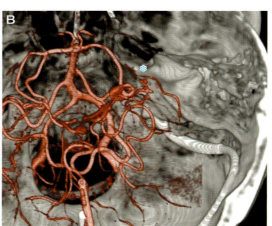
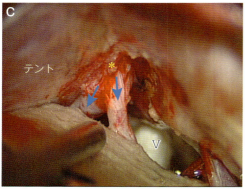

図6．左テント部硬膜 AVF（Borden type Ⅲ）診断撮影およびシャント離断術中写真

A：右椎骨動脈正面像，B：右椎骨動脈造影 3D-RA．右 SPS type の硬膜 AVF である．右 AICA meningeal branch が feeder となり，上錐体静脈洞近傍でシャントポイントを形成（＊）．流出路は petrosal vein から Rosenthal 静脈につながり，Galen 大静脈を介して両側内大脳静脈に逆流していた．C：右 lateral suboccipital approach での術野画像．テント面に拡張した小動脈が集簇するシャントがあり（＊），2本の petrosal vein に流出していた（→）．両者を焼灼離断し，シャントは消失した．

- 流出路は petrosal vein から Rosenthal 静脈につながり，Galen 大静脈を介して両側内大脳静脈に逆流していた．
- Feeder は細い前下小脳動脈の硬膜枝であり，経動脈的塞栓術は困難と判断した．
- 閉塞直静脈洞を介しての経静脈的塞栓術を試みたが，通過できず断念した．外科的シャント離断術を施行した．
- 右 lateral suboccipital approach の術野で小脳テント面に拡張した小動脈が集簇するシャントがあり，2本の petrosal vein に流出していた．
- 両者を焼灼離断し，シャントは消失した．

IV (2) 部位別頭蓋内硬膜動静脈瘻の治療

5 前頭蓋底部

長谷川　仁

はじめに

- 前頭蓋底部硬膜動静脈瘻（anterior cranial base dural arteriovenous fistula：ACB dAVF）は稀な疾患であり，日常診療で遭遇することは少ない．
- 基本的事項を含めて，治療方法を中心に実際の症例をもとに概説する．

疫学 ─ わが国における悉皆調査[38]

- 男性に多く，87％を占める．
- 平均発症年齢は50歳代後半である．
- 本調査では，脳出血や頭蓋内圧亢進症状などを呈する aggressive な発症形式が多いとされていたが，近年は偶然に発見される無症状例も増加し，必ずしも aggressive な病変が多いとはいえない可能性がある．

自然歴

- 一般的に皮質静脈逆流を有する aggressive type の硬膜 AVF は予後不良である，とされている[39] **1**.

診　断

- 出血発症例は，CT / MRI にて前頭葉底部を中心とした脳内血腫を形成していることが多い．
- 脳血管撮影にて，眼動脈から分岐する前・後篩骨動脈を feeder として前頭蓋底部にて動静脈シャントを形成し，前頭葉皮質静脈へ流出する血管構築が認められ，診断は比較的容易である（図1）．

治療の適応と選択

- Aggressive な発症形式の症例は，根治的治療の適応である．無症候例については症例数が非常に少ないため，高いエビデンスレベルの報告は存

> **Memo 1**
>
> Aggressive type の硬膜 AVF の自然歴について，van Dijk らは死亡率が 10.4％ / 年，頭蓋内出血は 8.1％ / 年で発生しており，シャント量にかかわらず予後不良であると報告している[39]．しかしながら，出血発症は予後不良である一方で，非出血発症例では従来考えられていたよりも臨床経過は悪くないとする報告も多い．前頭蓋底部硬膜 AVF は同疾患群のなかでも頻度が非常に低いため，その自然歴は明らかではないが，ひとたび出血した場合の予後が不良であることと治療の安全性・有効性を考慮すれば，無症候例でも出血予防の治療に踏み切ることは，現時点で妥当な選択と思われる．

頭蓋内硬膜動静脈瘻の治療 IV

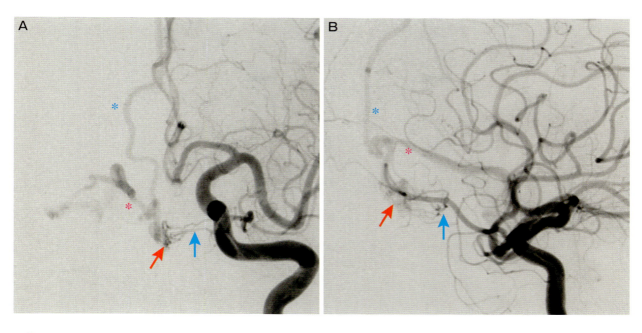

図 1 脳血管撮影所見の読影
術前の左内頸動脈撮影を示す（A：正面，B：側面）．左眼動脈より分岐する左篩骨動脈（━▶）が頭蓋底部正中やや右寄りにシャントを形成し（─▶），右前頭葉皮質静脈へ流出している．同静脈は2本に分岐し（＊および＊），一方（＊）は上矢状静脈洞へ連続している．右篩骨動脈も同様の所見を呈していた．

在しないが，自然歴や出血した場合の予後を考慮し，出血の予防を目的として治療の適応とされることが多い．
- 治療の方法には，開頭による AVF 遮断術または血管内治療による AVF 塞栓術がある．
- Drainer を結紮するという比較的シンプルな外科的治療で安全に根治可能なため，開頭による AVF 遮断術が選択される比率が高い部位である．
- 『脳卒中治療ガイドライン 2015』においても，「前頭蓋窩硬膜動静脈瘻に対しては第一選択として外科的治療を考慮する（グレード C1）．外科的治療が困難な場合には，血管内治療との組み合わせや血管内治療を考慮しても良い（グレード C1）」とされている[40]．
- 外科的治療を躊躇する理由がある場合や，ハイフローシャントを有する場合，血管内治療単独または外科的治療との併用を考慮する❷．
- 筆者の施設においては，前頭蓋底部硬膜 AVF に対して原則的に外科的治療を優先的に選択しており，以下にその詳細な方法を述べる．

外科的治療

体位

- 仰臥位かつ頭部を正中とする．
- 頭部は水平またはやや vertex up として固定する．本疾患はシャント部位が前頭蓋底部の篩板（cribriform plate）近傍に位置し，同部より drainer が正中寄りに走行して前頭部皮質静脈となることが多く，同部位を観察しやすい体位をとる必要がある．
- 術中脳血管撮影を併用する場合，ポジショニング時に大腿動脈を穿刺してシースを留置する❸．

> **Memo 2**
> 本疾患は，眼動脈から分岐する篩骨動脈が feeder となる non-sinus type dAVF のため，血管内治療は同部にマイクロカテーテルを挿入して経動脈的塞栓術を行うことになる．必要条件として，眼動脈が発達していて篩骨動脈へのアクセスが可能であることと，眼動脈の網膜中心動脈分岐部から十分遠位部でシャントを形成していることが挙げられる．液体塞栓物質を用いて塞栓するため，逆流や迷入による視力障害をきたさぬよう最大限の注意を払う必要がある．

> **Tips 3**
> 術中のカテーテルによる血管撮影では，ポジショニング時に大腿動脈に 4 Fr シースを挿入留置しておき，頭部はカーボンフレームで固定する．ヘパリンは，カテーテルをフラッシュしたり浸したりする生理食塩水内にヘパリン 1 mL/生理食塩水 100 mL の濃度で混ぜておくのみとし，全身投与は行わない．カテーテルは造影の必要性に応じてシースから挿入して各血管へ選択的に進めるようにし，同一血管に長時間留置しないように留意する．

皮膚切開と開頭（図2）

- 前頭開頭については必ずしも両側対称性である必要はなく，drainerが存在する側にやや大きめの両側前頭開頭をデザインする．drainerが両側性に存在する場合には対称性に開頭する．
- 低位，つまり眉間まで開頭する必要があるため，開頭範囲よりかなり大きな冠状皮膚切開をhair lineの内側で行う．
- 前頭洞が開放され修復を要する可能性が高いため，pericranial flapを損傷しないよう丁寧に剥離・確保する．
- 外側にそれぞれ1個ずつ，上矢状静脈洞を挟むように両脇に2個，眉間直上に1個，計5個のburr holeを穿ち，開頭する．
- 清潔操作に注意しながら前頭洞の粘膜を自然口に押し込む，または焼き縮めて処理し，開放された洞内にはひとまずbone waxを詰めておく．
- 嗅神経や硬膜およびその直下を走行する発達した皮質静脈の損傷に注意しながら鶏冠を切除する．

硬膜切開（図2）

- 前頭葉底部および正中側が十分に露出するような硬膜切開をデザインする❹．drainerの存在する側のみ切開する．
- 直下を走行するdrainerを損傷しないように，細心の注意を払って切開する．

硬膜内操作（図3〜図5）

- 硬膜切開後まもなくred veinとなっているdrainerを前頭葉皮質に観察できる．
- Drainerを損傷しないように注意しながら前頭極を脳べらでgentleに圧排し，前頭蓋底部を観察する．
- 同側の嗅索および嗅球が確認でき，その内側近傍にシャントポイントのjust distalに相当するdrainerが確認できる（シャント本体は硬膜外かつ篩骨骨内に存在するため，硬膜内からの観察や処置は困難である）．

> **Tips 4**
> 前頭蓋底部硬膜AVFはシャントポイントが前頭蓋底の正中部近傍に存在し，同部つまり篩板（cribriform plate）近傍の硬膜を貫くようにしてdrainerが走行する様子を観察する必要があることから，前頭極をしっかりと露出するような開頭および硬膜切開をすることが重要である．これにより，ポイントを観察しやすくなると同時に，前頭葉の外側およびvertex側への圧排が最小限となることで，嗅神経への負荷も少なくなることが期待できる．

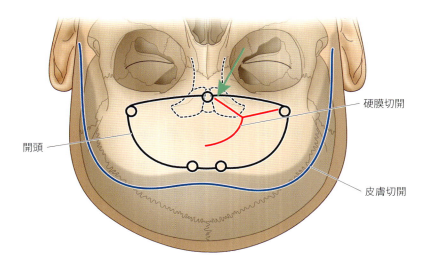

図2．皮膚切開と開頭および硬膜切開
提示した症例は両側対称性の前頭開頭をデザインしたが，drainerが存在する側にやや大きな両側前頭開頭を行えば遮断処置は可能である．硬膜は➡のコーナーが十分展開可能なように切開する．

IV 頭蓋内硬膜動静脈瘻の治療

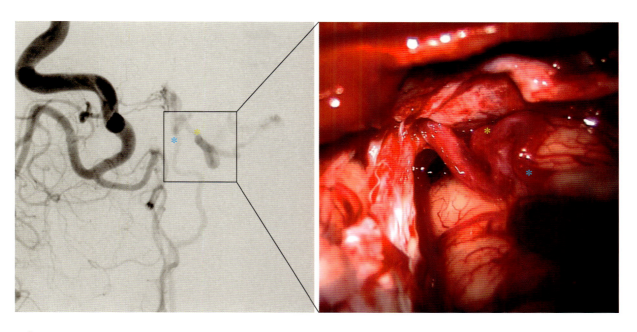

図.3. 脳血管撮影所見と術中所見の対比
術前の左内頚動脈撮影正面像と術中所見の対比を示す．血管撮影にて認められる2本に分岐した皮質静脈（＊および＊）が実際の術野でも確認できる．分岐部よりも近位でdrainerを結紮することが重要である．

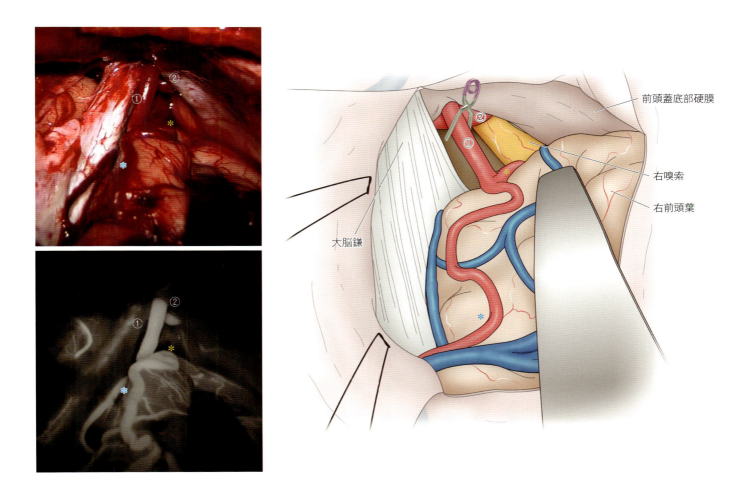

図.4. 術中所見とシェーマ
術中所見と遮断前のICG所見，およびそれらのシェーマを示す．前頭葉底部の硬膜を貫通するように走行する発達したdrainer（①）を認め，その遠位部は2本の皮質静脈（＊および＊）へ分岐する．①のさらに深部で嗅球の脇の硬膜を貫通するdrainerも認められる（②）．①よりも②がシャントポイントのjust distalに相当する静脈であるが，処置の安全性から①を可能な限り近位で結紮する方法を選択した．

- 術前血管撮影の所見をふまえて血管構築を確実に把握する．
- 遮断前にコントロールのICGおよびカテーテルによる血管撮影を行う．
- 可能な限りシャントポイントに近い部位で，drainerを動脈瘤用クリップにて遮断する❺．

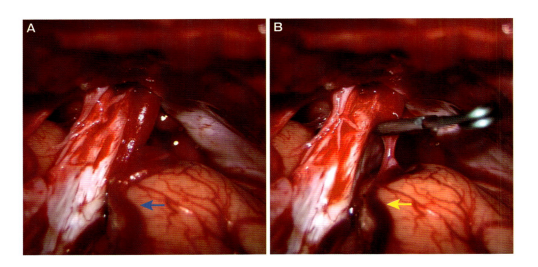

図5． 遮断前後のdrainerの変化
A：遮断前，B：遮断後．拡張したred vein（→）がクリップによる遮断後に虚脱し，本来の静脈血による色調（→）に変化している．クリップ後にその遠位部で凝固切断し，術中血管造影およびICG蛍光血管造影，ドップラー血流計にて動静脈シャントの消失を確認した．

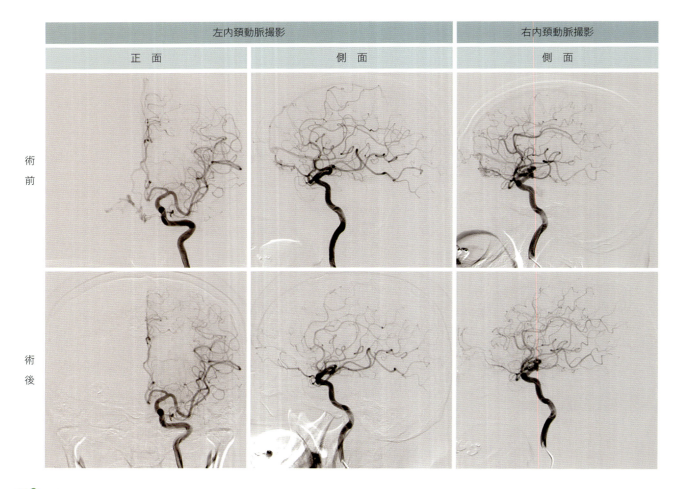

図6． 術前後の脳血管撮影所見
外科的治療前後の左右内頚動脈撮影を示す．動静脈シャントは完全に消失している．

頭蓋内硬膜動静脈瘻の治療 **IV**

- 血管撮影を行いシャントが消失していることを確認後，クリップの遠位部で drainer を凝固切断する．
- ICG 蛍光血管造影およびドップラー血流計にて血流がないことを確認して硬膜内操作を終える．

閉頭，前頭洞修復，閉創

- 硬膜は密に縫合し，開放された前頭洞は確保しておいた pericranial flap にて閉鎖し，いわゆる cranialization を行う．骨弁を固定して閉創する．

術後評価

- 嗅覚低下や髄液漏を含め，術後神経症状について評価する．
- 術後 CT / MRI にて脳実質を含めた頭蓋内評価を行うとともに，あらためて脳血管撮影を行い AVF が消失していることを確認する（図 6）．

おわりに

- 上記に述べた外科的治療は，安全かつ確実に AVF を遮断することが可能な方法である．
- より低侵襲な外科的治療や新たな塞栓物質を使用した血管内治療など，新しい治療法の発展にも期待したい❻．

Pitfalls 5

Drainer の結紮は，シャントポイントにできる限り近い位置で行うことが重要である．venous pouch や複数に分岐する drainer を有するような場合，pouch や分岐の遠位部で結紮してしまうと，術中または術後に同部への負荷が高まり出血をきたす，もしくは根治できない可能性がある．non-sinus type の AVF は基本的に outlet occlusion の方針で治癒する疾患ではあるが，シャントポイントから離れた部位で結紮すると，上記のリスクがあることに注意すべきである．ハイフローシャントの場合には，可能であれば外科的治療の前に血管内治療による経動脈的塞栓術にてシャントフローを減じておくことも有用と考えられる．

Memo 6

ナビゲーション下に神経内視鏡を半球間裂より進めて drainer の結紮を行った症例報告があり，今後の外科治療がより低侵襲に可能となるかもしれない[41]．血管内治療においては，経動脈的，さらには経静脈的に Onyx™（Covidien 社）を用いた塞栓術を行って AVF の消失が得られた報告が散見される[42]．わが国でも 2018 年 9 月より AVF に対する Onyx™ の使用が認可された．前頭蓋底部のような non-sinus type dAVF に対しても血管内治療単独で治癒させることが期待できる塞栓物質と方法である．

IV (2) 部位別頭蓋内硬膜動静脈瘻の治療

6 頭蓋頚椎移行部

佐藤健一

ポイント

- 頭蓋頚椎移行部硬膜動静脈瘻（AVF）は，他部位の脊髄硬膜 AVF と比較して出血発症が多い．
- 病変の血管構築が発症形式と関連しており，診断，病態把握，治療方針の決定には血管撮影の所見が重要である．
- 治療には外科的手術が行われることが多い．

頭蓋頚椎移行部の正常血管解剖

- 頭蓋頚椎移行部とは，大後頭孔から C2 脊椎レベルまでの範囲を指す（図1）．
- 椎骨動脈は C1 脊椎レベルで硬膜を貫通するが，ほかに同脊椎レベルの脊髄神経と根動脈が同部を通過する❶．

Memo 1
椎骨動脈陥入部周囲の硬膜は肥厚しており，くも膜下腔側から見ると椎骨動脈に沿った漏斗状をなして椎骨動脈外膜と連続する．硬膜外では，椎骨動脈は静脈叢によって取り囲まれる．C1 脊椎レベルの分節動脈からは外側脊髄動脈が分岐することが多く，延髄から上位頚髄の外背側面を縦走する．

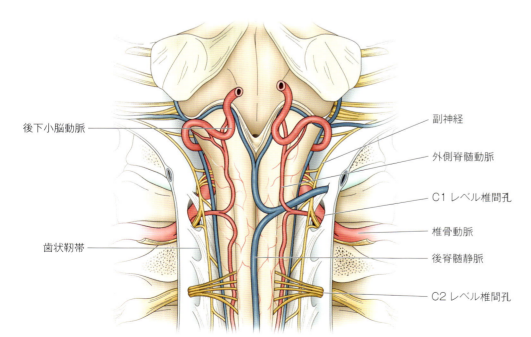

図1. 頭蓋頚椎移行部の正常解剖
背面から硬膜を切開し，小脳を切除している．C1 レベル椎間孔近傍より椎骨動脈が硬膜内に入る．C1 根動脈から lateral spinal artery が分岐することが多い．lateral spinal artery は前根と後根の間の脊髄後外側面を縦走する．

ラベル: 後下小脳動脈／歯状靱帯／副神経／外側脊髄動脈／C1 レベル椎間孔／椎骨動脈／後脊髄静脈／C2 レベル椎間孔

- 脊髄前裂には前脊髄動脈が縦走する．前脊髄動脈は頭蓋内椎骨動脈や，上位頚髄の分節動脈から分岐した radiculomedullary artery より動脈血流の供給を受ける．
- 静脈系は腹側に前脊髄静脈，背側に後脊髄静脈が各々縦走する．吻側では，前脊髄静脈は anterior medullary vein と連続する．後脊髄静脈は多くの場合 transverse medullary vein を介して anterior medullary vein と合流するか，bridging vein を介して marginal sinus などの静脈洞と合流する．
- 頭蓋頚椎移行部の脊髄表面では微小血管網が発達している．

頭蓋頚椎移行部硬膜動静脈瘻の特徴

- 椎骨動脈陥入部周囲の肥厚した硬膜上に，AVF を形成することが多い[2]（図2）．
- 硬膜 AVF の栄養動脈は，主に C1，C2 脊椎レベルの根動脈より分岐して硬膜内（上）を走行する複数本の radiculomeningeal artery である．
- シャント血流は1本の radicular vein を逆流し，脊髄表面を縦走する脊髄静脈に流出する．脊髄静脈は，posterior よりも anterior や anterolateral spinal vein に合流することが多い．
- シャント血流が脊髄静脈を主に上行性に流出する場合は出血にて発症することが多く，主に下行性に流出する場合は脊髄症にて発症することが多い[43]（図3）．
- 出血例では栄養動脈上に微小動脈瘤や，drainer 上に静脈瘤を認めることがある．
- Drainer として拡張した radicular vein 周囲の微小血管網が発達し，二次的な AVF を形成することがある[44]．

Tips 2
頭蓋頚椎移行部硬膜 AVF はやや右側に多い．このため，診断カテーテル血管撮影では右椎骨動脈撮影を必ず行う．

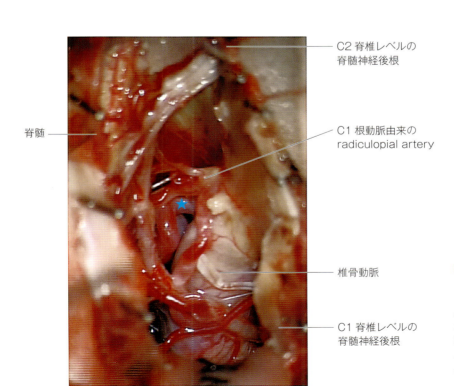

図2．左頭蓋頚椎移行部硬膜 AVF の術中写真

くも膜下出血にて発症した左頭蓋頚椎移行部硬膜 AVF 症例．発症約1ヵ月後に外科的治療を施行した．後頭下開頭と C1 椎弓切除の後，左寄りに硬膜縦切開を加え，頭側から術野を観察．図は下が尾側，上が頭側，右が左側となる．左椎骨動脈硬膜陥入部腹尾側より起始し，脊髄腹側へ走行する red vein 化した drainer（★）を認める．

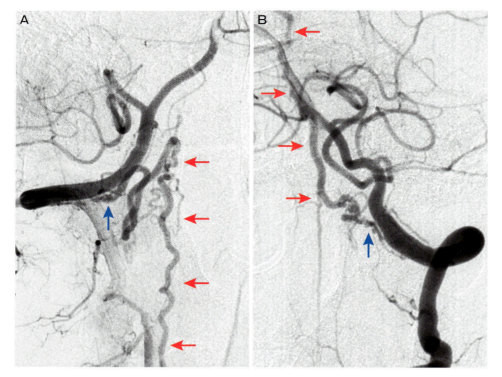

図3． 発症形式とドレナージパターンとの関係

A：対麻痺と膀胱直腸障害にて発症した右頭蓋頚椎移行部硬膜AVF症例の右椎骨動脈撮影右前斜位像．右椎骨動脈硬膜陥入部に動静脈シャント（→）を認める．drainerは1本の拡張したradicular veinで，シャント血流は前脊髄静脈に合流した後に主に下行する（→）．B：くも膜下出血にて発症した左頭蓋頚椎移行部硬膜AVF症例の左椎骨動脈撮影左前斜位像．左椎骨動脈硬膜陥入部にAVシャント（→）を認める．drainerは正中で前脊髄静脈に合流し，シャント血流は主に上行性に流出する（→）．

症　状

- 出血か脊髄症にて発症することが多い．稀にめまいや耳鳴りで発症することもある．
- 出血はくも膜下出血にて発症することが多い．くも膜下出血は脳幹前面から後頭蓋窩に広がるが，テント上に進展することもある．典型的には突然の後頚部痛にて発症する．意識障害や局所神経脱落症状，脳血管攣縮を伴うことは稀である❸．
- 脊髄症では脳幹や上位頚髄症状にて発症する．症状は進行性であることが多く，放置すると重篤，かつ不可逆化する❹．

診　断

- MRI T2-weighted imageにて脊髄実質の浮腫や，上位頚髄周囲の異常flow voidを認める❺（図4）．
- 確定診断にはカテーテル血管撮影が必須である．両側内外頚動脈，両側椎骨動脈をそれぞれ選択して撮影する．鎖骨下動脈からの撮影にて上行頚動脈や深部頚動脈を描出し，頚髄レベルのすべての根動脈を確認する．
- 血管撮影では栄養動脈，シャント部位，drainerの走行，前脊髄動脈や外側脊髄動脈の関与，動脈瘤や静脈瘤などの出血源の有無，合併病変の有無を確認する．
- 病変周囲の微小解剖は，3D-DSAやcone-beam CTAなどの回転血管撮影をもとにした再構築画像が有用である（図5）．

Pitfalls 3
稀に動脈瘤や静脈瘤からの出血が髄内出血を呈し，突然の後頚部痛と運動麻痺や膀胱直腸障害などの脊髄症状を発症することがある．

Tips 4
脊髄硬膜AVFでは，脊髄静脈を逆流するシャント血流によって静脈圧が上昇し，脊髄実質内の動静脈圧較差が減少することで血流障害をきたし脊髄虚血に陥る．脊髄症出現の有無は内因性の脊髄静脈排出路の発達の程度に依存しており，AVシャントの部位と脊髄症状が出現するレベルが一致しないこともある．

Troubleshooting 5
シャント血流を受けた脊髄静脈は拡張蛇行するが，この反応は後脊髄静脈で著しく，前脊髄静脈では乏しい．前者は原則くも膜下腔を走行しやすいのに対して，後者は前正中裂内で前脊髄動脈よりも脊髄実質側を走行するために拡張蛇行が顕在化しにくい可能性がある．シャント血流を受けた前脊髄静脈の描出には，造影MRAが有用である[45]．

頭蓋内硬膜動静脈瘻の治療　IV

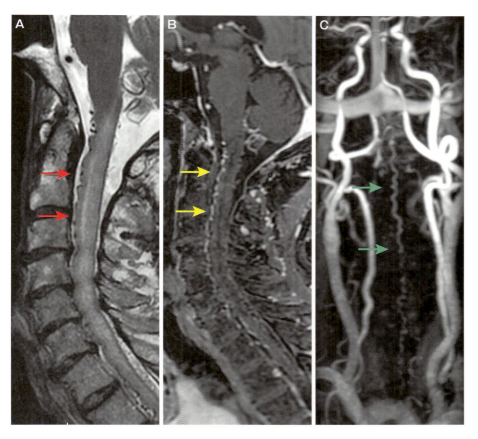

図.4. MRI 所見

深部感覚障害と膀胱直腸障害にて発症した右頭蓋頸椎移行部硬膜 AVF 症例. A：T2-weighted image の sagittal 像. 上位頸髄に T2-cord high と脊髄前面に異常 flow void（→）を認める. B：T1-weighted image の sagittal 像. ガドリニウム造影. 脊髄前面の拡張蛇行した異常血管が鮮明に描出される（→）. C：MRA coronal 像. 異常拡張蛇行した前脊髄静脈が描出される（→）. 正常では脊髄静脈が MRA で描出されることはない.

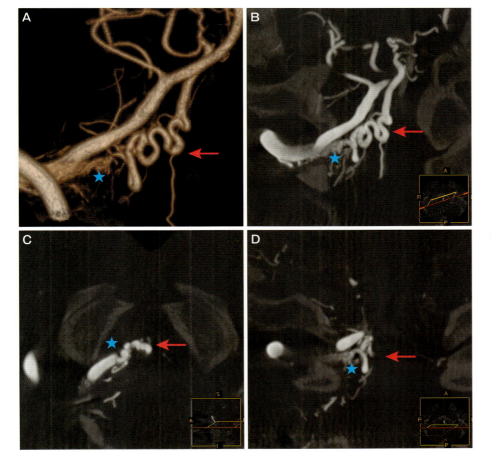

図.5. 3D-DSA 画像と cone-beam CTA 画像

拍動性耳鳴りにて発症した右頭蓋頸椎移行部硬膜 AVF 症例. 右椎骨動脈硬膜陥入部近傍に AV シャントを認め（★）同部から拡張蛇行しながら, 前脊髄静脈に合流する drainer を認める（→）. シャント血流の一部は傍椎骨静脈叢にも及ぶ. A：右椎骨動脈の回転血管撮影をもとに作成した volume rendering image. B〜D：同回転血管撮影をもとに作成した cone-beam CTA. B：oblique view, C：axial view, D：coronal view. シャント部位の詳細な血管構築と, 骨組織との関係がよくわかる.

207

治 療 ❻

- 外科的治療と血管内治療が行われる．いずれにしても AV シャント血流の消失を目標とする．

外科的治療

- 後頭下開頭と C1 椎弓切除による posterior lateral approach にて病変露出が可能である（図6）．
- 同アプローチで脊髄腹側を確認するには内視鏡が有用である[46]．
- 術中体性感覚誘発電位（SEP），運動誘発電位（MEP）を行い，脊髄侵襲の有無をモニタリングする．
- ドップラー血流計や術中 ICG 蛍光脳血管造影によって drainer を同定し，硬膜面の AVF 近傍で凝固離断する❼．

血管内治療

- 血管内治療では，マイクロカテーテルにて栄養動脈（多くは C1 − C2 根動脈）を選択し，液体塞栓物質を用いた経動脈的塞栓術を行う❽．
- 塞栓物質や血栓などによる椎骨脳底動脈系への遠位塞栓性に注意する．

Memo 6

メタアナリシスでは，外科的治療のほうが血管内治療よりも成績が良いという結果であった[47]．外科的治療，血管内治療のいずれにおいても，栄養動脈遮断術のみでは AV シャントが再発する可能性が高い．

Pitfalls 7

C1 脊椎レベルから lateral spinal artery が分岐することが多く，離断すべき drainer と見間違わないこと．血管走行の視認や，テンポラリークリップによる一時遮断下での周囲組織の変化，SEP や MEP の変化を確認する．通常 lateral spinal artery は脊髄硬膜 AVF の栄養動脈としては寄与しない．lateral spinal artery を切除すると同側の後索障害をきたしうる．

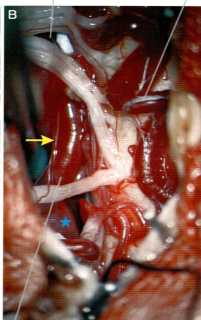
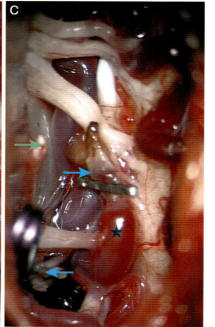

図6 右頭蓋頚椎硬膜 AVF の術中画像

脊髄症にて発症した右頭蓋頚椎移行部硬膜 AVF 症例．A：後頭下開頭と C1 椎弓切除を行った後，右寄りに硬膜縦切開を加えた．図下が頭側．B：くも膜，歯状靭帯を切離し，drainer の近位部（★）を露出した．drainer は red vein となっている（→）．図下が頭側．C：drainer 近位部で血流を遮断し切離した（→）．drainer が暗赤色に変化した（→）．

頭蓋内硬膜動静脈瘻の治療 **IV**

その他

- 硬膜 AVF に起因する脊髄症に対するステロイド投与は，病態を増悪させる可能性がある．

術後管理

- 脊髄症は術後から改善する．症状が不変または増悪する場合は AVF が残存している可能性があり，精査を要する．
- MRI 画像にて flow void の消失や T2−cord high の改善を確認する．
- 術後半年をめどにカテーテル血管撮影を施行し，病変の消失を確認する．

> **Tips 8**
>
> 経動脈的塞栓術では，シャント部位を越えて drainer 近位側まで塞栓物質を到達させる．塞栓物質が栄養動脈内にとどまる場合，ほかの栄養動脈によって AVF が残存する．drainer の末梢に塞栓物質が飛散すると，脊髄静脈梗塞を起こす恐れがある．栄養動脈からの正常脊髄栄養血管の分枝の有無に注意する．塞栓物質が栄養動脈を逆流して椎骨動脈まで到達すると，椎骨脳底動脈領域の脳梗塞をきたしうる．

第 IV 章 文　献

1）Noguchi K, Melhem ER, Kanazawa T, et al. : Intracranial dural arteriovenous fistulas : evaluation with combined 3D time-of-flight MR angiography and MR digital subtraction angiography. AJR *Am J Roentgenol* **182** : 183-190, 2004.

2）van Dijk JM, TerBrugge KG, Willinsky RA, et al. : Multiplicity of dural arteriovenous fistulas. *J Neurosurg* **96** : 76-78, 2002.

3）Satomi J, van Dijk JM, Terbrugge KG, et al. : Benign cranial dural arteriovenous fistulas : outcome of conservative management based on the natural history of the lesion. *J Neurosurg* **97** :767-770, 2002.

4）Söderman M, Pavic L, Edner G, et al : Natural history of dural arteriovenous shunts. *Stroke* **39** : 1735-1739, 2008.

5）Piske RL, Campos CM, Chaves JB, et al. : Dural sinus compartment in dural arteriovenous shunts : a new angioarchitectural feature allowing superselective transvenous dural sinus occlusion treatment. *AJNR Am J Neuroradiol* **26** : 1715-1722, 2005.

6）Kiyosue H, Tanoue S, Hori Y, et al. : Shunted pouches of cavernous sinus dural AVFs : evaluation by 3D rotational angiography. *Neuroradiology* **57** : 283-290, 2015.

7）Kiyosue H, Tanoue S, Okahara M, et al. : Angioarchitecture of transverse-sigmoid sinus dural arteriovenous fistulas : evaluation of shunted pouches by multiplanar reformatted images of rotational angiography. *AJNR Am J Neuroradiol* **34** : 1612-1620, 2013.

8）Satow T, Murao K, Matsushige T, et al. : Superselective shunt occlusion for the treatment of cavernous sinus dural arteriovenous fistulae. *Neurosurgery* **73** : 100-105, 2013.

9）Tanoue S, Kiyosue H, Hori Y, et al. : Turn-back embolization technique for effective transvenous embolization of dural arteriovenous fistulas. *AJNR Am J Neuroradiol* **33** : 88-91, 2012.

10）宮地　茂：C 硬膜動静脈瘻 経静脈的塞栓術．"脳血管内治療兵法書" メディカ出版，2015, pp232-234.

11）Nelson PK, Russell SM, Woo HH, et al. : Use of a wedged microcatheter for curative transarterial embolization of complex intracranial dural arteriovenous fistulas : indications, endovascular technique, and outcome in 21 patients. *J Neurosurg* **98** : 498-506, 2003.

12）Cognard C, Januel AC, Silva NA Jr, et al. : Endovascular treatment of intracranial dural arteriovenous fistulas with cortical venous drainage : new management using Onyx. *AJNR Am J Neuroradiol* **29** : 235-241, 2008.

13）宮地　茂：技之章 硬膜動静脈瘻 経動脈的塞栓術．"脳血管内治療兵法書" メディカ出版，2015, pp234-235.

14）Noguchi K, Melhem ER, Kanazawa T, et al.：Intracranial dural arteriovenous fistulas：evaluation with combined 3D time-of-flight MR angiography and MR digital subtraction angiography. AJR *Am Roentgenol* **182**：183-190, 2004.

15）Chen CJ, Lee CC, Ding D, et al.：Stereotactic radiosurgery for intracranial dural arteriovenous fistulas：a systematic review. *J Neurosurg* **122**：353-362, 2015.

16）Leber KA, Berglöff J, Pendl G：Dose-response tolerance of the visual pathways and cranial nerves of the cavernous sinus to stereotactic radiosurgery. *J Neurosurg* **88**：43-50, 1998.

17）Timmerman RD：An overview of hypofractionation and introduction to this issue of seminars in radiation oncology. *Semin Radiat Oncol* **18**：215-222, 2008.

18）サイバーナイフ研究会・エキスパートパネル 編著：サイバーナイフとガンマナイフ-処方と線質の違い．"サイバーナイフ治療指針" 日本アキュレイ，2016, pp125-128.

19）Chen CJ, Lee CC, Ding D, et al. : Stereotactic radiosurgery for intracranial dural arteriovenous fistulas : a systematic review. *J Neurosurg* **122** : 353-362, 2015.

20）Gross BA, Ropper AE, Popp AJ, et al. : Stereotactic radiosurgery for cerebral dural arteriovenous fistulas. *Neurosurg Focus* **32** : E18, 2012.

21）Wu HM, Pan DH, Chung WY, et al. : Gamma Knife surgery for the management of intracranial dural arteriovenous fistulas. J Neurosurg **105** : 43-51, 2006.

22）Cognard C, Gobin YP, Pierot L, et al.：Cerebral dural arteriovenous fistulas：clinical and angiographic correlation with a revised classification of venous drainage. *Radiology* **194**：671-680, 1995.

23）Borden JA, Wu JK, Shucart WA：A proposed classification for spinal and cranial dural arteriovenous fistulous malformations and implications for treatment. *J Neurosurg* **82**：166-179, 1995.

24）Lalwani AK, Dowd CF, Halbach VV：Grading venous restrictive disease in patients with dural arteriovenous fistulas of the transverse/sigmoid sinus. *J Neurosurg* **79**：11-15, 1993.

25）Kiyosue H, Tanoue S, Okahara M, et al.：Angioarchitecture of transverse-sigmoid sinus dural arteriovenous fistulas：evaluation of shunted pouches by multiplanar reformatted images of rotational angiography. *AJNR Am J Neuroradiol* **34**：1612-1620, 2013.

26）Liu JK, Dogan A, Ellegala DB, et al. : The role of surgery for high-grade intracranial dural arteriovenous fistulas : importance of obliteration of venous out flow. *J Neurosurg* **110** : 913-920, 2009.

27）宮坂和男：表在脳静脈．"脳・脊髄血管造影マニュアル" 宮坂和男 編．南江堂，1997, pp100-101.

28）Hori E, Kuwayama N, Harada J, et al. : Connection between a dural artery and a dural vein in a dural arteriovenous fistula of the cranial vault. *Neurol Med Chir* **47** : 26-28, 2007.

29）Fukai J, Terada T, Kuwata T, et al. : Transarterial intravenous coil embolization of dural arteriovenous fistula involving the superior sagittal sinus. *Surg Neurol* **55** : 353-358, 2001.

30）Ohara N, Toyota S, Kobayashi M, et al. : Superior sagittal sinus dural arteriovenous fistula treated by stent placement for an occluded sinus and transarterial embolization. *Interv Neuroradiol* **18** : 333−340, 2012.

31） Suh DC, Lee JH, Kim SJ, et al. : New concept in cavernous sinus dural arteriovenous fistula : correlation with presenting symptom and venous drainage patterns. *Stroke* **36** : 1134−1139, 2005.

32） Mitsuhashi Y, Nishio A, Kawahara S, et al. : Morphologic evaluation of the caudal end of the inferior petrosal sinus using 3D rotational venography. *AJNR Am J Neuroradiol* **28** : 1179−1184, 2007.

33） 桑山直也, 久保道也, 遠藤俊郎, 他：わが国における硬膜動静脈瘻の治療の現状, 脳卒中の外科 **20**：12−19, 2011.

34） Picard L, Bracard S, Islak C, et al. : Dural fistulae of the tentorium cerebelli. Radioanatomical, clinical and therapeutic considerations. *J Neuroradiol* **17** : 161−181, 1990.

35） Matsushima T, Rhoton AL Jr, de Oliveira E, et al. : Microsurgical anatomy of the veins of the posterior fossa . *J Neurosurg* **59**：63−105, 1983.

36） Lawton MT, Sanchez−Mejia RO, Pham D, et al. : Tentorial dural arteriovenous fistulae : operative strategies and microsurgical results for six types. *Neurosurgery* **62** : 110−125, 2008.

37） Cannizzaro D, Brinjikji W, Rammos S, et al. : Changing Clinical and Therapeutic Trends in Tentorial Dural Arteriovenous Fistulas : A Systematic Review. *AJNR Am J Neuroradiol* **36** : 1905−1911, 2015.

38） 桑山直也, 久保道也, 堀　惠美子, 他：本邦における硬膜動静脈瘻の治療の現状調査と今後の課題. 平成 17 年〜平成 18 年度科学研究費補助金（基盤研究（C）（2））研究成果報告 2007 年 3 月.

39） van Dijk JM, terBrugge KG, Willinsky RA, et al. : Clinical course of cranial dural arteriovenous fistulas with long−term persistent cortical venous reflux. *Stroke* **33** : 1233−1236, 2002.

40） 日本脳卒中学会　脳卒中ガイドライン委員会 編：脳卒中治療ガイドライン 2015, 協和企画, 2015, pp165−168.

41） Ding D, Starke RM, Crowley RW, et al. : Interhemispheric approach for endoscopic ligation of an anterior cranial fossa dural arteriovenous fistula. *J Clin Neurosci* **22** : 1969−1972, 2015.

42） Li Q, Fang YB, Huang QH, et al. : Transarterial embolization of dural arteriovenous fistulas of the anterior cranial fossa with Onyx. *J Clin Neurosci* **20** : 287−291, 2013.

43） Kinouchi H, Mizoi K, Takahashi A, et al. : Dural arteriovenous shunts at the craniocervical junction. *J Neurosurg* **89** : 755−761, 1998.

44） Sato K, Endo T, Niizuma K, et al. : Concurrent dural and perimedullary arteriovenous fistulas at the craniocervical junction : case series with special reference to angioarchitecture. *J Neurosurg* **118** : 451−459, 2013.

45） Haryu S, Endo T, Sato K, et al. : Cognard type V intracranial dural arteriovenous shunt : case reports and literature review with special consideration of the pattern of spinal venous drainage. *Neurosurgery* **74** : E135−E142, 2014.

46） Endo T, Shimizu H, Sato K, et al. : Cervical perimedullary arteriovenous shunts : a study of 22 consecutive cases with a focus on angioarchitecture and surgical approaches. *Neurosurgery* **75** : 238−249, 2014.

47） Zhao J, Xu F, Ren J, et al. : Dural arteriovenous fistulas at the craniocervical junction : a systematic review. *J Neurointerv Surg* **8** : 648−653, 2016.

第V章

脊髄動静脈シャントに
対する治療

V 髄内型脊髄動静脈奇形の治療

1

長内俊也

治療総論

治療の意味

- 脊髄動静脈奇形（AVM）の治療原則としては，angiographical cure よりも functional preservation を目指すことが治療のメインゴールである．
- すなわち，無理に完全な閉塞を目指さない．症状の改善を目指すべきであり，部分的な閉塞でも治療効果は十分にあると理解することである❶．
- 治療効果を最大限にするためには，主たる症状の原因となっている病態生理を十分に理解し，その症状を解除する目的で治療を計画しなければならない．
- 本疾患は稀な疾患であるので，慣れたチームが治療を行うべきと考える．
- 理想としては，外科的治療，血管内治療，定位放射線治療のすべてが可能な施設で治療を行うことが望ましい．

病態生理

- 治療を考えるうえで，病態生理を理解するのが重要である．主に以下の病態生理が考えられる．
  ①シャント血流により静脈圧が上昇し静脈還流障害が起こり，脊髄浮腫・静脈性梗塞を起こす．
  ②栄養動脈の動脈瘤や nidus 本体，および静脈瘤が破綻し出血を呈する．血管は髄内あるいは脊髄表面に存在しているため，くも膜下出血や髄内出血を呈することになる．
  ③動脈瘤や静脈瘤，あるいは拡張した静脈そのものが脊髄を圧迫することによる症状を呈する．
- よって，治療を考えるときには，上記病態生理の軽減や消失を目指すべきである．具体的には flow reduction を行うか，出血源もしくは圧迫所見（mass sign）を呈する部位の処置を行うことである❷❸❹．

画像診断のポイント

- 疾患の把握，治療方針決定のため，画像診断を的確に行うことが肝要である．

Pitfalls 1

脳 AVM との治療の違い
脳 AVM の治療目的で最も重要となるのが出血予防であり，出血のリスクを軽減するためには病変の完全摘出が必要である．部分摘出に終わるような場合には，出血率は未治療と比べ有意差がない．もしくは治療によりかえって出血率を上昇させる可能性がある．一方で，脊髄 AVM の治療コンセプトは無理して完全摘出を目指さず，栄養血管の部分的な閉塞でも治療効果があるということである．両者の違いを十分理解し，治療計画を考えるべきである．

Memo 2

脊髄 AVM の出血率・動脈瘤
髄内型脊髄 AVM は全体で，4％の出血リスクがあるが，出血の既往がある場合には 10％程度まで上昇する．部分閉塞でも将来の出血を予防できる．一方動脈瘤の合併率は約 20％であり，動脈瘤のほぼすべてが破裂しくも膜下出血を発症しているという報告もある．

Tips 3

Flow reduction
シャント血流により脊髄の還流障害が起こり，脊髄浮腫につながる．そのため主に feeder およびシャント部分を処置することによりシャント血流を減らし，脊髄への負担を軽減する．血管内治療の場合，栄養血管ごとに塞栓をすることが可能である．外科的にも可能であるが，脊髄の腹側にシャントが流入している場合には困難なことが多い．

214

- 非造影の MRI はスクリーニングとして有用である.
- 脊柱管内の flow void があれば，何らかの血管奇形が疑われる.
- 動静脈瘻（AVF）と AVM の鑑別は困難であることが多い.
- その後，造影の CT もしくは造影 MRI を行う❺.
- 最終的には脊髄血管造影を行う．現時点では，本疾患に対して血管造影が gold standard である.
- 以上の画像 modality を用いて評価する必要がある.
- 全体の形態学的評価を行う．詳細な検討により，以下の項目を確認する必要がある.
  - ①シャントなのか nidus なのか？
  - ②シャント部位がどこにあるのか？
  - ③脊髄の腹側なのか背側なのか？
  - ④表面なのか深部なのか？
  - ⑤前脊髄動脈や後脊髄動脈の関与はあるのか？
  - ⑥動脈瘤や静脈瘤の有無は？
- 髄内型脊髄の AVM は複雑な病変であるため，正確なシャントポイントの同定は困難なケースも多い.

DSA ❻

- 脊髄 AVM の検査の gold standard である.
- 以前はイオン性造影剤による神経障害などの合併症が多く，より以前に確立されていた脳血管造影に比べてリスクが高いと信じられていた.
- しかし，最近の非イオン性造影剤の使用，ヘパリン加生理食塩水による頻繁なフラッシュを行いながらの選択的な造影を行うことによって，DSA は安全に行うことができると信じられている．また，造影剤の使用量も減ってきている.
- 当院でのプロトコールを以下に示す.

全身麻酔か局所麻酔か？

- 基本的には局所麻酔下で行っている．全身麻酔で行うという報告もあるが，成人で体動が問題にならなければ局所麻酔下でも十分に診断可能と考える.

視認性向上のために

- 特に下位胸椎から腰椎の病変に関しては，腸管のガスや運動が問題になることもあるので，検査前にブチルスコポラミン臭化物（ブスコパン®）20 mg を筋注で投与する.
- ブチルスコポラミン臭化物は抗コリン薬であるので，緑内障や前立腺肥大症の合併について事前に注意が必要である.

血管シース

- 通常は，右鼠径から 4 Fr シースの 30 cm を挿入する．そのほうが中位胸椎以上ではカテーテルの操作性が安定する.
- 一方腰動脈を撮影するときには，シースを引き抜いた状態でカテーテルの操作を行う．この操作は若干の慣れが必要であるが，カテーテル操作に何ら障害は感じない.

Tips 4

Target embolization

たとえば，動脈瘤や静脈瘤など明らかな出血源となりうる部位に焦点をあてて治療を行う．主に血管内治療で行われている．出血の予防や mass effect の解除が期待される．NBCA などの液状塞栓物質が使われることが多いが，particle でも一定の効果が期待される．ただし，再発率は高い.

Memo 5

MDCTA

Multidetector-row CT angiography（MDCTA）により脊髄 AVM の栄養動脈の同定が可能になってきている．しかし，MDCTA のみで最終的に診断できるところまではまだ至らず，DSA が gold standard であることは変わらない.

MDCTA の最も有用な点は，DSA の前に関連している血管のレベルにあたりをつけ，DSA を行うことによって手技時間を短縮したり，DSA 時の造影剤使用量を減らすといったガイド効果である.

Tips 6

Anterior spinal axis

髄内型脊髄 AVM の場合にはときに，feeder が腹側に流入しているからといってすべてが前脊髄動脈ではない．病変部以外からの前脊髄動脈を含め，脊髄の長軸方向に走行する anterior spinal axis を同定する．前脊髄動脈は基本的に1本であるため，同定した anterior spinal axis に関与しない血管は前脊髄動脈ではあり得ない．このことを考えたうえで治療方針を計画すべきである.

使用カテーテル

- カテーテルは HS-1 型，HS-2 型を第一選択としている．内腸骨動脈を造影する際にはシモンズ型を第一選択とする．腰動脈の造影にはコブラ型が適している．

造影時の注意点

- 各分節動脈は 4 Fr のカテーテルでも容易にウェッジし，パワーインジェクターからの造影には血管損傷のリスクを伴うため注意を要する．そのため，通常は少しカテーテルを引き気味にし，ウェッジを解除した状態でマニュアルに造影剤を注入する．
- マニュアルの造影では十分に造影されないときや，3D 造影などのどうしてもパワーインジェクターでの造影が必要なときには，マイクロカテーテルを用いる．
- 親カテーテルがウェッジしているときは，十分にマイクロカテーテルを挿入したのち親カテーテルを大動脈内に引き戻すことにより，造影をすることが可能である．

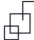

治療各論

血管内治療

- Glomus type の治療の first line は血管内治療である[1]．
- ほかの治療方法と比べて，非侵襲的であること，病変の同定が容易であることが考えられる．
- 粒子塞栓物質（polyvinyl alcohol：PVA）が用いられていたが，再発の問題もあるため液体塞栓物質を用いることが多い．
- 初期の報告では detachable balloon や coil での治療の報告があるが，現在では有効な治療にはなり得ないと考えられている．
- Coil を navigate するカテーテルは硬いため，同病変にアプローチするのに不適である❼．
- Proximal occlusion で終わることになるが，病変のコントロールはできないことが多い．
- 特に nidus type の場合は collateral が発達し，将来的に安全なアプローチを阻害する．
- Glue と coil の combined therapy という手段があるが稀である．
- 基本的に intramural の病変に関しては，治療の際には全身麻酔で行っている．
- 経動脈的塞栓術によるシャントボリューム減少により，症状の安定化を目指す．
- 頭蓋内の AVM と異なり，部分的な塞栓術も効果がある．
- 偽陽性が多いため，provocation test は不要と考えられている❽❾．

Memo 7
使用カテーテル
血管内治療の際にガイディングカテーテルは 4～5 Fr のものを用いる．各 segmental artery は細径であるため，血流が停滞してしまうことがあるので注意が必要である．多様なタイプのカテーテルが存在するが，HS-1 型，HS-2 型，AL-1 型，ミカエルソン型，コブラ型などのカテーテルが主に用いられている．筆者は診断造影のカテーテルとしては HS-1 型，HS-2 型を圧倒的に多く用いるが，治療の際にはより安定する AL-1 型やミカエルソン型を好んで用いている．

Memo 8
Onyx™
Onyx™（Covidien 社）はわが国では頭蓋内 AVM の術前塞栓術のための塞栓物質として認可されている．海外では適応が拡大されており，頭蓋内硬膜 AVF の治療としても用いられている．NBCA と比べて接着性がなく，ゆっくりと長時間の注入が可能である．脊髄 AVM に対して Onyx™ が用いられたという報告がある．Onyx™ により 37％ で complete occlusion が得られ 82％ で症状の改善が得られた．少数のケースシリーズであるものの，今後の研究の結果が期待される．

Tips 9
NBCA 注入の際の注意点
疾患によっては NBCA を注入する際に，カテーテルをウェッジポジションにし血流を止めることにより，NBCA がより病変部に深く注入される．しかし，脊髄は吻合が豊富なので，ウェッジポジションで NBCA を注入すると正常血管を閉塞させる恐れがあるので，通常は行わない．

外科的治療 (図1〜図5)

- 外科的な治療は侵襲性が高いことや，病変の同定が困難であることが多い．
- 脊髄背側にシャント部位が存在している際には，脊髄を rotation させることなく比較的処置しやすい．
- 運動誘発電位（MEP）などのモニタリングに加えて，ドップラー，術中 DSA，ICG 蛍光脳血管造影による多種多様なモニタリングを用いることによって治療が可能となる．
- 通常は nidus が髄内にあるため，nidus を確認するためには myelotomy が必要となる．

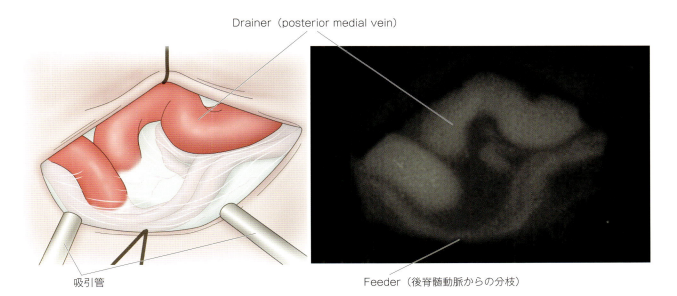

図1 ICG 蛍光脳血管造影での feeder および drainer の確認
拡張した drainer が目立つが，ICG 蛍光脳血管造影を行うことによって feeder が確認できる．

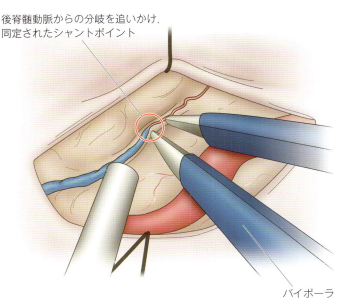

図2 同定されたシャント部位の凝固
ICG 蛍光脳血管造影，ドップラー，術中 DSA を駆使してシャント部位の同定を行う．シャントの最も近くで血管を凝固する．

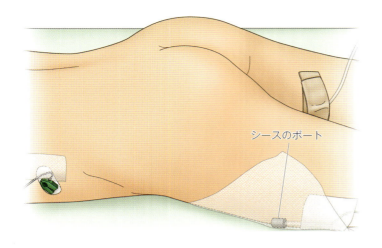

図3 術中DSAのセッティング
腹臥位の手術になるため，術者が右利きの場合には左側の鼠径にシースを挿入する．その際，耐キンク性のシースを用いること．左大腿の外側にポートがくるようにする．

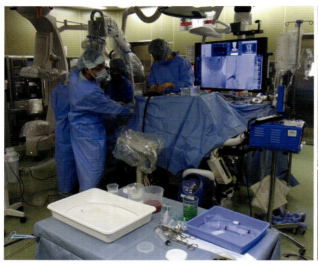
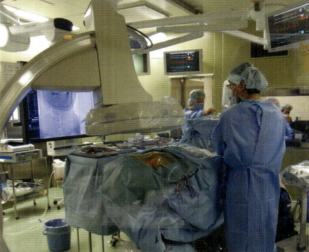

図4 術中DSA Hybrid ORの風景

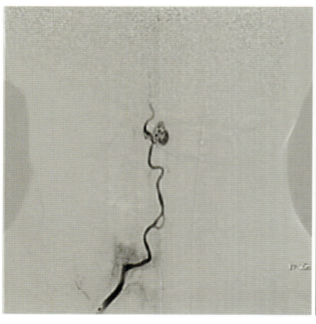
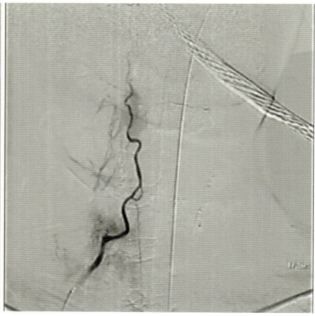

図5 術前後のDSA
A：術前のDSA．B：術後のDSA．病変消失．

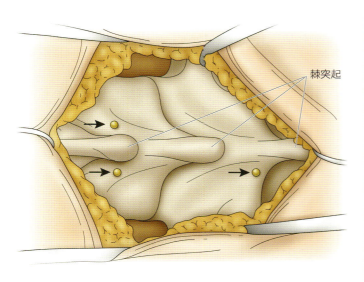

図6 金マーカーを植え込む
→が示す椎弓に金マーカーを留置する．

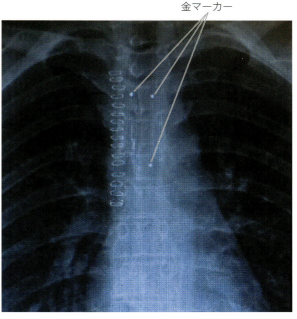

図7 術後X線写真
術後のX線写真で金マーカーの位置が確認できる．

- Myelotomyを加えての髄内病変の処置は侵襲性が高い．
- Surgical removeは20％で症状が悪化する．
- 最近の洗練された外科手術手技では，より安全性が高いとの報告もある[2]．
- そのポイントとして，myelotomyはしない，軟膜表面での処置を推奨する，術前のembolizationを併用する，などが挙げられる．病変の消失率は高い．

定位放射線治療（図6，図7）

- 定位放射線治療は血管内治療，外科的治療に次ぐ第3の治療方法である．
- 報告数は少ないものの，治療困難例に対しては唯一の治療方法になるかもしれない[3]．
- 脳AVMでは標準的な治療として確立している．
- X線を用いる方法とガンマ線を用いるものに大別される[4]．
- 病変閉塞まで1～3年必要で，即効性はない．
- 定位放射線治療により内皮に始まる血管障害が生じ，その後修復の過程で血管狭小化と血栓化により病変が消失する⑩．

Memo 10

サイバーナイフ

ガンマナイフを発展させたもの．ガンマナイフの欠点である，フレームを頭蓋骨に固定しなければならない煩雑性と不整形の腫瘍に対する不均一性を，画像技術やロボット工学の進歩により克服した．ロボットアームの利用と病変追尾装置が大きな特徴であるこの技術によってフレームが不要となり侵襲性が大幅に低減したことと，頭蓋内以外の病変に対しても治療が可能となった．Kalaniらは，37名の脊髄AVMの患者に対してサイバーナイフを行い，19％の病変の閉塞を得たと報告している[3]．

V-2 脊髄辺縁部動静脈瘻の治療

高見俊宏, 内藤堅太郎, 大畑建治

はじめに

- 脊髄辺縁部動静脈瘻（spinal perimedullary arteriovenous fistula: SPAVF）では，前あるいは後脊髄動脈からの分枝が feeder となっているため，脊髄血管造影（脊髄 DSA）による治療方法の選択において，判断に難渋することが少なくない．正確な画像診断を得ることが，最初の関門である．
- 実際の治療では，直達手術だけでなく血管内治療が可能だが，治療選択の明確な基準はない．
- 治療ゴールは，脊髄の正常な動静脈還流には影響を与えず，異常血流のみを完全に遮断することである．したがって，動静脈シャント部位および血流動態を正しく理解することが，安全な手術の第一歩である❶．

直達手術の適応

- 直達手術あるいは血管内治療の安全性および根治性について，治療可否・限界を吟味しつつ，症例ごとに十分に検討する[5]．

Pitfalls 1

脊髄終糸 AVF の診断

MRI にて脊髄動静脈奇形（AVM）の存在が疑わしいが，脊髄 DSA にて異常血管の同定ができない場合には，仙骨レベルでの硬膜 AVF，あるいは脊髄終糸 AVF がないか入念にチェックする．脊髄終糸 AVF では，前脊髄動脈が下方に向かって過度に描出され，その遠位端に AVF が存在する（図1）．非常に稀であるが，診断のピットフォールとなるため，脊髄 DSA を入念に確認する必要がある．

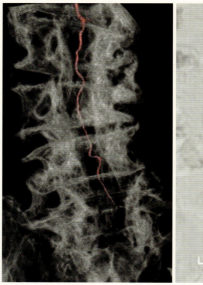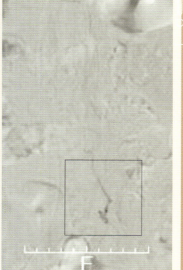

図1. 脊髄終糸 AVF
前脊髄動脈が下方に向かって過度に描出され，その遠位端に AVF が存在する．

- 患者因子（年齢，活動性，神経症状），脊椎レベルおよび流入血管などの画像評価を慎重に総合判断する必要がある．現時点の治療水準においては，直達手術の絶対適応はなく，逆に血管内治療の絶対適応も存在しない．
- 手術適応・方法およびリスク評価についての判断を，治療チーム内で共有認識することが，最終的な治療安全性を高めることにつながる．

直達手術のポイント

- 脊髄辺縁部AVFの直達手術においては，異常血管の同定だけでなく，流入および流出血管を含めた血流動態を正確に理解することが，安全・確実な手術を行うためには絶対必須である ❷．
- AVシャントが脊髄腹側に位置する，あるいは高血流量シャントを有する脊髄辺縁部AVFに対する直達手術では，術前の血管内塞栓術にて部分遮断するか，シャント血流量を低下させることが望ましい[7]．
- 微細な血管病変を処理する顕微鏡手術手技が重要であることは論を俟たないが，神経モニタリングおよび術中画像診断などの手術支援をいかに有効利用するかが，手術成否に大きく影響する．

術中画像

- 近年はハイブリッド手術室 ❸（図2）を設置している施設も多くなってきており，術中の画像支援の観点からはきわめて有用である．
- 脊髄辺縁部AVFでは血管構造が単純ではないため，術中の脊髄DSAは必須と判断したほうがよい．
- さらに，ICGビデオ血管造影 ❹（図3）あるいは選択的色素（インジゴカルミン）動注法 ❺（図4）を準備する．
- 現時点での筆者らの方針は，全体の血流評価には術中DSAあるいはICGビデオ血管造影を用い，シャント部位の同定など細部の評価には選択的色素（インジゴカルミン）動注法としている．

Memo 2
手術アプローチの選択
ほとんどすべての脊椎レベルのAVFが，脊椎後方あるいは後外側からの直達手術で対応できる．しかし，脊椎レベルおよびAVFの位置によって，脊椎前方（特に頸椎）からの手術を考慮すべき症例もある[6]．

Tips 3
ハイブリッド手術室における脊髄DSA
ハイブリッド手術室における術中の脊髄DSAを円滑に行うためには，術前診断の段階から，血管内治療医と一緒に協力して治療にあたることが重要である．

Tips 4
ICGビデオ血管造影[8]
経静脈的に全身投与するだけで血管描出が可能となるため簡便であり，ビデオモニターにて多人数で評価可能である．静脈投与後に徐々に流入血管，異常血管網，さらに流出血管が描出されるため，血流遮断後の全体評価に優れる．画像の質としては申し分ないが，顕微鏡視野のもとに血管を直接視認できないことが欠点である．選択的ICG動注法についても報告されているが，いずれにしても顕微鏡視野での観察はできない．

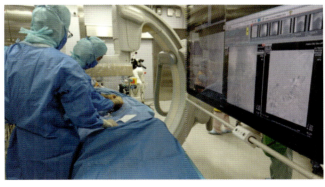
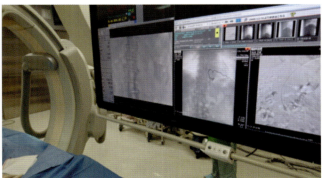

図2. ハイブリッド手術室における術中血管造影（DSA）の準備
全身麻酔導入後に血管造影用シースを大腿動脈あるいは上腕動脈に留置する．腹臥位に体位を変更する場合には，術中の血管カテーテルの操作性を考えて，ロングシースを大腿外側面などに縫合固定しておく．

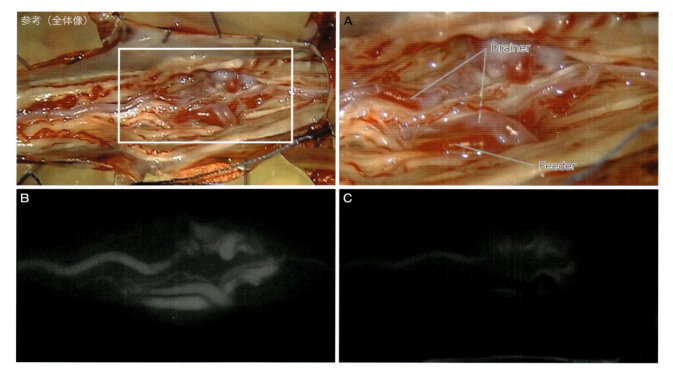

図3. ICGビデオ血管造影
脊髄円錐部AVFの直達手術例．A：feederおよびdrainerを露出．B：feederの仮遮断前．C：feederの仮遮断後は，全体の血流が有意に低下していることが確認できる．

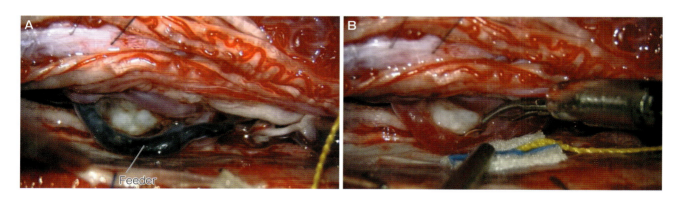

図4. 選択的色素（インジゴカルミン）動注法
脊髄円錐部AVFの直達手術例．A：選択的色素動注にて，脊髄腹側のfeederが明瞭に確認できる．B：確認したfeederをテンポラリークリップにて仮遮断する様子．

神経モニタリング

- 神経モニタリングでは，簡便性および正確性から経頭蓋運動誘発電位（MEP）あるいは体性感覚誘発電位（SEP）が基本である．脊髄索路（白質）障害のモニタリングとして利用するが，経頭蓋MEPは誘発筋電図であるため麻酔深度および筋弛緩薬の影響を受ける．
- 再現性がよく明瞭な誘発電位を記録するためには，術前の運動機能が徒手筋力テストで少なくとも3以上は必要である．
- 経頭蓋MEPの警告基準については明確ではなく，一般的には50％程度

Tips 5
選択的色素（インジゴカルミン）動注法[9]
流入血管に造影カテーテルを慎重に誘導する必要がある．腹臥位での手術では，通常の診断的DSAとは体位が反対のため，多少の慣れを要する．しかし，顕微鏡視野のもとに色素ラベルした流入血管を直接視認できる利点はきわめて大きい．

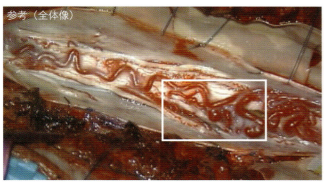
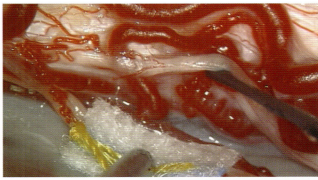
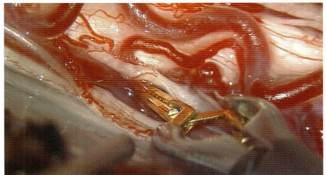

図5. 脊髄辺縁部 AVF への feeder をテンポラリークリップにて仮遮断

怒張した脊髄軟膜静脈のなかから，feeder および AV シャントを的確に同定し，feeder の血行を仮遮断して，血流および神経モニタリングの変化を判断する．

の振幅低下，波形の多相化，潜時の延長などがあれば警告サインとして判断するのが賢明である❻．

- 問題となるのは，髄節（灰白質）障害のモニタリングであるが，多くの筋が複数髄節支配であるため，1髄節障害の場合には的確に判断することが難しい．
- 感覚障害については，SEP が後索障害を検出するには有用である．麻酔深度の影響を受けにくく，脊髄機能の温存を全体的に評価できるメリットがある．脊髄辺縁部 AVF が脊髄背側に位置する場合には，テンポラリークリップによる血流遮断にて神経機能への影響を判断するには有用である．

脊髄硬膜内操作のポイント

- AV シャントは決して単一ではなく，複数存在することが多く，怒張した脊髄軟膜静脈のなかから AV シャントを的確に同定することは難しい．術前診断の脊髄 DSA の所見と術中観察所見を同一化させていく作業が最初に必要となる．
- AV シャントと feeder の同定が難しい場合には，選択的色素動注法を用いた顕微鏡下での直接観察が有用である．
- AV シャントと feeder を確認できたら，feeder にテンポラリークリップによる仮遮断を行い，脊髄 DSA あるいは ICG ビデオ血管造影を行い，血管解剖の観点からの評価を行う❼（図5）．
- 前あるいは後脊髄動脈の温存，異常血管の消失などを確認する．同時に，神経モニタリングでの変化をチェックする．問題なければ，できるだけ AV シャントに近い部位で離断し，さらに AV シャント自体も凝固処理することが望ましい．

Pitfalls 6
警告サイン

脊髄辺縁部 AVF への feeder をテンポラリークリップにて仮遮断して，血流動態の変化だけでなく，神経モニタリングでも変化の有無を慎重に判断する．術者が神経モニタリングの意義と限界を理解しつつ，警告サインを軽視しない心構えが重要である．

Tips 7
合併症回避のポイント

誤って正常な脊髄血流を遮断して，深刻な神経症状をきたさないことが最重要である．そのためには，feeder の遮断においては，テンポラリークリップによる仮遮断を繰り返し行うことが必要である．手術の進行状況に応じて，2期的手術も考慮することも安全管理では重要である．

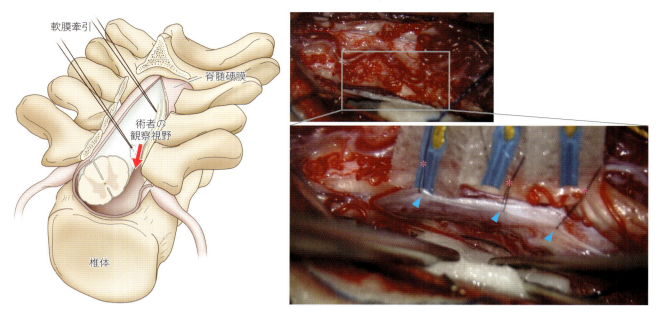

図6. 脊髄回旋法による脊髄腹側面の観察
歯状靱帯を長軸に切離して，脊髄全体としてゆったりと愛護的に回旋し，脊髄腹側面の顕微鏡視野を確保する．＊：脊髄牽引のための糸（8-0サイズを使用）．▶：歯状靱帯（この部分に糸をかけて脊髄全体を緩やかに回旋させている）．

- AVシャント近傍に動脈瘤が存在する場合には血流遮断することが必要だが，脊髄内に埋没した静脈瘤については固執する必要はない❽．
- 前脊髄動脈からの分枝がfeederとなっている場合には，その近位部から観察する必要がある．
- 脊椎後方からの観察では限界があるため，前脊髄動脈本幹が偏位している側の脊髄回旋を行い，安全に観察できるように工夫する❾（図6）．

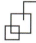 **術後管理で注意すべきこと**

- 罹病期間が長い，あるいは高血流量型シャントを有する症例では，脊髄静脈壁の不可逆的組織変化が進行していることが危惧される．
- 手術にてシャント血流を遮断することが，脊髄静脈の急激な還流低下をきたし，さらに静脈血栓形成につながるリスクが示唆されている❿．

まとめ

- 脊髄辺縁部AVFに対する直達手術あるいは血管内治療の安全性および根治性について，治療可否・限界を吟味しつつ，症例ごとに十分に検討することが，最終的な治療根治性・安全性を高めることにつながる．
- 治療ゴールは，脊髄の正常な動静脈還流には影響を与えず，異常血流のみを完全に遮断することである．したがって，AVシャント部位および血流動態を正しく理解することが安全な手術の第一歩である．
- 安全かつ正確な直達手術を行うためには，術中画像（ハイブリッド手術室，ICGビデオ血管造影，選択的色素動注法など）を最大限活用することが肝要である．

Tips 8
脊髄静脈
怒張した脊髄軟膜静脈は簡単に破綻して出血しやすいため，取り扱いには注意を要する．

Pitfalls 9
脊髄回旋法による脊髄腹側面の観察
脊髄辺縁部AVFを含めた脊髄AVMの症例では，すでに局所脊髄の血液還流障害を起こしていることが多い．脊髄回旋法自体は安全な手技であるが，局所かつ過度の回旋は控え，歯状靱帯を長軸に切離して，脊髄全体としてゆったりと愛護的に回旋するように配慮する（図6）．脊髄回旋前後での神経モニタリングによる検証も重要である．

Troubleshooting 10
抗凝固療法
静脈血栓が深刻な場合には，術後遅発性に脊髄症状の悪化が出現するリスクがある．そのような症状悪化を回避するために，術後早期の抗凝固療法を推奨する意見がある．

V3 硬膜動静脈瘻の外科治療

山口　智

適応

- 硬膜動静脈瘻（dural AVF）の好発部位である中位胸椎から腰椎病変，および頭蓋頚椎移行部病変が対象となる．
- 中位胸椎から腰椎病変はほとんどが脊髄うっ血症状で発症する．
- 頭蓋頚椎移行部病変はうっ血，出血のいずれでも発症しうる．くも膜下出血発症の場合であっても，手術は待機的に行うことが多い．
- うっ血，出血の発症形式にかかわらず，手術方法は同じである．

ポイント

- 脊髄動静脈シャント疾患のなかで本当に dural AVF であるのか，経験のある医師，神経放射線医と事前にディスカッションして診断を確定させることが最初のステップである❶．
- 特に頭蓋頚椎移行部に発生した病変では，疾患概念自体に未だ議論の余地がある❷．
- Dural AVF は脊髄神経根に発生した動静脈シャントである AVF によって，動脈血が脊髄静脈へ逆行することが疾患の本態である．
- AVF 治療の原則はシャント部位の同定とその閉塞にあるが，以下の理由によりピンポイントでのシャント遮断は困難である．
    - ①Dural AVF は微細病変であり，シャント部位を目視することが困難である．
    - ②胸腰椎での神経根の露出は，過剰な椎弓切除による不安定性，椎弓骨折のリスクがある．
- これにより，dural AVF の直達手術では硬膜内で動脈化した根静脈（arterialized radicular vein）を閉塞させることが一般的に行われている（図3）．

術前評価および計画

- 選択的脊髄血管造影（DSA）は必須の検査である．
- MRI，CTA，MRA をもとにシャントの局在推定を行ったうえで，選択的脊髄血管造影（DSA）を行い，シャント局在を確定させる．

Memo 1

脊髄動静脈シャント疾患分類の重要性

脊髄動静脈シャント疾患には諸分類が報告されているが，治療観点からはシャントの局在によって，硬膜（dural）AVF 脊髄辺縁部（perimedullary）AVF，脊髄内（intramedullary）AVM に分類するのが実用的である．それぞれシャント局在（神経根，脊髄表面，脊髄実質内）が異なるため，術前診断を誤ると，術野展開や方針を変更することが困難となる．術前に画像所見を詳細に検討する必要がある（図1）．

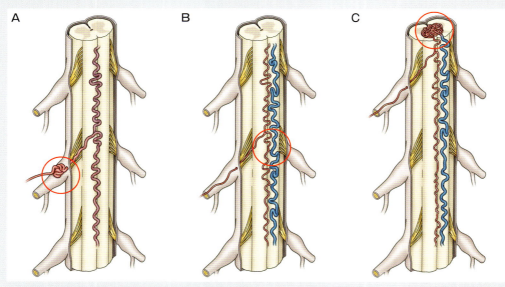

	Dural AVF	Perimedullary AVF	Intramedullary AVM
シャント部位	神経根硬膜	脊髄表面	脊髄実質内
Nidus	なし	なし	あり
発症形式	うっ血＞出血	うっ血，出血	うっ血，出血

図1．脊髄動静脈シャント疾患の分類

Dural AVF（A），perimedullary AVF（B），intramedullary AVM（C）という分類は，シャントの局在に基づく分類である．脊髄動静脈シャント疾患の治療目的はシャントの遮断であるため，この分類は治療ターゲットを明確にしているという点で実用的である．

Memo 2

頭蓋頚椎移行部 dural AVF とその類縁疾患

頭蓋頚椎移行部 dural AVF の概念については，従来，胸腰椎に発生するものと同じコンセプトで論じられてきたが，近年，dural AVF 単独では説明困難な症例が多く報告され，頭蓋頚椎移行部 perimedullary AVF との異同，合併の有無が論じられるようになっており，脊髄外科ではホットな領域の一つである[10]（図2）．

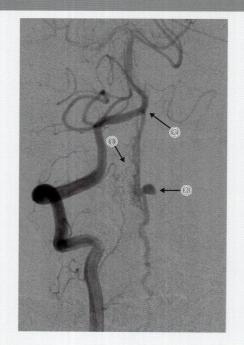

図2．頭蓋頚椎移行部 dural AVF の一例

右椎骨動脈から分枝する栄養血管（①）および椎骨動脈から直接（②），静脈瘤を伴う drainer が描出される（③）．dural AVF と perimedullary AVF，両者の要素を有していることが疑われる．

（画像提供：JA 広島総合病院　黒木一彦氏）

脊髄動静脈シャントに対する治療　V

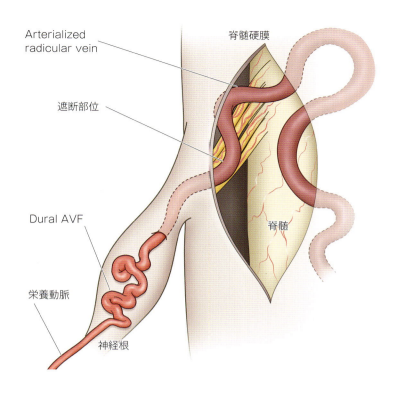

図3.　Dural AVF 手術時の血管遮断部位
Dural AVF は硬膜内で動脈化した根静脈（arterialized radicular vein）を凝固，クリップなどで閉塞させる方法が行われているが，AVF そのものを切除，処理することは通常行っていない．

手術について

- 最も頻度の高い，中位胸椎から腰仙椎に発生する dural AVF を例にとって解説する．
- 術中体性感覚誘発電位（SEP），運動誘発電位（MEP）を行うため，全身麻酔は完全静脈麻酔（total intravenous anesthesia：TIVA）で，筋弛緩薬の使用は麻酔導入時に限定してもらうように麻酔科医に依頼する．
- 術中血流評価のためのモダリティとして，マイクロドップラー，ICG は最低限準備したい．頭蓋頚椎移行部で dural AVF と perimedullary AVF の成分が混在するような症例では，シースを留置したうえでの DSA，経動脈的蛍光血管造影（IA-ICG）を使用することもある❸．
- 腹臥位での手術となるが，誤った脊椎レベルを開創しないように術中 C アームを使用できるようセッティングしておく．手術室内でのレイアウトの一例を示す（図4）．
- たとえば，右 T12 神経根上に dural AVF が存在する場合，硬膜管から神経根が分岐する部位で硬膜内操作を行うことになるため，開創部位の中心は T11/12 の椎間板レベルとなる．よって，開創範囲は T11/12 右片側部分椎弓切除となる❹（図5）．
- 皮膚切開は正中に 4 cm 程度で行うことが多いが，目標血管を確実にとらえることがこの手術における最大の要点であるため，経験の少ない術者や施設では，あまり小さな皮膚切開や片側展開にこだわらずに，大きめに開創してオリエンテーションを確実にすることも重要である．
- 部分椎弓切除を行って硬膜管と神経根起始部が露出したら硬膜内操作に入る．

> **Pitfalls 3**
> **術中 ICG と術中 DSA の使い分け**
> ICG（経静脈的投与）は簡便で繰り返し実施可能な術中検査であるが，あくまで顕微鏡視野内での血行動態を見ているにすぎないことにも注意が必要である．観察範囲という点では，病変全体の血流動態を広く観察できる DSA には及ばない．複雑な血行動態を有するような dural AVF や perimedullary AVF との鑑別が難しい，あるいは合併が疑われるような症例では，繁雑であっても術中 DSA の実施を検討する．

> **Troubleshooting 4**
> **中位胸椎 dural AVF は要注意**
> Dural AVF の arterialized draining vein は，もともとが radicular vein であったものが逆行血流により動脈化したものである．よって，この静脈は通常，神経根沿いに走行する．しかし，T5-6 近傍では神経根に沿わずに静脈が走行したり，栄養血管の位置と違うレベルで硬膜内に静脈が分岐するなどのバリエーションに遭遇することがある．このため，いろいろな drainer のパターンに対応できるよう広めに術野展開することも必要である．

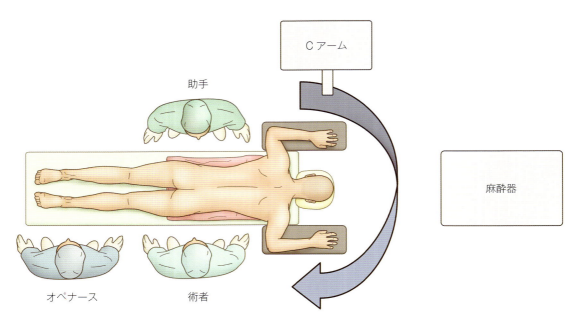

図4. 胸椎から腰椎に発生したdural AVFに対する手術室レイアウトの一例
メイン術者は病変の発生サイド，助手はその反対側に立つ．術中の脊椎レベル確認のため，Cアームを患者頭側でスタンバイさせておく．麻酔器は患者頭側に配置している．

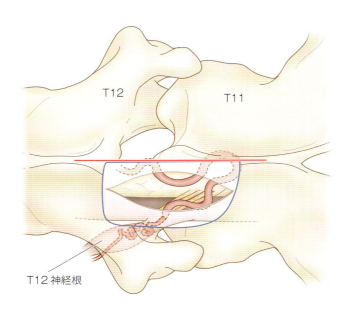

図5. 右T12 dural AVFの術野
神経根上にdural AVFが存在する場合，硬膜管から神経根が分岐する部位で硬膜内操作を行うことになるため，開創部位はT11/12の椎間板レベルとなる．よって，開創範囲（□）はT11-12右片側部分椎弓切除となる．この開窓を行うためには，T11棘突起からT12棘突起にかけての4cm程度の正中切開（──）を要することになる．

- 硬膜切開は傍正中切開となるが，神経根に寄せて硬膜切開することでarterialized draining veinの硬膜貫通部位をとらえやすい（図6A）．
- くも膜を開放し，arterialized draining veinが神経根から脊髄方向へ走行していることを顕微鏡下で確認する．さらに血流が硬膜外から脊髄方向へ向かっていることを証明するため，マイクロドップラーやICGを行う❺（図6B）．
- 筆者は，遮断目標であるarterialized draining veinを凝固・切断する前に，念のためテンポラリークリップで一時遮断して5分ごと，合計15分程度SEP，MEPを行い，波形の変化がないことを確認してから最終離断に進んでいる．自験例では一時遮断によってモニタリング波形の悪化は経験していない．

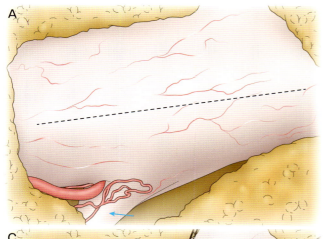
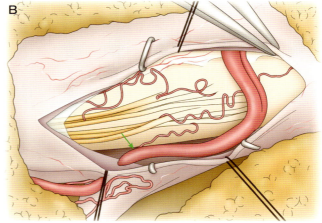
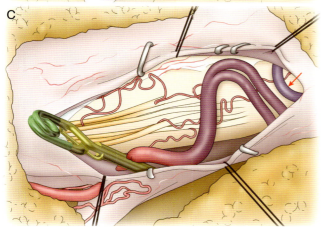

図.6. T11-12右片側部分椎弓切除後
A：脊髄硬膜と右T12神経根起始部（→）が露出している．神経根に寄せて傍正中に硬膜切開（---）することでarterialized draining veinの硬膜貫通部位をとらえやすい．B：硬膜，くも膜を開放したところ．硬膜内のarterialized radicular veinを硬膜貫通部直後（→）で遮断する．C：arterialized radicular veinにテンポラリークリップをかけて血流遮断したところ．術野で観察できるdilated perimedullary veinsがred veinから紫色に変化し，血管壁の緊張も減少している（→）．

- Arterialized draining veinの遮断によって，術野で観察できるdilated perimedullary veinsがred veinから紫色に変化し，血管壁の緊張が減少したことも確認のうえ，テンポラリークリップ部の近傍で血管を凝固・切断する❻（図6C）．
- 硬膜は6-0プロリンでwater tightに縫合して，術後の髄液漏がないようにする．
- 硬膜外ドレーンを1本留置して，筋層，皮下，皮膚の順に縫合して手術を終える．

考えられる合併症

- 直達手術，血管内治療にかかわらず，dural AVFの術後に遅発性の脊髄障害増悪が起こる可能性がある．これは，dural AVF血流遮断後にperimedullary draining vein内に血栓形成をきたし，脊髄障害に至る機序が考えられている[11]．

Pitfalls 5
くも膜開放は必要か？
硬膜切開後，くも膜越しに比較的太い血管が見えると，あとはこの血管を遮断するだけと安心しがちである．しかし，筆者は最初に出てきたあたかも目標血管のような外観をした血管の奥に真の遮断すべき目標血管があるのに気づき，危うくtreatment failureを逃れた症例を経験している．低侵襲に努めることは重要だが，treatment failureになっては本末転倒である．硬膜縫合さえ確実に行えば髄液漏に予防できるため，経験の少ない術者，施設では，くも膜温存にはこだわらないほうがよいと考える．

Pitfalls 6
血管遮断部位について
Arterialized draining veinの遮断部位は硬膜貫通部直後で行う．脊髄に近い部位で遮断すると，それよりシャント側で静脈分枝があった場合，シャント血流が分枝方向へと流れて症状が改善しない，あるいは一時的に改善したものが再増悪する可能性が高い．

V 脊髄硬膜外動静脈瘻の治療
4

竹島靖浩

はじめに

- 脊髄動静脈シャント疾患の病態や分類の詳細については他稿を参照されたいが，脊髄硬膜外動静脈瘻（epidural AVF）の治療を考えるにあたっては，これらを簡単におさらいする必要がある．

- なぜなら，静脈叢の発達の程度や脊柱管内外静脈吻合には元来より個人差がとても大きいこともあって，内椎骨静脈叢に動静脈シャントをもつ本病態は画像所見や臨床所見についてもバリエーションが多彩であり，一例一例の病態も均一ではないからである．

- この点が脊髄 AV シャント疾患の一亜型として当初分類されていなかった（できなかった）理由であり，近年の分類に関する基礎的事項を正しく理解することで診断・治療の検討も容易となる．

- 本稿では，正確な診断の一助となることを目的として，本病態の背景から発症形式・疫学・要因を記す．そのうえで，治療適応・方法を選択するための重要なポイントを記す．

背 景

- 脊髄血管撮影や MRI などの放射線学的画像診断技術の発達とともに，spinal AVM や AVF に関するこれまでの分類（intramedullary AVM・perimedullary AVF・dural AVF）には当てはまらないような脊髄 AV シャント疾患が指摘され，異なる病態があると考えられるようになってきた❶．

定 義

- Epidural AVF は，椎間孔近傍の硬膜表面の動静脈シャントを有するdural AVF とは異なり，「硬膜外の内椎骨静脈叢にシャントがあり，静脈叢あるいは椎体周囲の硬膜外静脈に流出する動静脈瘻」を指す（図1，図2）.

> **Memo 1**
> 硬膜外の静脈に直接流入するタイプの脊髄 AV シャントについては，paraspinal AVF, paravertebral AVM, extradural AVM などとさまざまな用語で表現されていた.

発症形式

- 発症形式により，次の2つの病態に分類される．
  ① Drainer が根静脈を介して硬膜内に逆流し，脊髄表面の静脈へ灌流することで静脈圧が上昇してうっ血性脊髄症を呈する（図1，図3）．

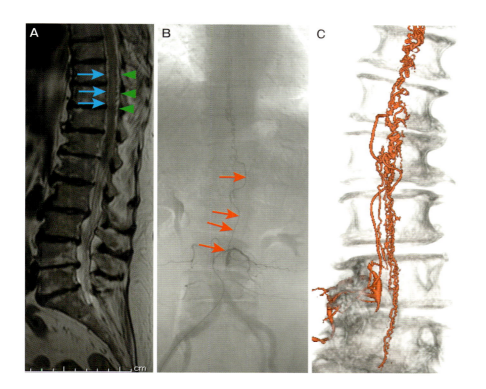

図1. Epidural AVF
A：MRI T2WI にて脊髄円錐上部の浮腫（→）と脊髄背側の flow void 像（▶）を認める．B：動静脈シャントは内椎骨静脈叢にある．本例のように脊髄の静脈血うっ滞で発症する症例では，シャントがある内椎骨静脈叢から連続する硬膜内へ逆流する静脈が描出されている（→）．C：血管造影時の cone beam CT から作成した fusion image は，本病変の局在と広がりを理解する手助けとなる．

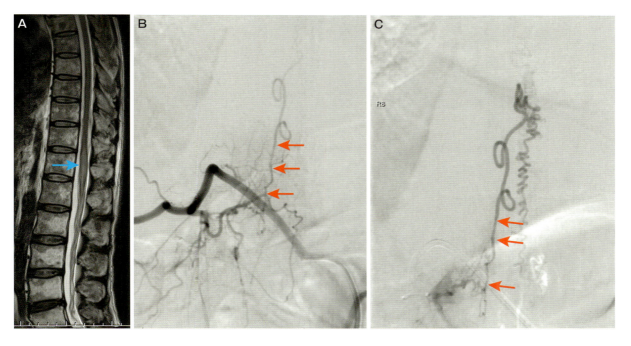

図2. Dural AVF
図1との比較として，dural AVF の代表症例を提示する．A：MRI T2WI にて脊髄円錐部の浮腫を認める（→）．B・C：epidural AVF と異なり，内椎骨静脈叢の描出はなく，硬膜内へ逆流した静脈が描出されている（→）．

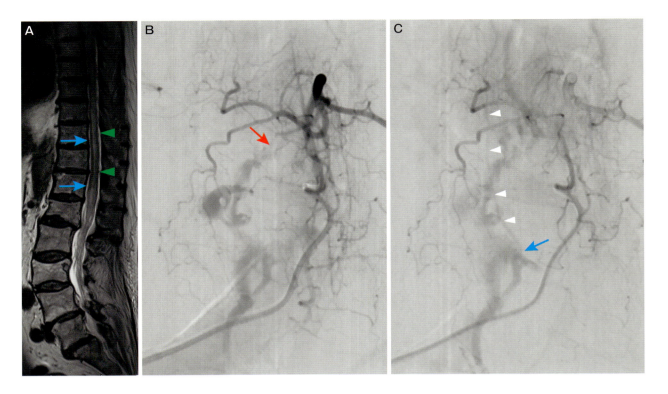

図 3. Epidural AVF
A：MRI T2WI にて胸腰髄の浮腫（→）と脊髄背側の flow void 像（▶）を認める．B：左 L2 根動脈造影にて内椎骨静脈叢へのシャントを認める（→）．C：本症例では，硬膜内を逆流して上行する静脈（▷）が，より尾側から（→）遅れて描出されている．シャント部と硬膜内へ逆流する静脈の逆流起始部は，必ずしも近接しないことに留意する必要がある．

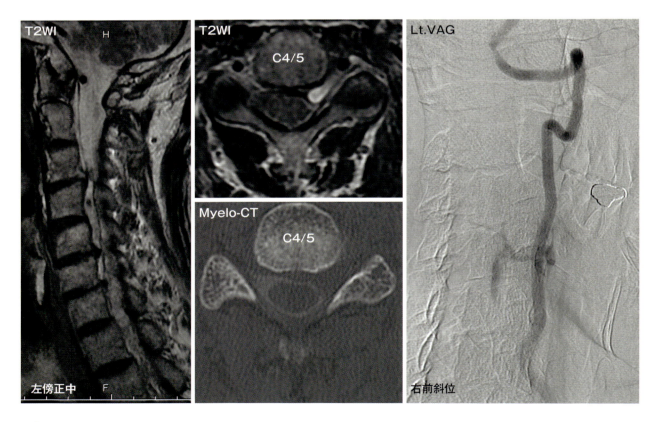

図 4. 神経圧迫による症状が自然消失した症例
左上肢挙上障害で発症した．三角筋優位の不全麻痺（MMT3/5）を認めた．頸椎 MRI にて，内椎骨静脈叢から椎間孔にかけての異常を指摘された．左椎骨動脈造影にて，左 C5 根動脈から内椎骨静脈叢と椎間静脈が描出される．3ヵ月間の保存的加療にて MMT5/5 へ改善したこともあり，そのまま保存的加療を継続した．その後 5 年間，症状再燃することなく経過している．

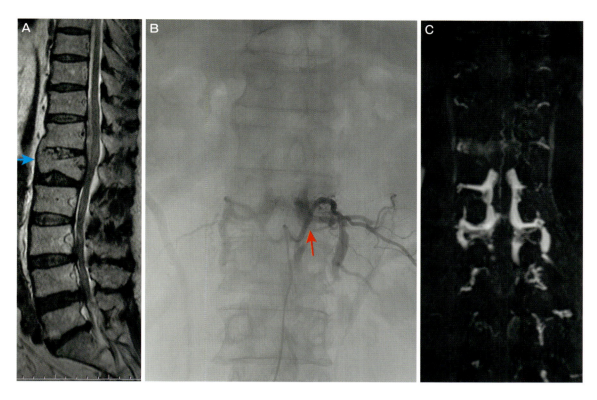

図 5 外傷後に epidural AVF をきたした症例
A・B：L1 椎体骨折の既往（→）があり，同部位に epidural AVF を認めた（→：シャントポイント）．C：本症例では，硬膜内への静脈逆流は認められず，静脈拡張に伴う圧迫性の脊髄症を呈していた．

②硬膜内静脈への逆流は認めず，拡張した内椎骨静脈叢の怒張により脊柱管内や椎間孔など骨構造内を占拠することで mass sign を呈し，圧迫性脊髄症や圧迫性神経根症を引き起こす（図 4，図 5）．
- くも膜下出血，硬膜外血腫などを呈することは稀である．
- 無症候の症例が偶然発見されることがある❷．

> **Pitfalls 2**
> 潜在的で症状を呈していない無症候性のものは多数存在すると予想されている．日常臨床でも稀ながら無症候例に遭遇する．

疫 学

- 前述の 2 つの病態により，若干の差異がある．

硬膜内へ逆流するもの（うっ血性脊髄症）

- 中高年の男性に発症することが多い．
- 胸腰椎移行部や腰椎レベルに好発する．

硬膜内へ逆流しないもの（圧迫による脊髄症・神経根症）

- 比較的若年者（30 歳代）に発症することが多い．
- 頸髄・上位頸胸髄レベルに好発する．

要　因

- 要因については不明な点が多いが，以下のような後天的要因と先天的要因が指摘されている.

後天的要因

- 外科手術後や外傷後に発症することがある（図 5）.
- 内椎骨静脈叢の部分閉塞により局所静脈圧亢進が生じることが起因となり，頭蓋内 dural AVF と同様のメカニズムで発生すると考えられている.

先天的要因

- 神経線維腫症や結合組織疾患との合併が報告されている.
- 先天的な血管壁構造の脆弱性が一因となる可能性がある.

鑑別診断

- 硬膜外静脈叢の拡大を認めることが，dural AVF，perimedullary AVF との鑑別に最も重要である❸.
- シャントは multiple で，high flow であることが多い．特に，硬膜内逆流を伴わず圧迫性に発症する病態ではその傾向が強い❹❺.

治　療

- 硬膜内へ逆流する drainer のみの遮断では再発することが多く，硬膜外要素の完全閉塞を目指した治療が望ましい[14].
- カテーテルが，硬膜外の venous pouch 内に留置できる症例，または pouch の直前まで誘導できる症例が血管内治療の良い適応となる.
- 過去の報告の多くが，血管内治療である.
- High flow の場合にはコイル，low flow の場合には NBCA・Onyx™ を用いた塞栓術が適応となる．外科手術との併用を行う際には，particle（polyvinyl alcohol）を用いるとする報告もある❻.
- 外科治療は，血管内治療が困難な症例や，血管内治療が不成功に終わった症例が対象となる.
- 治療成績は比較的良好だが，無症候性の病態も存在するうえ，保存的加療にて症状が軽快する例もあり，治療適応については十分な検討が望まれる❼（図 4）.

硬膜内へ逆流するもの（うっ血性脊髄症）

- 硬膜貫通部での drainer の閉塞が第一目標であるが，関連する拡張した内椎骨静脈叢（venous pouch）の閉塞も必要である❽❾（図 6）.

Pitfalls 3

- 症候性の症例であっても，当初別の疾患と誤診されていたものも多かった（約 70%）とする報告がある[12].
- Epidural AVF のうち 10% の症例は，dural AVF と初期診断されていたとの報告がある[13].

Tips 4

時に拡張した drainer あるいは venous pouch が脊髄あるいは神経根を圧迫して症状を有したり，骨の著明な scalloping（骨陥凹像）を呈する症例がみられる.

Memo 5

静脈叢内の吻合・連絡・交通によって病変が広範にわたる複雑な症例も存在する（図 5）.

Tips 6

- 症例によっては，経動脈的塞栓術（NBCA）では完全消失は得られにくい.
- 頭蓋内 AVF のように経静脈的塞栓術も考えられる．シャント部への到達経路は複雑で困難な可能性は高いが，high flow な症例や multiple feeder で病態が複雑な症例では，検討する価値はあると思われる.

Memo 7

治療成績
血管内治療単独では，運動機能障害の改善は 67% に，感覚障害の改善は 56% に，膀胱・直腸障害の改善はそれぞれ 42%・30% にみられ，5% に症状悪化があったと報告されている[12].
外科治療単独では，それらの成績より劣るとされるが，まとまった報告が少なく詳細は不明である.

Tips 8

塞栓物質が脊髄周囲静脈へ迷入して静脈灌流障害を悪化させる危険性は少ない.

Tips 9

低濃度 NBCA を使用しても，シャント部から罹患静脈叢全体および drainer 起始部までを完全に充填して閉塞するのは難しいことが多い．時に，複数回の塞栓術が必要となる[15]．Onyx™ を用いた報告が増えてきている.

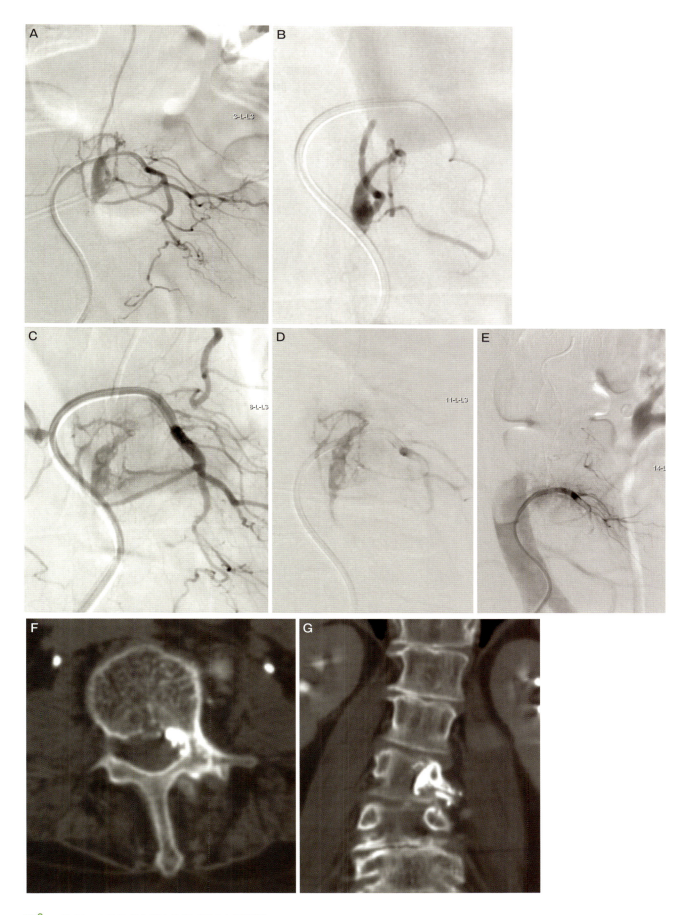

図6. Epidural AVF の血管内治療（図1と同症例）
A：治療前．B：シャントポイントを経由しNBCAにて内椎骨静脈叢と逆流する静脈を閉塞．C：確認DSA．別のシャントから静脈叢のみ描出あり．D：Cの別のシャントポイントを経由して内椎骨静脈叢を塞栓．E：最終DSA．シャント消失を確認．F・G：血管内治療後のCT．シャント部にあたる内椎骨静脈叢と病変の広がりがよくわかる．

- Feeder が細くてマイクロカテーテルがシャント近傍まで誘導できない場合，脊髄栄養血管への塞栓物質の迷入が危惧される場合などには，直達手術も検討する **10**.

硬膜内へ逆流しないもの（圧迫による脊髄症・神経根症）

- High flow の症例が多く，直達手術では大量出血のリスクが高いため血管内治療が考慮される.
- 内椎骨静脈叢が著明に拡張した症例では血管内治療のみでは完全閉塞が困難であり，血管内治療と直達手術を組み合わせた治療計画も考慮される.

まとめ

- Epidural AVF は，比較的新しい疾患概念である[16].
- 硬膜外の内椎骨静脈叢にシャントがあるものをいう.
- 硬膜内の静脈うっ滞により発症するもの・硬膜外静脈の怒張による脊髄圧迫症状を呈するもの・無症候性のものがある.
- 診断が難しく，誤診されているものも多いと報告されている.
- 一般的に，外科治療より血管内治療が選択される.
- 正しく診断し，治療適応の有無をよく評価することが，最も大切である.

> **Pitfalls 10**
>
> 脊髄梗塞を呈し対麻痺を呈したとの報告もある．脊髄を栄養する動脈分布を正確に評価・確認しておくことが必須で，血管撮影で脊髄栄養血管が描出されなくても，シャントを生じている根動脈から脊髄へ動脈血供給されている可能性を常に念頭に置いて治療を進める必要がある.

V-5 脊髄動静脈シャント（脊髄動静脈奇形／動静脈瘻）に対する血管内治療

田上秀一

■ はじめに

- 脊髄動静脈シャント疾患は，疾患自体の発生頻度が低く，日常診療で遭遇する機会は非常に少ない．
- 脊髄動静脈シャント疾患の血管構築は複雑かつ微細で，血管造影手技やその所見の理解，血管内治療にはある程度の経験を要する．
- タイプによって血管内治療は重篤な合併症のリスクを有し，慎重な適応の判断と治療手技を要求される．

■ 脊髄動静脈シャント疾患の分類

- 脊髄動静脈シャントは硬膜内病変と硬膜・硬膜外病変が存在し，その存在部位と病態により硬膜外動静脈瘻（epidural AVF），硬膜動静脈瘻（dural AVF），脊髄髄内動静脈奇形（intramedullary AVM），脊髄辺縁部動静脈瘻（perimedullary AVF）に分類される．
- Anson，Spetzler らは脊髄動静脈シャントを4つのタイプに分類し，type Ⅰ は dural AVF，type Ⅱ / Ⅲ は intramedullary AVM，type Ⅳは perimedullary AVF に相当する[17]．
- なお，type Ⅱ は intramedullary glomus AVM，type Ⅲ は juvenile AVM と呼ばれる type に相当する❶❷．

■ 硬膜動静脈瘻（dural AVF）

- 脊髄動静脈シャントのなかで最も頻度が高く70％を占める．
- シャントは nerve root sleeve 上に存在し，radiculomeningeal artery が feeder となる．Anson，Spetzler らの分類では radicular vein を介して perimedullary vein に逆流するとされていたが[19]，わが国での近年の多施設共同研究では，多くの症例で椎弓根内縁より内側の硬膜上にシャントが存在し，bridging vein を介して perimedullary vein に逆流することが報告された（図1，図2）．
- シャントによる静脈圧上昇により，神経根症状や下肢対麻痺，膀胱直腸障害で発症する．
- 血管造影前に造影 MRA や CTA にてシャント部位や drainage vein が高頻度に描出可能となり，血管造影を行う前の情報としても有用である．

Memo 1

Anson, Spetzler らによる脊髄動静脈シャントの分類

type Ⅰ：dural AVF であり，通常は神経根周囲の dural sleeve で radiculomeningeal artery が radicular vein（radiculoemissary vein）とシャントを形成する．胸腰椎に多く，静脈うっ血による症状を呈する．

type Ⅱ：glomus AVM と呼ばれるものに相当し，脊髄内の限局性の nidus を介して動静脈シャントを形成する．

type Ⅲ：juvenile AVM と呼ばれる type であり，通常は小児や若年者にみられる．nidus は脊髄内外に広く分布し，複数の流入血管を有する．

type Ⅳ：pial AVF であり，脊髄表面で nidus を伴わない direct AVF を形成する．また，Mourier, Merland らによる傍脊髄 AVF の分類[18] とも組み合わせて，feeder の数やシャントのサイズ，静脈圧亢進の程度により，Ⅳa－Ⅳc の subtype にも分類される．

Memo 2

Mourier, Merland らの perimedullary AVF の分類

type Ⅰ：小さく simple な AVF で single feeder，slow flow であり，draining vein の拡張も軽度．

type Ⅱ：中等度のサイズの fistula で前脊髄動脈および後脊髄動脈から複数の feeder を有し，shunt flow は速く，draining vein の拡張を伴う．

type Ⅲ：巨大な fistula を形成し，shunt flow volume は多く，高度に拡張した複数の feeder と拡張蛇行した drainer を伴う．

- 血管内治療には経動脈的塞栓術が有効であり，feeder となる radiculomeningeal artery より液体塞栓物質を注入する．多くは NBCA が使用されるが[20]，Onyx™（Covidien 社）の報告もみられる．液体塞栓物質を drainage vein 近位側に到達するまで注入する❸．

> **Tips 3**
> 脊髄 dural AVF の根治のためには，塞栓物質を drainer 側に到達させることが重要であり，それが不可能であった場合には残存再発の危険性が高く，外科的な離断術を検討する．同一の segmental artery から radiculomedullary artery や radiculopial artery が分岐している場合も，塞栓物質の逆流による合併症の危険性があり，基本的には外科的離断術を考慮すべきである．
> 塞栓術あるいは離断術後は，拡張した perimedullary vein の血流うっ滞による余分な血栓化を防止し，脊髄静脈うっ血の回復を促すため，抗凝固療法を追加することも有用である．

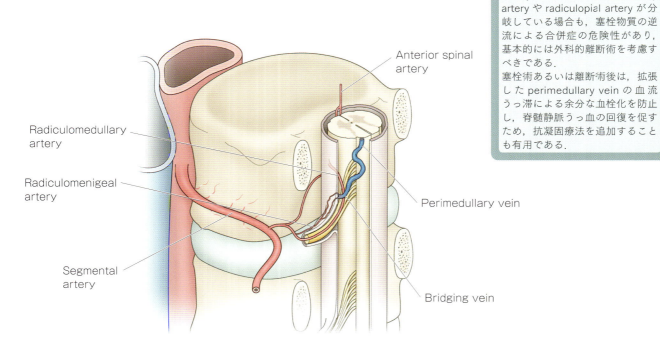

図1．Dural AVF の血管構築
Segmental artery からの radiculomenigeal artery を feeder とし，dural sleeve 近傍にシャントを形成する．bridging vein を介して perimedullary vein への逆流をきたし，脊髄の venous congestion による症状で発症する．

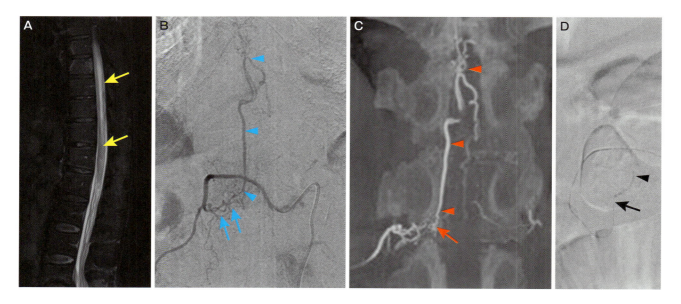

図2．胸椎 dural AVF 症例
A：胸腰椎レベルの MRI T2 強調画像矢状断像にて，胸髄に浮腫性変化がみられる（→）．B：右肋下動脈造影にて拡張蛇行した radiculomeningeal artery（→）から perimedullary vein（▶）にドレナージされる AVF を認める．C：3D 回転 DSA にてシャントは椎弓根内縁より内側の硬膜上に存在し（→），bridging vein を介して perimedullary vein に逆流している（▶）．D：シャント近傍の feeder までカテーテルを誘導し（→），低濃度 NBCA を静脈側まで到達させるように塞栓を行った（▶）．

硬膜外動静脈瘻 (epidural AVF)

- 一般に脊髄 dural AVF の subtype として分類されるが[20]，脊髄 dural AVF と異なり，epidural space の静脈にシャントを形成する．
- ほとんどが ventral epidural vein にシャントを形成し，稀に dorsal epidural vein も罹患静脈となる．
- Feeder は全例で epidural branch が関与し，ventral epidural type では segmental artery 近位から分岐する複数の ventral / dorsal somatic branch (vertebral branch) や radiculomeningeal artery が，dorsal epidural type では posterior dural branch (prelaminar branch) が feeder となる（図3）．
- Drainer は paravertebral vein であるか，radicular vein を介して perimedullary venous reflux を伴うか，あるいは両者の混在を認める場合がある．
- MRI では epidural venous plexus に flow void がみられ，perimedullary venous reflux を伴う場合は，spinal DAVF 同様に脊髄内の T2 高信号と脊髄周囲の異常な flow void を認める．
- CTA や造影 MRA にて早期描出される epidural vein を同定することで，シャント部位の特定が可能である．
- 血管造影を行う場合は，feeder およびシャント部位の同定とともに，後述する transvenous access も想定して，drainer とそれが灌流する静脈にも注目する．
- 血管内治療には，transarterial embolization を行う場合と，transvenous embolization を行う場合がある．シャント部位と分布，feeding artery，drainage vein を正確に把握し，根治性が高く安全な塞栓方法を選択する必要がある❹．

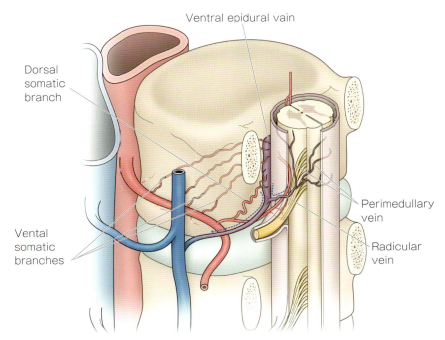

図3. Epidural AVF (ventral epidural AVF) の血管構築

Segmental artery からの somatic branch を feeder とし，epidural vein にシャントを形成する．paravertebral vein へのドレナージと，radicular vein を介した perimedullary vein へのドレナージをきたしうる．perimedullary vein への逆流を伴う場合に，脊髄の静脈うっ血による症状を起こす．

Tips 4

Drainer が paravertebral vein である場合と，perimedullary veins reflux のみである場合で治療戦略は異なる．
Perimedullary venous reflux のみの場合は経動脈的な液体塞栓物質の注入で高い根治率が得られるが，paravertebral vein へのドレナージを伴っている場合は transarterial embolization のみでは根治率は低く，transvenous access による coil embolization を行うか，あるいは両者の併用を積極的に考慮すべきである[21]（図4）．

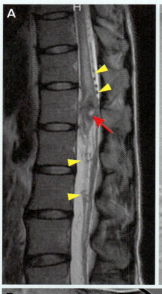
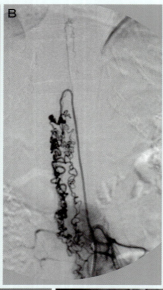
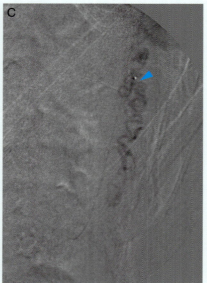
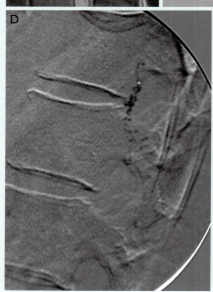
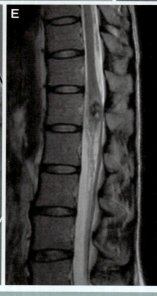

図4 Perimedullary AVF 症例
A：T2強調画像矢状断にて腰髄から馬尾周囲に flow void がみられ（▶），腰髄の腫大と内部の浮腫を認め，脊髄円錐部には出血を伴う（→）．B：左第2腰動脈からの造影（正面像）で，Adamkiewicz 動脈からの anterior spinal artery を main feeder とする perimedullary AVF がみられ，静脈瘤形成を伴う拡張した perimedullary vein へのドレナージを伴う．C：マイクロカテーテルをシャント部位直前まで進め，選択的造影（側面像）にてマイクロカテーテル（▶）の部位と正常な spinal artery が描出されないこと，wedge 状態ではないことを確認した．D：25% NBCA にて塞栓を行い，静脈瘤の一部を含んだ drainage vein 側への分布がみられた．その後，もう1ヵ所の feeder に対して NBCA による塞栓を追加した．E：治療後1週間での MRI T2強調画像矢状断像．腰髄，馬尾神経周囲の flow void は消失し，腰髄の腫大や内部の浮腫は改善している．

辺縁部脊髄動静脈瘻（perimedullary AVF）

- Anterior / posterior spinal artery あるいはその分枝の vasa corona を feeder とし，nidus を介さずに spinal vein にシャントを形成する（図5）．
- シャントは軟膜表面に存在し，静脈圧亢進による浮腫で発症するか，あるいはくも膜下出血をきたす場合もある．
- 静脈圧亢進を伴う症例では，MRI で脊髄の浮腫を認め，CTA や造影 MRA にて脊髄表面に分布する異常血管と，それに連続する anterior / posterior spinal artery と perimedullary vein を同定する．

脊髄動静脈シャントに対する治療

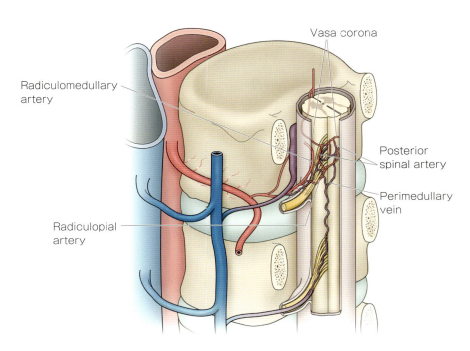

図5. Perimedullary AVF の血管構築
Anterior / posterior spinal artery あるいはその分枝の vasa corona を feeder とし，脊髄周囲で nidus を介さずに spinal vein にシャントを形成する．

- 血管造影では高い時間分解能，空間分解能の撮像を行って，シャント部位の正確な同定が必要である．くも膜下出血を伴う症例では，CTA や MRA および血管造影にて出血源としての feeder の動脈瘤や drainer の静脈瘤の有無を確認することも重要である．
- 血管内治療では type Ⅳb，Ⅳc において transarterial approach による塞栓術の適応となる場合がある．塞栓術の際にはマイクロカテーテルをシャント部直前まで誘導し，造影にて正常枝の描出がないことを確認できれば，シャント部位を選択的に塞栓する❺（図6）．

Tips 5

perimedulllary AVF に対する血管内治療
Type Ⅳa は feeder 径が小さく，カテーテル誘導が困難な場合が多い．塞栓術による根治例の報告もあるが，多くは手術を第一選択とする．type Ⅳb，Ⅳc に対する塞栓術は，過去には液体塞栓物質や coil，detachable balloon（現在わが国では入手不可），粒子塞栓物質の報告があり，カテーテルの位置や血管径，血流速度，塞栓範囲に応じて決定する．液体塞栓物質を使用する場合は，カテーテルを wedge させると正常枝との潜在的吻合により虚血性合併症をきたす危険性があり，血流にのせて注入することが重要である．

髄内動静脈奇形（intramedullary AVM）

- Anterior / posterior spinal artery を feeder とし，脊髄内に nidus を介した動静脈シャントを形成し，spinal vein にドレナージする．Anson & Spetzler 分類の type Ⅱ / Ⅲ に相当する（図7）．
- Nidus 内動脈瘤や drainer の静脈瘤からの出血や圧迫症状，静脈圧亢進での脊髄症で発症し，5年で10％，10年で約20％の症例が神経症状の悪化をきたす[22]．
- MRI T2 で髄内の flow void を指摘するか，造影 CTA や造影 MRI にて髄内の nidus を同定できれば診断できる．
- 血管造影では feeder，drainer，シャント部位の正確な同定が必要であることはほかの type と同様であるが，type Ⅲ の場合は ASA・PSA から複数の feeder が関与し，血管構築の正確な把握は困難な場合が多い．
- 血管内治療，外科的治療とも根治は非常に困難である．
- 血管内治療の際は，high flow で静脈圧亢進や圧迫症状に関連が高い部位，動脈瘤や静脈瘤を伴う部位を部分的，選択的に塞栓する（図8）．
- 使用する塞栓物質は NBCA や粒子塞栓物質の報告がみられるが，粒子塞栓物質による塞栓は再発率が高い．

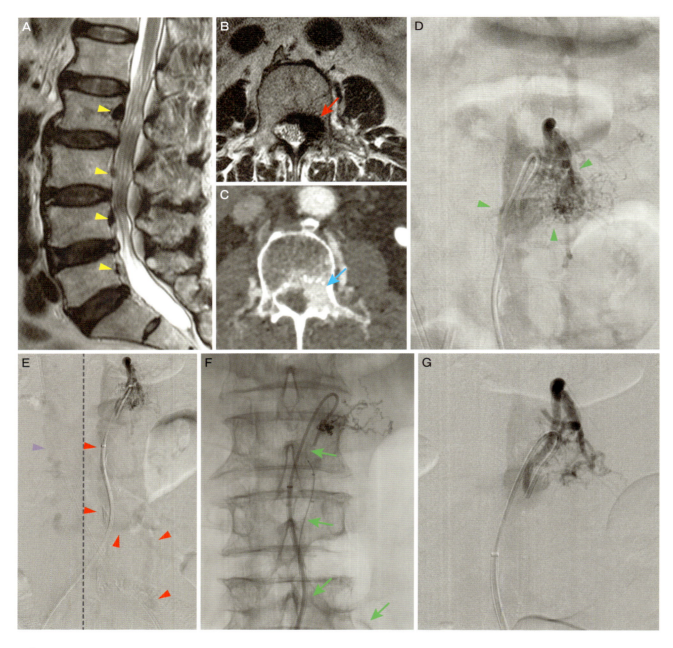

図.6. 腰痛で発症したlumbar epidural AVF症例

A：腰椎のMRI T2強調画像矢状断像にて，L2-L5椎体背側のvertebral venous plexus部に一致してflow voidを認める（▶）．B：L2椎体レベルのT2強調画像横断像にてvertebral venous plexusのflow voidは，椎体背側から左側にみられ，硬膜嚢を圧迫している（→）．C：拡張したepidural veinによる圧排で，椎体背側から左椎弓根内側にかけて骨浸食像を伴っている（→）．D：左第2腰動脈造影（正面像）にて，多数のventral・dorsal somatic branchからventral・lateral epidural veinやparavertebral veinが早期に描出される（▶）．E：左第2腰動脈造影（正面像．Dより尾側寄りの視野）で，シャント血流は主に同側のepidural veinからvertebral vein, ascending lumbar veinを介して左側のiliac veinに還流している（▶）．対側のepidural veinの描出もみられる（▶）．点線は正中線を示す．perimedullary venous drainageはなく，症状は拡張静脈による神経根圧迫や骨浸食によるものと思われた．F：Eに示すdrainage routeよりマイクロカテーテルをepidural veinのシャント部に誘導し（→），shunted venous pouch内へのコイル留置と，静脈側から逆行性に選択したfeederへのNBCA注入を行った．G：治療後の左L2腰動脈造影にてシャント血流の減少が得られ，症状は直後から改善した．

V 脊髄動静脈シャントに対する治療

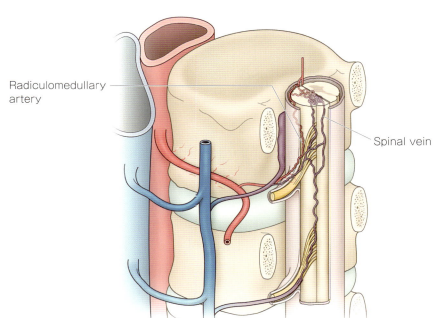

図7. Intramedullary AVM の血管構築
Anterior/posterior spinal artery あるいはその分枝の vasa corona を feeder とし，脊髄内に nidus を介したシャントを形成し，spinal vein にドレナージする．

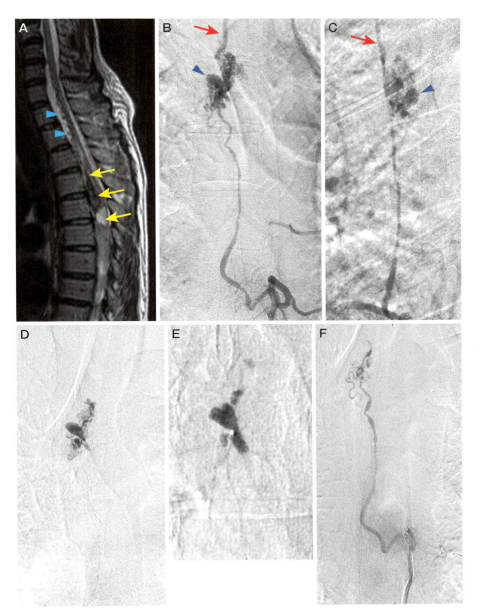

図8. Intramedullary AVM 症例
A：胸髄内に浮腫と出血を認め（→），胸髄周囲には異常な flow void を伴う（▶）．B・C：左第10肋間動脈造影にて Adamkiewicz 動脈から anterior spinal artery を介して第5-6胸椎レベルで胸髄内に nidus と思われる異常血管網が描出され，nidus 内動脈瘤を形成し（▶），頭側の anterior spinal vein にドレナージされている（→）．D：マイクロカテーテルを nidus 直前まで進め，選択的な DSA で正常な spinal artery 描出がなく，カテーテルが wedge 状態ではないことを確認．E：25% NBCA を注入し，nidus の一部と動脈瘤への分布を確認して注入を中止しカテーテルを抜去した．F：塞栓後の DSA で nidus の残存はあるが spinal artery の描出は保たれ，aneurysm は消失している．

第 Ｖ 章 文　　献

1) Krings T, Thron AK, Geibprasert S, et al. : Endovascular management of spinal vascular malformations. *Neurosurg Rev* **33** : 1-9, 2010.

2) Rangel-Castilla L, Russin JJ, Zaidi HA, et al. : Contemporary management of spinal AVFs and AVMs : lessons learned from 110 cases. *Neurosurg Focus* **37** : E14, 2014.

3) Kalani MA, Choudhri O, Gibbs IC, et al. : Stereotactic radiosurgery for intramedullary spinal arteriovenous malformations. *J Clin Neurosci* **29** : 162-167, 2016.

4) Hida K, Shirato H, Isu T, et al. : Focal fractionated radiotherapy for intramedullary spinal arteriovenous malformations : 10-year experience. *J Neurosurg* **99** : 34-38, 2003.

5) Cho KT, Lee DY, Chung CK, et al. : Treatment of spinal cord perimedullary arteriovenous fistula : embolization versus surgery. *Neurosurgery* **56** : 232-241, 2005.

6) Hida K, Iwasaki Y, Ushikoshi S, et al. : Corpectomy : a direct approach to perimedullary arteriovenous fistulas of the anterior cervical spinal cord. *J Neurosurg* **96** : 157-161, 2002.

7) Hida K, Iwasaki Y, Goto K, et al. : Results of the surgical treatment of perimedullary arteriovenous fistulas with special reference to embolization. *J Neurosurg* **90** : 198-205, 1999.

8) Takami T, Yamagata T, Mitsuhashi Y, et al. : Direct surgery for spinal arteriovenous fistulas of the filum terminale with intraoperative image guidance. *Spine* **37** : E1524-E1528, 2012.

9) Tani S, Ikeuchi S, Hata Y, et al. : Vascular Orientation by intra-arterial dye injection during spinal arteriovenous malformations surgery : technical note. *Neurosurgery* **48** : 240-242, 2001.

10) Sato K, Endo T, Niizuma K, et al. : Concurrent dural and perimedullary arteriovenous fistulas at the craniocervical junction : case series with special reference to angioarchitecture. *J Neurosurg* **118** : 451-459, 2013.

11) Knopman J, Zink W, Patsalides A, et al. : Secondary clinical deterioration after successful embolization of a spinal dural arteriovenous fistula : a plea for prophylactic anticoagulation. *Interv Neuroradiol* **16** : 199-203, 2010.

12) Nasr DM, Brinjikji W, Clarke MJ, et al. : Clinical presentation and treatment outcomes of spinal epidural arteriovenous fistulas. *J Neurosurg Spine* **26** : 613-620, 2017.

13) Huang W, Gross BA, Du R : Spinal extradural arteriovenous fistulas : clinical article. *J Neurosurg Spine* **19** : 582-590, 2013.

14) Murakami T, Nakagawa I, Wada T, et al. : Lumbar spinal epidural arteriovenous fistula with perimedullary venous drainage after endoscopic lumbar surgery. *Interv Neuroradiol* **21** : 249-254, 2015.

15) 飛騨一利, 淺野　剛, 青山　剛, 他 : 各タイプ別脊髄動静脈奇形に対する集学的治療. 脳外誌 **20** : 20-28, 2011.

16) 髙井敬介 : 脊髄動静脈奇形の分類の歴史的変遷. 脳外誌 **26** : 326-332, 2017.

17) Anson JA, Spetzler RF : Classification of spinal arteriovenous malformations and implications for treatment. *BNI Quarterly* **8** : 2-8, 1992.

18) Mourier KL, Gobin YP, Merland JJ, et al. : Intradural perimedullary arteriovenous fistulae : results of surgical and endovascular treatment in a series of 35 cases. *Neurosurgery* **32** : 885-891, 1993.

19) Kiyosue H, Matsumaru Y, Niimi Y, et al. : Angiographic and Clinical Characteristics of Thoracolumbar Spinal Epidural and Dural Arteriovenous Fistulas. *Stroke* **48** : 3215-3222, 2017.

20) Kring T, Geibprasert S : Spinal dural arteriovenous fistulas. *AJNR Am J Neuroradiol* **30** : 639-648, 2009.

21) Kiyosue H, Tanoue S, Mori H, et al. : Spinal ventral epidural arteriovenous fistulas of the lumbar spine : angioarchitecture and endovascular treatment. *Neuroradiology* **55** ; 327-336, 2013.

22) Hurth M, Houdart R, Djindjian R, et al. : Arteriovenous malformations of the spinal cord : clinical, anatomical and therapeutic consideration : a series of 150 cases. *Progr Neurol Surg* **9** : 238-266, 1978.

第VI章

各部位の脳動静脈奇形/
硬膜動静脈瘻や特殊な病態の治療

VI
1 大脳半球間裂動静脈奇形の手術

宇野昌明

はじめに

- 同じ大脳半球間裂近傍といっても，前頭葉側にあるものと後頭葉側にあるものでは手術体位や進入方向も異なる[1~4].
- 動静脈奇形（AVM）が脳浅層にあるか深層（脳梁部）にあるかでも，手術戦略が大きく異なる❶.

頻　度

- 近年 MRI 時代となり，症状を呈さないこの部の AVM が発見される頻度が増えた．今後も頻度は上昇し，AVM のなかでも手術を施行することが多くなる部位と予想される．
- Yaşargil らは脳梁 AVM が 18/121 例（14.9％）存在したとし，高い頻度を示している[3,4].
- 最近の Kim らの報告では，132/443 例（30％）と高い値を示している[2].
- 筆者らの症例でも，183 例の AVM のうちこの部の AVM は 43 例（23.9％）であり，天幕上の AVM に限れば 43/150 例（28.7％）となる．

局在部位による分類

- Kim らはこの部の AVM を 5 つの part に分け，体位や手術方法を論じている[2]❷（図 1）.
- Stein は浅層と深層を分けず，3 つの part に分け検討している[1].
- Yaşargil らは脳梁に存在する AVM を前後に 3 つに分け検討している[3,4].
- 本稿では Kim らの分類に従って[2]，自験例の AVM の発生部位と頻度を図 1 に示す．自験例では浅層後部が 32.5％で最も多く，次いで浅層前部が 25.6％であった．
- 全症例の Spetzler－Martin grade では Ⅱ が 14 例（32.6％），Ⅲ が 15 例（34.9％）で最も多かった．Ⅳ，Ⅴ は合計 3 例（6.9％）と少なかった❸.

Memo 1

大脳半球間裂 AVM の定義
大脳半球間裂に nidus が存在し，かつ主な feeder が前大脳動脈とその分枝，後大脳動脈とその分枝である AVM と定義される．大きな AVM になると，中大脳動脈の一部や深部から脈絡叢動脈の一部が feeder となる症例もある．本稿で取り上げる症例はあくまでも前大脳動脈，後大脳動脈が主となる AVM である．

Memo 2

大脳半球間裂 AVM の分類（図 1）
Kim らは，この部の AVM を以下のような区分に分類した．帯状溝で浅層と深層に分け，浅層は冠状縫合と ascending ramus of cingulate sulcus で前・中・後に分けた．深層は脳梁を半分に分けて前方と後方の 2 つに分けた．これにより 5 つの部位，①浅層前部，②浅層中部，③浅層後部，④深層前部，⑤深層後部に分類した．

Memo 3

発症形式
発症形式として脳出血が 2/3 であったが，深層に発生した AVM は全例脳出血で発症していた．一度出血すると脳室内に流れ込み重篤となることが多い．この部の深層 AVM は出血で見つかることが多いことを銘記すべきであろう．

各部位の脳動静脈奇形／硬膜動静脈瘻や特殊な病態の治療　VI

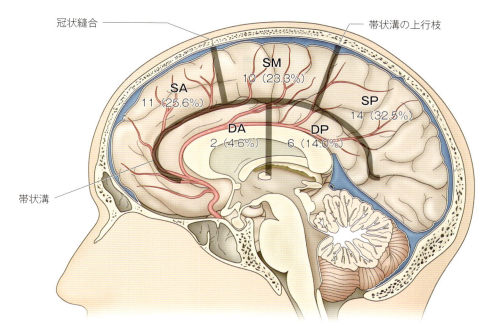

図1. 大脳半球間裂近傍のAVMの分類（Kimらの分類）と自験例での各部位の頻度

数字はAVMの数（全体での%）を示す．
SA：superficial anterior（浅層前部），SM：superficial middle（浅層中部），SP：superficial posterior（浅層後部），DA：deep anterior（深層前部），DP：deep posterior（深層後部）．

手術方法

- 32例（74.4%）の症例で，開頭術によるAVM摘出術を施行した．
- このうち，術前にAVM塞栓術を施行したのは12/32例（37.5%）であった．術前の塞栓術は安全に行える血管には積極的に行い，かつその際の機能テストで症状が出る血管があれば，摘出術も慎重を要することになる．
- 開頭範囲はAVM全貌が十分視野に入るように行い，進入方向は術前の血管撮影で皮質静脈と上矢状静脈洞との関係を見て，最も大きなスペースでかつできるだけmotor areaを避ける部位から進入する❹．
- 原則として術中DSAを行えるように，開頭前にカテーテルを必要な血管に挿入する[5]．また，多くの症例で運動誘発電位（MEP）および体性感覚誘発電位（SEP）モニターを行いながら手術を行う．

浅層前部（SA）AVM

- この部のAVMは，ほとんどが前大脳動脈のA_{2-3}のknee portionより末梢からのfeederを有し，脳梁周囲動脈あるいは脳梁縁動脈がfeederになることが多い．drainerはascending frontal veinから上矢状静脈洞に抜けるか，中隔静脈を通じて内大脳静脈に抜ける．
- 提示する症例は健忘症状を主訴に受診し見つかったAVMである．脳血管撮影で左anterior internal arteryをfeederとする径2.5 cmのAVMを認め，frontal ascending veinから上矢状静脈洞へと抜けるdrainerを認めた（図2A〜D）．上矢状静脈洞を越えて両側前頭開頭を行った（図2E）．
- 多くの症例でmain feederから細く枝分かれしたfeederがnidusに流入しており，主幹動脈はpassing arteryとなっているので注意が必要である（図2F〜I）．

> **Tips 4**
>
> **ワーキングスペースをつくる**
>
> この部に存在するAVMの手術は脳表の静脈，深部静脈の走行が妨げになったり，手術のワーキングスペースがとりにくいなどの制約があり，難しい手術の部類に入る．AVMを摘出する際には，大脳半球間裂に進入して摘出する方法と血腫腔を利用する方法とがある．大脳半球間裂に進入する際は大脳鎌と脳との間を深部に進み，大脳鎌の切れ目のくも膜を切開し，髄液を排出させる．ここで時間をかけて吸引すると，大脳鎌と前頭葉内側との間にスペースができる．脳内血腫を伴う症例ではその血腫腔を利用する．通常，血腫腔はnidusの外側周囲に存在する．血腫を十分吸引し，ワーキングスペースを確保すると同時に，nidusの外側縁を把握する．血腫除去によりできたワーキングスペースを利用してnidusを脳べらで軽く圧排しながら周囲を剥離すると，feeder，drainerが確認できる．また，表面の皮質静脈を硬膜から剥離し，必要なら脳表からも剥離して，ワーキングスペースを前後および外側に広げることが，手術を成功させる最初のポイントである．

247

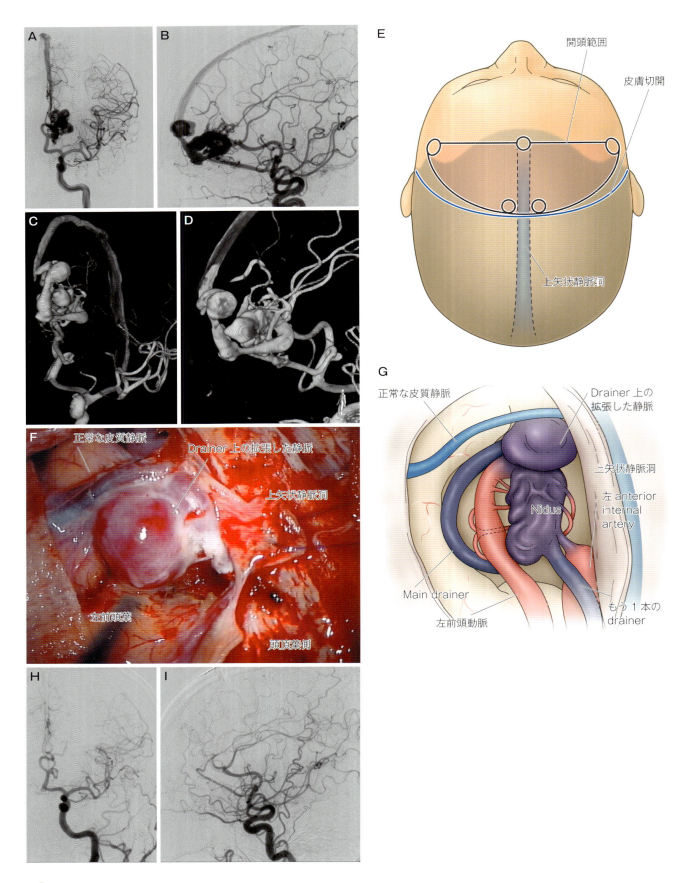

図2. 浅層前部（SA）AVM の代表例

62歳，男性．健忘を主訴に来院した．脳血管撮影で左前頭葉に 2.5 cm の大きさの AVM があり，上矢状静脈洞にドレナージする．A・C：左内頚動脈撮影正面と 3D 像．B・D：左内頚動脈撮影側面と 3D 像．E〜G：SA 部の AVM の手術所見．E：両側前頭開頭を行った．F：硬膜を切開すると drainer に拡張した vein sac が確認できた．G：大脳半球間裂を剥離し，nidus，feeder，drainer を剥離確認した．H・I：SA 部の AVM の術後脳血管撮影（H：左総頚動脈撮影正面像，I：左総頚動脈撮影側面像）．術後の脳血管撮影で AVM は消失していた．患者は mRS 0 で退院し，高次脳機能障害もみられず職場に復帰した．

各部位の脳動静脈奇形／硬膜動静脈瘻や特殊な病態の治療 **VI**

浅層中部（SM）AVM

- この部の AVM は motor area に近く，手術により障害が出る可能性が高い．また，皮質静脈と上矢状静脈洞間の進入スペースが狭く，どこから進入するかが手術成功の大きなポイントとなる．
- 提示する症例は意識障害，右片麻痺で発症し，左脳梁縁動脈，脳梁周囲動脈から feed される最大径 6.0 cm の AVM があり，主に Trolard 静脈から上矢状静脈洞にドレナージしていた（図 3A〜F）．
- 術前に血管内治療で塞栓された feeder が見つかると，nidus の全貌が想像できるし，自信をもって切断できる血管を把握することで，手術が大きく前進する．ここで術者は，自分の頭のなかで AVM の立体的構造をもう一度再構築できるようにする**❺**（図 3G〜L）．

浅層後部（SP）AVM

- この部の AVM 手術の体位は，腹臥位か側臥位をとる．筆者らは腹臥位で行っている．この部は上矢状静脈洞に入る皮質静脈は少なく，進入スペースは広い．
- 提示する症例は出血発症で，脳血管撮影で左鳥距動脈を feeder とする 2.5 × 1.7 × 0.8 cm の AVM を認めた（S−M grade Ⅲ）（図 4A〜C）．
- この部の手術では後頭極を中心にくも膜を剥離し，できるだけ後頭葉を圧排しないようにすることが，術後の同名半盲を予防するポイントである（図 4D〜J）．

深層前部（DA）AVM

- この部の手術は，浅層前部で示した手術方法と大きな違いがない．より深部に剥離を進め，脳梁上面に存在する AVM を確認する．
- 前述したように，main feeder となる脳梁縁動脈，脳梁周囲動脈から細い feeder が nidus に流入し，太い動脈は passing artery となることが多いので注意が必要である．

深層後部（DP）AVM

- 提示する症例は出血発症の AVM で，右脳梁周囲動脈と後脈絡叢動脈が main feeder であり，drainer は Galen 大静脈に流れていた（図 5A〜E）．
- 両側頭頂後頭開頭を行い，後頭極方向の interhemispheric cistern のくも膜を切開し十分髄液を排出させると，右頭頂から後頭葉部にスペースができた（図 5F・G）．
- 大脳半球間裂に進入すると，Onyx™（Covidien 社）で塞栓された AVM の feeder および nidus が確認され，前大脳動脈の脳梁周囲動脈（Onyx™ で塞栓済み）からの feeder，また nidus の深部から後大脳動脈の前頭後頭葉動脈からの feeder が確認でき，AVM を摘出した．Onyx™ で塞栓されているため，剥離時の出血はほとんどなかった**❻**（図 5F〜J）．

> **Tips 5**
> **迷わず術中 DSA を行う**
> 手術中 feeder であるかどうか，また nidus が残存しているかどうか不安なときは，迷わず術中 DSA を行う．完全摘出したと思っても drainer がすぐには褐色にならないときもあり，この際はさまざまな角度から術中 DSA を行い，早期静脈描出がないかどうかを確かめることが肝心である．

> **Memo 6**
> **Onyx™ の登場により，深部の AVM 手術が変わった**
> Onyx™ が登場して，深部 AVM 摘出術は大きく変化した．Onyx™ は feeder のみならず nidus まで塞栓さているので，nidus を把持して挙上したり，強く圧迫しても出血しなくなった．顕微鏡の視野もいろいろ変化させながら摘出していく．また，頭位を変えてさまざまな角度から見られるようにしておく．その際，重力をうまく利用できるようにし，ワーキングスペースを確保する．深部脳梁部に存在する nidus を摘出する際は，できるだけ脳梁損傷を防ぎ，高次脳機能を温存できるようにする．

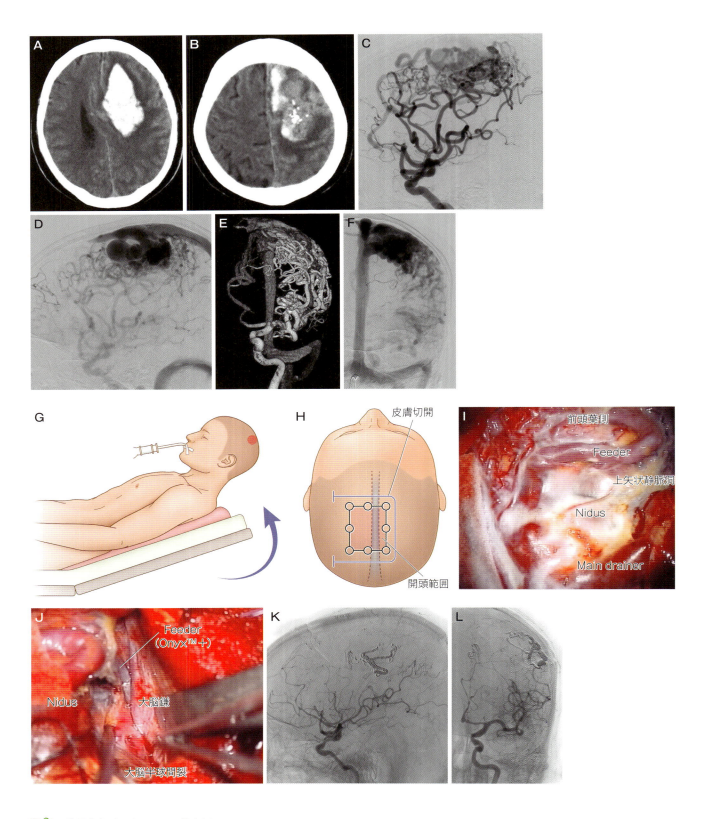

図3. 浅層中部（SM）AVM の代表例

76歳，男性．意識障害と右片麻痺で発症し，当院を緊急受診した．A・B：頭部 CT で左前頭葉内側に脳内出血と一部石灰化を伴う病変を認める．C～F：左頸動脈撮影で脳梁縁動脈，脳梁周囲動脈から feed される最大径 5.0 cm の AVM があり，主に Trolard 静脈から上矢状静脈洞にドレナージしていた（S-M grade Ⅲ）．まず左の前大脳動脈の main feeder から Onyx™ を注入し，AVM の約5割を塞栓し，手術に臨んだ．C は側面像，D はその静脈相，E は正面像（3D），F はその静脈相．

G～J：SM 部の AVM の手術所見．G：仰臥位で体位を約30度挙上し，頭位を正中で chin down して固定する．身体を回旋できるようにしておく．● は AVM の位置を示す．H：開頭範囲．上矢状静脈洞を跨ぐようにコの字型の皮膚切開を置き，両側の開頭術を行う．対側の開頭範囲は狭くてよい．I：硬膜翻転時の所見．くも膜は肥厚・混濁し，nidus 全貌を見極めるのが困難であった．J：interhemispheric cistern のくも膜を切開し，十分髄液を排出させた．すると Onyx™ で塞栓された前大脳動脈の main feeder が確認できた．これを手掛かりに AVM 周囲を剥離し，AVM を摘出した．

K・L：術後の左内頸動脈撮影（K：側面像，L：正面像）．脳血管撮影で AVM は消失していた．患者は術前からあった右片麻痺は後遺したが，リハビリテーション目的で転院となった．

VI 各部位の脳動静脈奇形/硬膜動静脈瘻や特殊な病態の治療

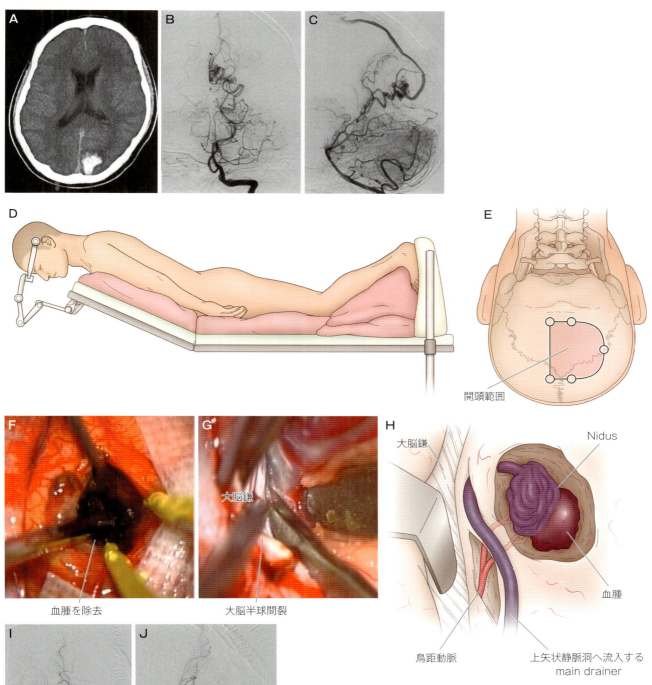
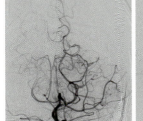
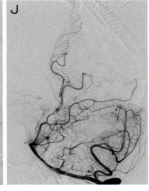

図4. 浅層後部（SP）AVMの代表例

14歳，男性．突然右の視野狭窄が出現したため，当院を受診した．A：頭部CTで左後頭葉に脳内出血を認めた．B・C：脳血管撮影で鳥距動脈をfeederとする2.5×1.7×0.8 cmのAVMを認め，drainerは左occipital ascending veinから上矢状静脈洞へ抜けるものとGalen静脈に抜けるものがあった（S-M grade Ⅲ）．

D〜H：SP部のAVMの手術所見．D：腹臥位で頭部を挙上し，頭位は正中で固定する．身体を回旋できるようにしておく．E：開頭範囲は上矢状静脈洞を跨いで，病巣側に大きな開頭を行う．小脳テント側の開頭は2 pieceでの開頭でもよく，横静脈洞上面が見えるように開頭する．F：AVM外側に存在する血腫を吸引し，ワーキングスペースをつくり，nidus外側を確認する．G：大脳半球間裂を剥離し，くも膜を切開し，髄液を排出させる．H：大脳半球間裂側にmain feederとmain drainerが確認でき，そこからnidus全周を剥離していく．nidusの剥離がほぼ全周にわたったところで，最後のdrainerの圧力はなくなり切断した．

I・J：術後の左椎骨動脈撮影（I：正面像，J：側面像）．脳血管撮影でAVMは消失していた．患者の右視野狭窄の増悪はなく，学生生活に復帰した．

251

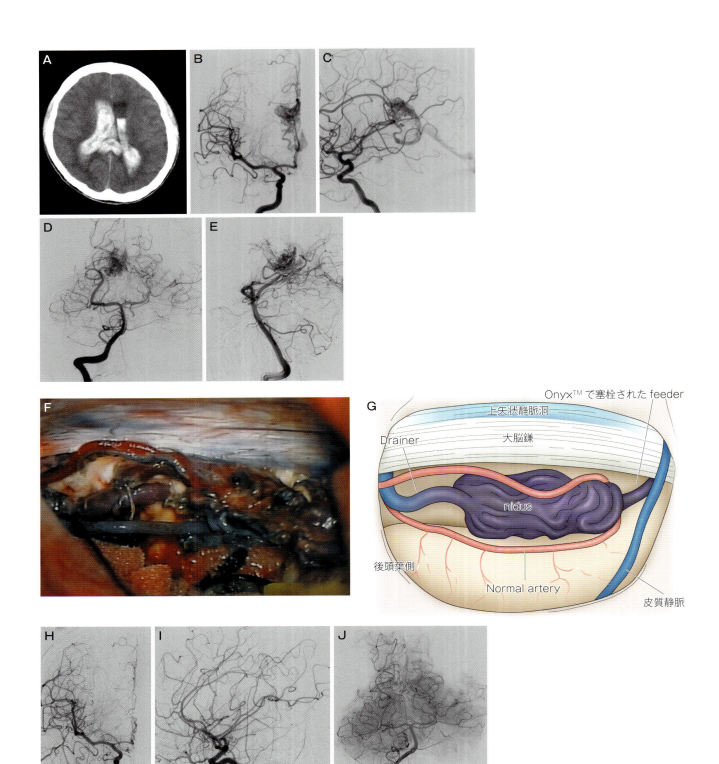

図5． 深層後部（DP）のAVM代表例

15歳男性．後頭部痛と嘔吐で発症し，当院を緊急受診した．意識はJCS Ⅲ-200，瞳孔は両側pin pointであり，除脳硬直姿勢を取っていた．A：頭部CTで脳梁膨大部に出血があり，そこから両側側脳室から第四脳室にかけて脳室内出血を認めた．内視鏡を使用して脳室内血腫の除去と両側脳室ドレナージを施行した．B〜E：脳血管撮影でfeederは右脳梁周囲動脈と脳梁縁動脈がmain feederであり，drainerはGalen大静脈に流れていた．nidusは2つのpartに分かれ，最大径は3.5 cmあった（S-M grade Ⅲ）．

F・G：DP部のAVMの手術所見．後頭極方向のinterhemispheric cisternのくも膜を切開し十分髄液を排出させ，大脳半球間裂に進入するとOnyx™で塞栓されたAVMのfeederおよびnidusが確認された．脳梁膨大部方向にnidusを剥離していったが出血はほとんどなかった．術後，患者の意識は清明で麻痺の増悪はなかった．

H〜J：術後1年半後の脳血管撮影（H・I：右頸動脈撮影正面像と側面像，J：右椎骨動脈撮影正面像）．術後脳血管撮影では，脳梁周囲動脈の中枢側から非常に細い血管から入るわずかなnidusが残存しdeep drainageされていた．これに対してサイバーナイフを照射して，1年半後にAVMの完全消失を確認した．

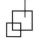 **術後成績**

- 43例中32例（74.4％）で開頭によるAVM摘出術を行った．
- 術後一過性の障害が5例（15.6％）に出現したが，いずれも軽快した．
- 3例（9.4％）（SMとDP）に片麻痺が残存した．死亡例はなかった．
- 一過性を含めて手術による障害が出た部位はSA 3例（27.7％），SM 2例（20％），SP 1例（7.1％），DP 1例（16.1％）であった．
- SA，SPは一過性に下肢に強い片麻痺が出る可能性があるが，回復することがほとんどであり，積極的に摘出術を行うべきである．SM，DPのAVMについては，より慎重な手術計画を要する．

VI

2 小脳動静脈奇形の手術

弘中康雄

適 応

- 小脳動静脈奇形（AVM）は，全 AVM の 5〜15％程度で頻度が低く，出血発症が多く，出血が術後の morbidity を左右する．出血発症例，進行する神経脱落症状例，未破裂例では，術後の morbidity を考慮したうえで慎重に手術適応を決定する必要がある．
- 小脳 AVM は解剖学的位置関係よりアプローチの選択❶が必要であり，feeder，drainer，nidus をいかに早期にとらえることができるかをシミュレーションして手術に臨むことが重要である．
- Nidus が小脳表面に存在していても部位によっては deep seated となることが，大脳 AVM との違いの一つである．また，小脳脚，脳幹部，各脳神経に近い部位に存在することで，手術による morbidity に多大なる影響を与える．
- Lawton ら[6] は，nidus の位置から suboccipital，tentorial，petrosal，vermian，tonsillar type と分類している❷．
- 本稿では tentorial，petrosal type 症例を提示する．

方 法

Tentorial type （図1）

- 出血発症し脳幹圧迫を伴う症例は，nidus からの出血に注意し慎重に血腫除去を行う．一部血腫を残存させ，次回手術時のランドマークとすることも重要である．
- Occipital transtentorial approach を行う[7]．

体 位

- 患側を下側にした park bench position を行う（図2）．

開 頭

- 十分に静脈洞交会，横静脈洞部を露出する．
- 後角穿刺による脳室ドレナージを行える準備をしておく．
- 若年者，脳室拡大がない例は，術中エコー下で穿刺を行う．

Memo 1

小脳 AVM へ用いる手術アプローチ

Memo 2 に分類した nidus の局在での使用頻度が高いアプローチ．

Suboccipital type：
- Mid-line / lateral suboccipital approach

Tentorial type：
- Occipital transtentorial approach
- Infratentorial supracerebellar approach
- Subtemporal transtentorial approach

Petrosal type：
- Retrosigmoid approach
- Posterior / combined petrosal approach

Vermian type：
- Mid-line suboccipital approach
- Cerebellomedullary fissure approach

Tonsilar type：
- Mid-line suboccipital approach
- Cerebellomedullary fissure approach

Memo 2

小脳 AVM の解剖による分類[6]

Suboccipital type：小脳表面に位置して後頭骨に面するもの．

Tentorial type：小脳テント面付近に位置するもの．

Petrosal type：錐体骨後部付近に位置するもの．

Vermian type：正中に位置して小脳虫部に主座を置くもの．

Tonsillar type：小脳扁桃に位置するもの．

各部位の脳動静脈奇形／硬膜動静脈瘻や特殊な病態の治療 VI

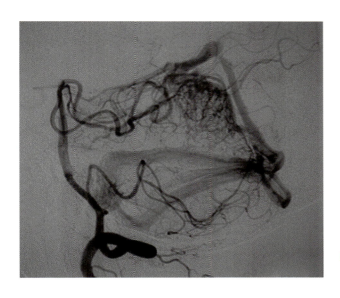

図1. Tentorial type AVM
椎骨動脈撮影側面像.

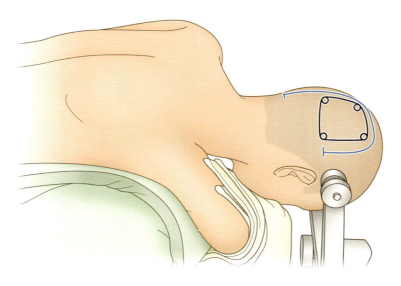

図2. 体位（患側を下にする park bench position）
後頭葉が自重で落ち込むようにポジショニングする．静脈還流障害をきたすことがないように細心の注意を払う．顕微鏡操作に入る前に静脈洞からの出血は確実にコントロールしておく．

硬膜切開

- 上矢状静脈洞と横静脈洞の移行部をしっかりと露出できるように切開し翻転しておく．
- Sinus からの静脈性出血は，開頭の段階でしっかりとコントロールする．顕微鏡操作の最中に出血が迷入することがないようにしておく．

顕微鏡操作 ❸❹❺（図3，図4）

- テント切開は通常通り[7]で，病変の側方への広がりに応じて横方向の切開を追加する．本アプローチでは，対側の観察に制限が生じることも十分に理解しておく．
- 本例ではテント切開を追加して左側小脳上面の観察を行い，feeder, drainer の位置関係から nidus の局在を把握する．
- Distal SCA cortical branch からの feeder を最初に処理する．
- 顕微鏡の光軸，操作が小脳の傾きと接線方向となるため，特に深部での操作困難となりうる．
- 血腫を伴う場合は，血腫腔より nidus 露出を試みるのが接線方向の術野確保に光明を得る．

Pitfalls 3
テント切開の注意点
テント切開時は，直下の nidus, drainer などとくも膜を挟んで癒着していることがあり注意を要する．テントへ流入する細い架橋静脈などは，drainer と関係がなければ術野を広げるためにも sacrifice してもよい．さらに側方では，滑車神経の走行を認めることも自覚しておくべきである．

- あらかじめ血流を減少させるためにも，経動脈的塞栓術を施行しておくのも重要である．
- 摘出操作で最も奥に当たる nidus の gliosis layer での剥離は操作制限も重なり，特に赤虫血管を確実に処置することが必要である．

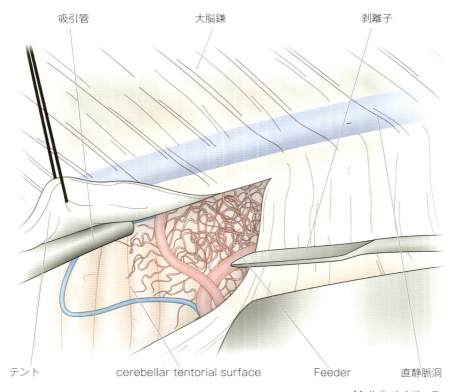

図3. テントを straight sinus の外側 1 cm の部分で切開

テントを直静脈洞の外側 1 cm の部分で切開した図．nidus，feeder，drainer の局在をふまえて外側の切開を追加する．

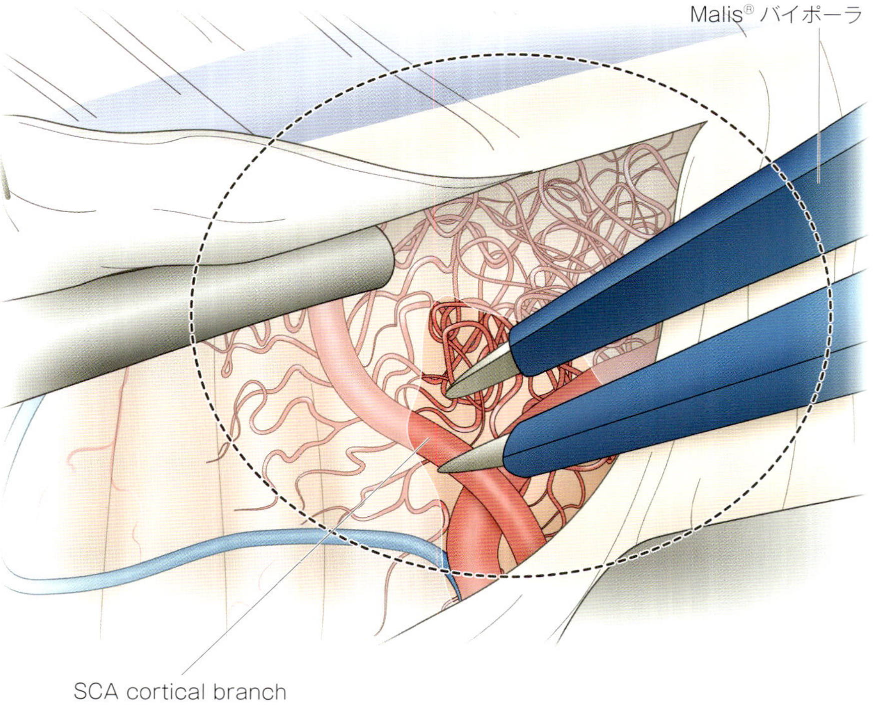

図4. Nidus 摘出

確保できる feeder から順次コントロールしていく．表面の feeder，drainer は ICG videoangiography で確認し，feeder occlusion を適宜行っていく．そのうえで nidus を摘出するために血腫腔へ到達する．⟨ ⟩：nidus 存在範囲．

> **Pitfalls 4**
>
> **小脳 AVM の特徴，摘出方法**
>
> 小脳 AVM は，大脳 AVM と比べて diffuse type が多く，nidus 近傍の gliosis tissue 同定が困難な場合は，出血例では血腫腔を利用したり，意図的小脳切開を行って摘出操作をしなければならないことに遭遇する．ナビゲーションやエコーなどの支援下での手術も有用である．nidus が全摘出できたかどうかの確認には，術中 DSA が必須と考える．

- 剥離した nidus にテント方向（上方向）へ牽引しながらさらに剥離を行っていく．
- Drainer は superior hemispheric vein を介して tentorial sinus，横静脈洞へ還流するか，deep venous drainage として Galenic system へ還流することが大半である．
- Nidus が前方にあれば中脳，滑車神経と近接し，操作に注意を要する．

Petrosal type（図 5）

体　位

- Park bench position で手術を行う．
- 頚部の屈曲は静脈還流障害に注意して行う．

開　頭

- Cerebello-pontine cistern-lateral cerebello-medurally cistern-foramen magnum 付近まで脳槽を十分に開放できる開頭を行う．
- ときにＳ状静脈洞を頚静脈球付近まで skeletonization して，より外側からの視野を確保することも考慮する．
- 脳神経モニタリングを行い，ナビゲーションを用いて nidus 局在を早期に把握することも合併症回避に重要である．
- 髄液排出をただちに行える準備をする．困難であれば脳室ドレナージを行っておく．

顕微鏡操作 ❻❼（図 6，図 7）

- 髄液を十分に排出させて小脳の退縮を図る．
- 上方は三叉神経が露出し，上小脳動脈の feeder が確認できるまでくも膜を切開する．
- 下方は下位脳神経付近の後下小脳動脈からの feeder が確認できるようにしておく．

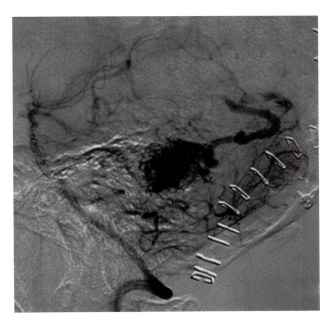

図 5． 前下小脳動脈，上小脳動脈が feeder で錐体静脈を介して横静脈洞へ流出する petrosal type AVM

術前に前下小脳動脈，上小脳動脈からの feeder を経動脈的塞栓術にて血流を減じておいた．また，出血発症であり血腫除去術のみ施行し，待機的にAVM 摘出術を行った．

Pitfalls 5

Nidus 摘出時の工夫

Nidus の剥離に際して，parent artery の temporary clip による遮断は有用で，特に high flow AVM では効力を発揮する．近位部から遮断を行い，順次遠位部へ剥離を行って passing artery と feeder との区別がつけば遮断を変更していく．本操作で出血が減り，剥離面が clear となることも多い．ただし nidus 摘出後に残存 nidus が存在すれば，一時遮断を解除することで思わぬ出血をきたし，脳腫脹を伴うこともある．

Pitfalls 6

Petrosal AVM 特有の注意点

早期に AICA feeder を確保するために，小脳錐体骨表面部分の corticotomy を行うか血腫腔を利用する．nidus が中小脳脚付近に存在する症例では，手術操作で最も奥に当たる部分で feeder を確保し nidus 剥離のため，その位置より前方へ回り込むことが困難となる．drainer を温存させての剥離操作がさらに治療困難を引き起こしかねない．

Pitfalls 7

Multimodality として

AVM 摘出の基本は，早期に feeder を確保し drainer を温存させて，nidus の剥離摘出を行うことである．小脳 AVM で特に前下小脳動脈からの feeder 処理が操作の終盤になることがある．手術を安全・円滑に行うために，術前に経動脈的塞栓術を行うことで出血量を減らし，手術時間の短縮に貢献し，AVM に付随した intranidal aneurysm の処理が行え，術中 feeder 同定や passing artery との区別がつきやすくなったり[8]と，術者としてオリエンテーションを立てるのに非常に有用な面が存在し，さらに術後 morbidity 減少につなげることができうる．

- 適宜，小脳 retraction には注意を要する．特に聴性脳幹反応（ABR）の所見を参考に間欠的 retraction release を図る．
- Drainer の直接圧迫による急な脳腫脹や出血にも注意する．
- 脳神経への影響を常に意識して操作を継続する．
- Main feeder の前下小脳動脈をできる限り早期に露出し確保しておく．

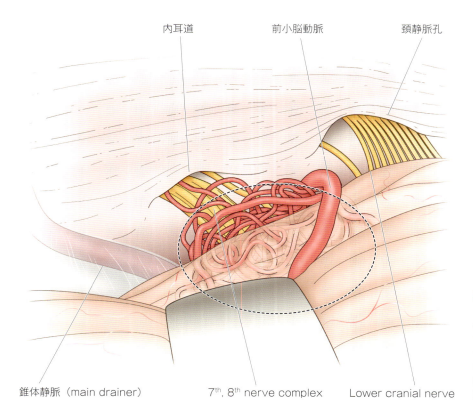

図.6 髄液排出後に cerebellar petrosal surface を retarct

髄液排出後に cerebellar petrosal surface を retarct した．すべてのくも膜を開放してもたかだか横径 3 cm 程度のスペースしか確保できず，周囲の重要構造物の存在もあり，操作制限が生じる．⟨⋯⟩：nidus 存在範囲．

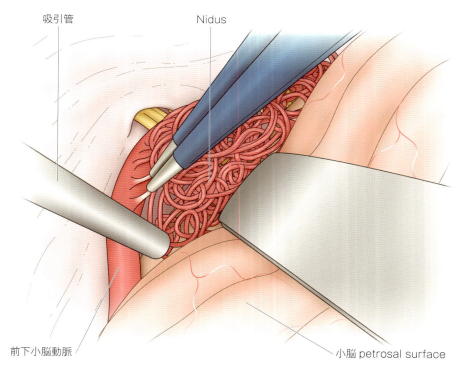

図.7 Nidus 摘出時

Pons poterio-lateral margin へ切り込まないように注意して小脳を切開して nidus を適宜剥離していく．前下小脳動脈からの feeder は nidus 摘出の最終段階で確保となり，術前経動脈的塞栓術を行っておけば容易に摘出が行える．ABR，下位脳神経モニターを確認しながら操作を行っていく．

- 前下小脳動脈はflocculopeduncular branchかcortical segmentが関与していることが多い．
- Nidus medial部分は前下小脳動脈からfeedingを受けるが，早期に確保しておくことは困難である．術前経動脈的塞栓術を考慮することも有用である．
- Petrosal AVMは小脳というよりはpons poterio-lateral margin近傍の操作が必要となるため，常に操作位置のオリエンテーションを確認しておかなければならない．
- Drainerは錐体静脈を介して上錐体静脈洞へ流入することが大半である．
- Nidusの局在はnon-eloquentであるが，脳幹部，各脳神経障害をきたす可能性があり，摘出操作により術後morbidityが左右される部位である．

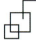

限　界 ⑧ ⑨ ⑩

- 小脳・大脳AVMとも，術中に最も注意を要するのが予期せぬ出血である．丁寧な手術操作を行っていてもnidusから出血を呈すれば，戦場に迷い込んだ状況になりうる．
- 慌ててnidusの凝固処置を行うとnidus損傷を拡大させ，出血量を増やすことになる．出血部位を同定し，小さな穴からの出血であれば，軽い圧迫止血で乗り越えられることもある．
- しかし，過度の圧迫でnidus内圧が変化し，他部位から噴出性出血をきたすこともある．出血コントロール困難時には，lobectomy覚悟で早々にnidus摘出を強いられることを肝に銘じておかなければならない．

Troubleshooting 8
術中出血
Nidusからの制御不能な出血に対しては，即，小脳減圧を含めた対応が必要である．手術顕微鏡を弱拡にして，事前にとらえているproximal parent arteryを遮断し，proximal control困難な場合は，nidus存在部位付近の小脳を的確に吸引除去しながらfeederの凝固・切開を行って早急にnidus摘出を行う．その際に，出血を適切に吸引したり，脳をretractionし操作空間をつくる前のサポートを行う助手の役割も重要である．

Troubleshooting 9
術中出血の止血
AVM出血によりfeederは自己収縮能力が低下していることが多く，十分に凝固をした後にヘモクリップや動脈瘤クリップを用いて止血を行う必要がある．赤虫血管といわれるexpanded capillaryに関しては，クリップなどでの止血は困難で，中枢側に血管をたどり閉鎖して止血が得られることを確認してバイポーラなどに癒着をきたさないように慎重に凝固処置を行う．nidus摘出後は，必ずparent artery occlusionを解除してしばらくは再出血がないことを確認しておく必要がある．再出血をきたせば，止血困難となるからである．

Tips 10
術後出血
摘出後の術後出血の原因としては，nidus残存，不完全な止血，AVM摘出後に生じる血管内圧の上昇（normal perfusion pressure breakthrough：NPPB）や静脈還流障害などが考えられている．そのなかで，特に血管内圧上昇による脆弱な血管が破綻し，出血をきたしている際にはバイポーラでの凝固が困難であり，追加小脳切除をふまえた減圧が必要となることもある．

VI 3 脳室近傍部動静脈奇形の手術

阿南英典，山口浩司，川俣貴一

はじめに

- 脳室近傍部動静脈奇形（paraventricular AVM）は，比較的小型の nidus をもつが，脳室内にその一部があり，比較的破裂率が高いといった特徴をもつ[9]．したがって，手術適応となる場合が少なくない．
- しかし，そのアプローチには皮質切開が必須となり，摘出術の場合は皮質損傷を最小限にする必要がある．
- Nidus 径が比較的小型の AVM では，筆者らは皮質切開を小さく，実質損傷を少なくするため，アプローチの際に円筒脳べらを用いており，その手技と注意点について解説する．

手術適応

- Paraventricular AVM の手術適応は，出血時の止血困難が予想され，術野は狭いため，比較的小型の AVM に限られる．
- 視床，放線冠などの重要構造物が含まれる場合，摘出術は望ましくなく，定位放射線治療や血管内治療などを優先すべきである．

術前塞栓術

- Paraventricular AVM の摘出術では，その術野の狭さ，脳室内であることから，出血のコントロールが最も重要である．
- 術中出血は脳室内出血となり，術中急性水頭症，脳浮腫が生じ，uncontrollable になることも予想される．
- 術前あるいは hybrid OR での血管内治療の併用が有用である．
- Nidus occlusion ではなく，feeder occlusion であっても，nidus への血流を減少させ，さらに，術中に塞栓物質が feeder のメルクマールになる．
- 手術の安全性の向上のために，積極的な塞栓術の併用が有用と考えている[10]．

円筒脳べら ❶

- 筆者らは，皮質切開が必要なアプローチの際に，円筒脳べら（フジタ医

Tips 1

円筒脳べらの挿入

円筒脳べらを挿入する際に，いきなり広径の円筒脳べらは挿入しづらく，皮質損傷を大きくする可能性があり，望ましくない．円筒脳べらはまず先端が 1 cm 径の tapered type を使用し，皮質切開を最小限にすることが肝要である．最初の 1 本が入ると，皮質切開が自然に広がり，より径の太い円筒脳べらが挿入しやすくなる．

各部位の脳動静脈奇形/硬膜動静脈瘻や特殊な病態の治療 VI

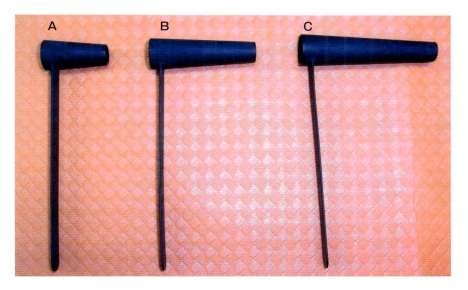

図1．円筒脳べら
円筒脳べらの円筒部分は，straight type と tapered type がある．長さや大きさも多数あり，病変の深さや大きさを考慮して選択している．A：筒30mm，先外径10mm，B：筒50mm，先外径10mm，C：筒65mm，先外径10mm．

科器械社）を使用している（図1）．

- 従来使用されてきたチューブレトラクタでは，脳室内へのアプローチで brain shift が起きたときに開頭縁や皮弁などで動きが制限されることがある[11]．
- この円筒脳べらには10cmの柄の部分が自由に曲げられ，脳表にぴったりと当てることができ，円筒部分を必要最小限の長さに抑えることができる．
- 術中操作でも，円筒脳べらは角度の変更が容易で広く観察できる．また通常の脳べらと異なり，脳室内への tract が360度脳べらで保護されており，白質損傷を最小限にでき，有用である．

Tips 2
皮質切開
- 円筒脳べらの径が皮質切開よりも小さいと，脳べら挿入時に脳の過度の圧迫や牽引をきたし，皮質切開部周囲の実質損傷や架橋静脈からの予期せぬ出血などの危険性がある．
- 皮質切開は non eloquent area で周囲に皮質静脈がない部位を選ぶことが望ましい．さらに nidus 摘出が目的であるため，円筒脳べらを挿入する際に nidus を直下に観察できる角度をとれることも意識する．

皮膚切開・開頭

- 術前にナビゲーションシステムなどを用いて，trajectory を決定する．
- 円筒脳べらの挿入予定部が中心となるように開頭を決定する．
- 皮膚切開は開頭部位に合わせて，半弧状やS状・U状の皮膚切開を行う．
- 開頭範囲は，円筒脳べらを挿入できる程度の比較的小さい開頭で行う．

術中支援装置 ❷

- 脳室内にアプローチするが，近傍には nidus，feeder，drainer が存在し，誤った方向にアプローチすることは出血の原因となるため，正確なアプローチが必須となる．
- そのためには，ナビゲーションシステムが有用であるが，筆者らはより簡便でリアルタイムに観察できるエコーを用いて，脳室を穿刺している．
- エコーガイド下に細い脳室ドレーンチューブを脳室内まで挿入し，トラクト作成の足がかりとしている（図2）．

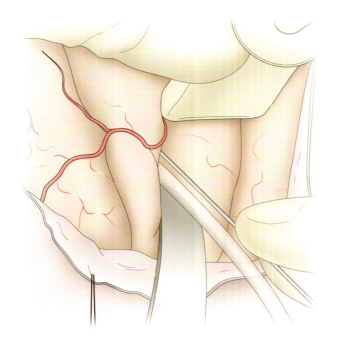

図2. トラクトの作成
皮質切開を置く場所を決定したら、円筒脳べらの径に合わせて、1～2 cm 程度の皮質切開を置く。同部位からエコーガイド下にドレーンチューブを脳室に穿刺し、ドレーンを手がかりに白質を吸引しながらトラクトを拡張していく。

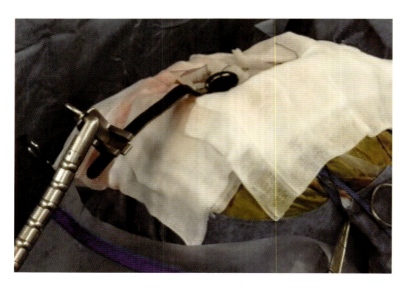

図3. 円筒脳べらを挿入した全体画像
円筒脳べらは、そのまま蛇腹に固定することができ、脳べらの柄を根元から曲げることで脳表にしっかりと合わせることができる。

- ドレーンチューブをたどりながら皮質切開を少し拡大し、円筒脳べらを挿入しトラクトを完成させる（図3）。

Nidus 摘出

- 円筒脳べらを脳室内に挿入し、脳べらの柄の部分を蛇腹に装着し、通常の脳べらと同様に固定する。術中は随時角度を変え固定できる❸（図4）。
- Feeder, drainer, nidus の鑑別には、ICG による蛍光脳血管撮影が有用だが、円筒型の脳べらの中では nidus 全体を一度に把握するのは困難であり、feeder と drainer との鑑別に micro-doppler を使用している（図5）❹。

> **Tips 3**
> **円筒脳べらの術中操作**
> Nidus 全体を確認するために、円筒脳べらをゆっくりと動かす。その際、脳べらを押し込みすぎると逆に観察しづらくなるため、ある程度病変との距離を保ち、円筒型脳べらの先端が ependymal layer にあるくらいがちょうどよい。

各部位の脳動静脈奇形／硬膜動静脈瘻や特殊な病態の治療

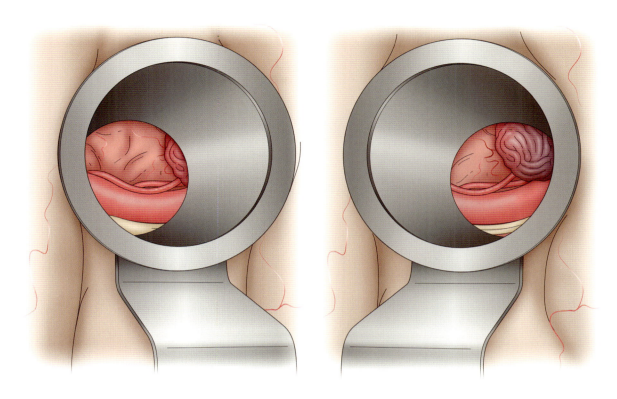

図 4. 円筒脳べらを挿入後の顕微鏡画像
円筒脳べらのサイズによって視野は限定されるが，trajectory の自由度があり，ある程度広く観察できる．トラクト部は脳実質は完全に保護されており，視野の妨げになることはない．手術器具の出し入れの操作による脳損傷も防ぐことができる．

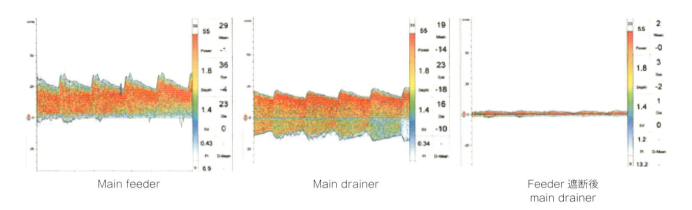

図 5. Micro-doppler の波形画像
Micro-doppler での feeder と drainer の波形の特徴に留意する．feeder は脈波が大きいが，drainer は脈波が少ない波形となる．main feeder の遮断前後で main drainer の血流が著明に低下しており，feeder の処理ができていることを確認する．

- Feeder, drainer を同定した後，feeder の遮断を行っていくが，太い feeder はそのまま凝固切断せずに，型通り AVM クリップなどを使用し一時遮断をした後に凝固する．
- AVM クリップ鉗子などの挿入も，円筒脳べらから可能である．
- 細い feeder は凝固切断し，正常脳との cleavage をつけながら nidus をおこしていく．この際も main drainer 側へ徐々に円筒脳べらを動かしていき，最後に drainer が red vein でなくなったことを確認した後，切断し nidus を摘出する．

Tips 4

フレキシブル吸引管（図6）

Micro-doppler はフレキシブル吸引管などに挿入することができ，円筒脳内に視野を妨げることなく挿入できる．フレキシブル吸引管は自在に形成できるので，目的部位に当てることができる．また，その他の深部手術でも持続吸引として使用することもできる．

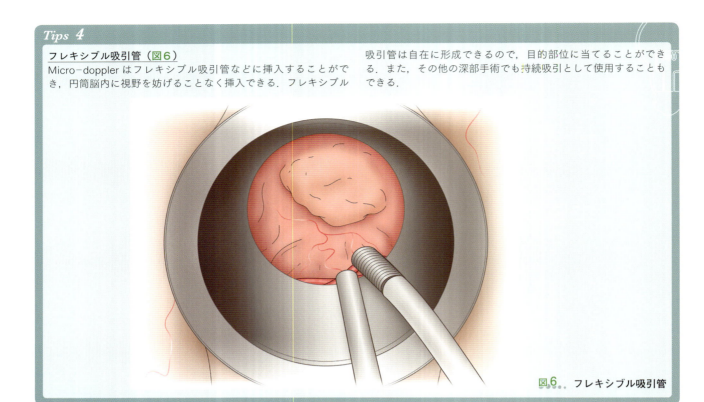

図6．フレキシブル吸引管

- Nidus 摘出後止血を確認し，円筒脳べらを抜去する．
- 術中脳室内へのトラクトは常に円筒脳べらで圧迫止血されており，抜去時の止血操作は最小限で済むことも大きな利点である❺．

円筒脳べらの適応の限界

- 円筒脳べらの欠点として，視野の広さが限られており，大型の AVM では，AVM 全体を1視野に収めることが難しいことがある．

Memo 5

トラクトの閉鎖

円筒脳べらを抜去しトラクトの止血を確認した後に，フィブリン加サージセル®ニューニット（Johnson & Johnson 社）を用いてトラクトの壁を保護する．くも膜縫合や脳室ドレーンの留置は行っていない．

VI-4 脳幹部海綿状血管腫の手術

斉藤延人

アプローチの選択 ❶

- 血管腫が最も脳幹の表面に近い部位から進入するのが原則である[12, 13]．
- 本稿では代表的な3種類のアプローチについて解説する．
- 中脳背側に近い場合には，occipital transtentorial approach（OTA）がよい．
- 第四脳室に近い場合には，trans-4th ventricle approach がよい．
- 橋の前側面に近い場合には，anterior petrosal approach や subtemporal approach がよい[13]．

Occipital transtentorial approach

モニタリングと準備

- 体性感覚誘発電位（somatosensory evoked potential：SEP），聴覚脳幹反応（auditory brainstem response：ABR）．
- 錐体路症状も懸念される場合には，運動誘発電位（motor evoked potential：MEP）．
- 必要に応じて腰椎ドレナージを設置する．

体位と開頭，アプローチ

- 腹臥位で頚部はやや伸展気味にし，inion より頭側の後頭部が平らになるようにポジションをとる ❷（図1）．
- 頭頂後頭部に尾側を基部とするU字型の皮膚切開をおく．
- 硬膜を切開し，後頭葉〜頭頂葉の大脳半球間裂から進入する．
- 架橋静脈（bridging vein）が数本あり，これより後頭極側で架橋静脈のない部位か，架橋静脈の間から進入する ❸．
- 先に設置した腰椎ドレナージから髄液を抜いてもよいが，後頭葉を牽引して大脳半球間裂の奥でくも膜を切開して髄液を抜いてもよい．
- 小脳テントを切開する．
- 小脳テントに糸をかけ上方に牽引し，小脳の山頂部を露出する．
- Galen 大静脈，小脳，四丘体の間のくも膜を切開しながら剥離を進める．

Memo 1
脳幹へのアプローチ
本稿で紹介するものを含めて，以下のようなアプローチを利用している．
- Occipital transtentorial approach
- Trans-cerebellomedullary fissure（CMF）approach
- Trans-lamina terminalis approach
- Orbitozygomatic approach
- Subtemporal approach
- Anterior petrosal approach
- Lateral suboccipital approach
- Far lateral（transcondylar）approach

Tips 2
術者の位置
右後頭開頭で腹臥位の患者の右手側に術者が位置し，患者の頭部側に助手が，術者と助手の間に器械出し看護師が入るようにする．こうすると大脳半球間裂が左右に位置し，両手を自然な位置に置けるので，自由度が高く操作がしやすくなる．また，右手での器械出し看護師との器具のやりとりもスムーズとなる．後述の後頭下開頭でのアプローチでも同様の配置にしている．

Tips 3
架橋静脈の保護
後頭葉を脳べらでリトラクトして奥の摘出に集中している際に，不用意に脳べらを動かし手前の架橋静脈を切断したことがある．以後はそういうことがないように開頭部の骨縁に小孔を開け，ここに太めの糸を通して架橋静脈の上部で骨窓を横切る形で渡してたるまないように結び，糸を越えて脳べらが動くことのないようにして架橋静脈を保護するようにしている．

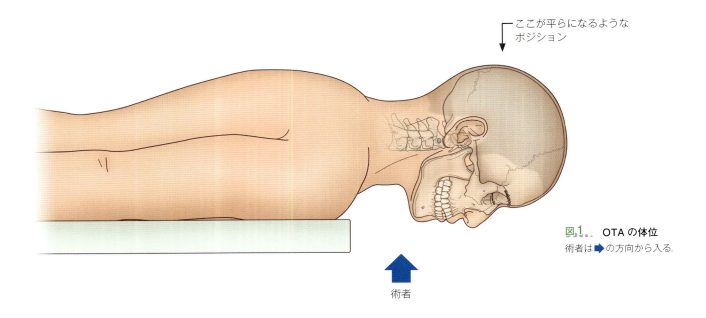

図1. OTAの体位
術者は ➡ の方向から入る．

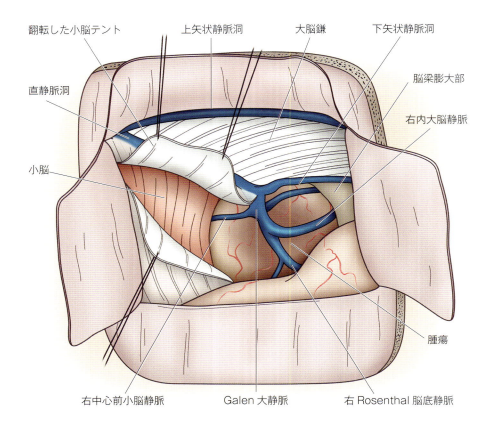

図2. OTAの術野
右の後頭葉の半球間裂から入り，小脳テントを切開したところ．直静脈洞（straight sinus），Galen大静脈，内大脳静脈（internal cerebral vein：ICV），Rosenthal脳底静脈，中心前小脳静脈（precentral cerebellar vein），内後頭静脈（internal occipital vein），松果体，四丘体，滑車神経などが同定される．

- Galen大静脈，内大脳静脈，Rosenthal脳底静脈，中心前小脳静脈を露出する❹（図2）．
- 血管腫が最も表面に近いところでは，脳幹表面はしばしば暗褐色に変色している．ここがentry pointの候補である．
- Safe entry zoneとして，片側の上丘および下丘，左右の内側縦束の間，lateral mesencephalic sulcusが挙げられる．
- 特に下丘は聴覚の伝導路であるが，左右それぞれの蝸牛神経核からは両側を上行するので，片側の障害では聴覚障害にはならないとされる．

> **Tips 4**
> **中脳背側の位置の同定**
> 中脳の海綿状血管腫の場合，中脳は全体的に腫れ上がっていることが多く，肉眼的に上丘や下丘を確認することは困難なことが多い．その場合でも十分に四丘体を露出すると，頭側では松果体が中脳の上縁の目印となり，下方では滑車神経が中脳の下縁の目印になる．

摘　出

- 脳幹表面にメスで小切開をおく．この開口部は摘出操作中に自然に拡大するので，通常切開を追加する必要はない．
- 血管腫の被膜に当たるまでは不安だが，脳幹の切開を深部に進める．
- 被膜が露出されたら，被膜と周囲の脳の間をある程度剥離しておく．
- ある程度剥離が進んだら，剥離面を失わないように綿片などを挿入しておく．
- 血管腫または血腫被膜の中央に切開を入れ，なかの血腫を摘出する．
- 血腫の性状は液状のものから器質化したものまでさまざまである．
- 吸引管や腫瘍摂子，CUSA などを用いて内減圧を進める．
- ある程度内減圧ができると，被膜を周囲の脳幹から剥がしやすくなるので，剥離操作を進める．
- 流入血管を認めることはあまりないが，明らかなものは周囲に熱が伝わらないように低出力のバイポーラで電気凝固し切断する．
- 以上の内減圧と剥離の操作を繰り返しながら，全周性に剥離を進め摘出する．
- 血管腫はしばしば多房性のことがあり，バルサルバ手技などを行い膨隆してくる血管奇形がないか確認する．
- 残存血管奇形がある場合には，これを摘出する．
- 海綿状血管腫は高率で静脈性血管奇形を合併している．原則として，これは摘出しない．
- 摘出内腔に残存がないことを確認し，必要に応じてジェルフォームやサージセル® を敷き，摘出を終了する．
- 硬膜を water tight に縫合し，骨弁を戻して適切な方法で固定する．
- 皮下ドレーンを置き，皮下・皮膚を縫合して手術を終了する❺．

術後管理

- 術後は数日間 ICU 管理とし，呼吸や循環の安定を図る．
- 手術が順調であれば術後に抜管するが，摘出した血管腫が巨大な場合などは翌日以降の CT で確実な止血を確認してから抜管する場合もある．
- ときにせん妄状態や幻覚を訴えることがある．

Trans‒4th ventricle approach

モニタリングと準備

- 顔面神経，舌，咽頭の運動刺激モニター（可能ならば外転神経）．
- ABR，SEP，心電図（ECG）．
- 迷走神経反射などによる心停止に備えて，少なくともシール型の心臓ペーシング電極を貼り，延髄を切開する場合には，術前か前日に体外式ペースメーカーを挿入しておく．
- すでに嚥下困難などがある場合や，大型血管腫で術後の嚥下障害が予測される場合には，積極的に気管切開をおく．

> **Tips 5**
>
> **上髄帆へのアプローチ**
> 中脳背側へのアプローチで小脳と脳幹の剥離をさらに下方へ進めると，左右の上小脳脚とその間に上髄帆を確認することができる．上髄帆を切開すると，第四脳室内に入ることができる．

体位と開頭，アプローチ

- 腹臥位で頭部を屈曲する．このときに頭部を頭側に引くと後頭顆の関節がずれ，大孔とC1の間のスペースができるように意識して固定する．大孔とC1の間にあるスペースが広いと髄液排除などの操作がしやすく，かつこの部位の術野が浅くなるので，その後の操作がしやすくなる（図3）．
- 術者の位置は先述の❷にもあるように患者の右手側にしている．
- 正中切開で後頭下開頭をおく．
- C1は外す必要はないが，小脳扁桃ヘルニアなどがありスペースを確保できない場合には，C1の上半分を削除したりC1椎弓切除としたりする．
- 後頭蓋窩の骨弁を除去し，後頭蓋窩の骨をリュールで削除して拡大した後に，大孔部で硬膜を切開し，髄液を抜く．
- 髄液が抜けると硬膜の緊張が低下して切断しやすくなるので，これをY字型に切開する．
- 後頭静脈洞や辺縁洞の発達がないかは事前に確認しておき，必要に応じて結紮してから切断する．
- くも膜を切開し，小脳扁桃をリトラクトすると，閂（obex）やMagendie孔が確認される．
- 小脳扁桃の裏で脳幹についている脈絡膜ないし脈絡ヒモを第四脳室外側陥凹に向けて切開する（lateral cerebellomedullary fissure approach）[14]（図4）．
- 必要に応じて小脳扁桃と小脳虫部の間を剥離して，その下にある脈絡膜およびそこに連続する下髄帆を切開する（medial cerebellomedullary fissure approach）．

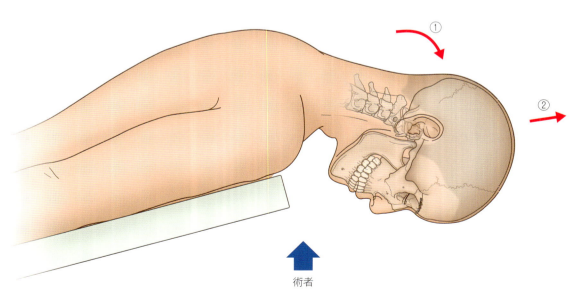

図3． Trans-4th ventricle approach の体位
腹臥位でベッドは頭部を若干挙上する．顕微鏡手術の段階では，術者は患者の右手側に立つ．頭部を屈曲するだけでなく後頭顆の関節面をずらして屈曲することで（①），大後頭孔とC1の間を広げ，この部を浅くすることを意識するとよい（②）．

各部位の脳動静脈奇形/硬膜動静脈瘻や特殊な病態の治療 VI

- 小脳延髄裂を広く開放することにより，小脳扁桃を持ち上げ，中脳水道や第四脳室底を広く露出することができる．

摘　出

- 第四脳室底は血管腫により膨隆しており，肉眼所見で顔面神経丘などを確認することは難しいが，閂，髄条などは容易に確認することができる．

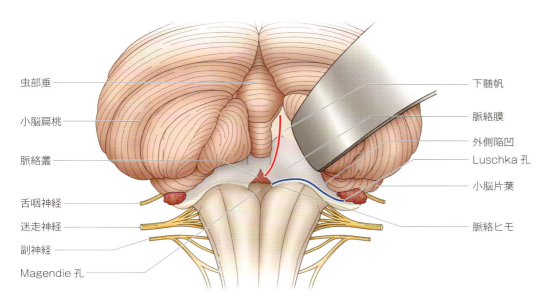

図4．小脳延髄裂
第四脳室を広く開放する方法として，trans-cerebellomedullary fissure（CMF）approach がある．小脳扁桃の外側で，脈絡膜を第四脳室外側陥凹まで開放する lateral approach（━）と，小脳扁桃の内側で小脳虫部垂の間の脈絡膜や下髄帆を開放する medial approach（━）がある．

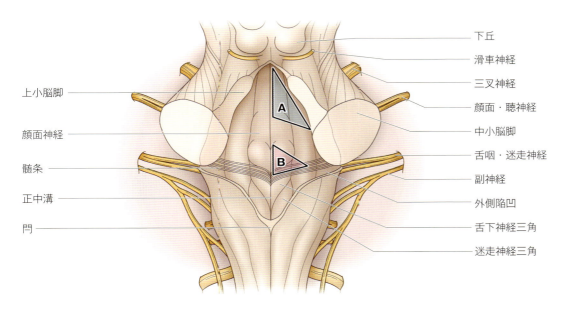

図5．第四脳室底と suprafacial triangle と infrafacial triangle
A：suprafacial triangle．　B：infrafacial triangle．

（文献16を参照して作成）

- 特に顔面神経の部位を確認することが重要である．神経刺激装置を用いてこれを同定し，術中に見失わないようピオクタニンブルー溶液でマーキングをしておく．
- 同定した顔面神経丘をもとに比較的 safe entry zone である suprafacial triangle や infrafacial triangle を想定する[15] ❻（図 5）．
- Suprafacial triangle と infrafacial triangle のどちらから進入するかは，trajectory も考えて，術前のシミュレーションでよく検討しておく．
- 顔面神経丘の上に持続の顔面神経刺激モニターを置き，モニタリングする．
- 決定した entry point の脳幹表面にメスで小切開をおき摘出を開始する．
- この後の摘出の方法については，Occipital transtentorial approach の項と同じである．ここでは省略する．

術後管理

- ❼にあるように，呼吸循環管理に細心の注意を払い積極的な対策を打つ．

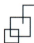 Anterior petrosal approach

モニタリングと準備

- 前側方からのアプローチの場合には，錐体路の温存が重要である．MEP をモニタリングする．

体位と開頭，アプローチ

- 体位は側臥位か supine lateral position とする．
- Anterior petrosal approach 自体については，ここでは詳述しないためほかの成書を参照のこと❽．

Memo 6

第四脳室底の safe entry zone

第四脳室底の比較的安全な進入路として，顔面神経丘を挟んで上下に suprafacial triangle と infrafacial triangle が提唱されている．これらの部位が安全というよりは，顔面神経核と外転神経，内側縦束を保護するというニュアンスのほうが大きい．背側からアプローチを選択する症例では術前から眼球運動障害を伴う例が多いが，これらはあまり回復しない．

Troubleshooting 7

延髄病変手術での留意事項

延髄病変の摘出の最中に，迷走神経の刺激により徐脈や心停止が起きることがある．術前に体外式ペースメーカーを入れて備える．同様に術後に嚥下障害による誤嚥や呼吸障害が疑われる場合には積極的に気管切開を置いて，咽頭や喉頭の動きを確認し回復を待つようにする．気管切開を置いていない場合でも，病変の首座が延髄である場合や巨大な血管腫の場合には，安全のため 1〜数日挿管のままとし，咽頭や喉頭の動きを確認してから抜管する．

Memo 8

前側方からのアプローチの成績

Anterior petrosal approach や subtemporal approach での成績は比較的良いといわれている．これらのアプローチを選択する症例では，血管腫が前方の錐体路に絡んでいることが多く術前に運動麻痺がある場合が多いが，術後にはこれらの症状は良く回復する．三叉神経の entry zone 近傍の peritrigeminal area は比較的 safe entry zone と考えられている．

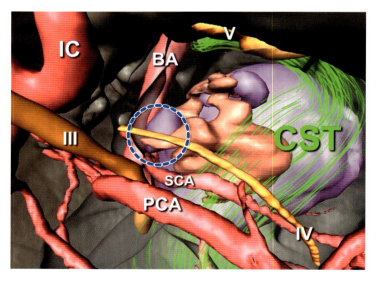

図 6．右 anterior petrosal approach でのシミュレーション画像

紫色の部分は血腫の広がり．錐体路（cortico-spinal tract：CST）を温存するため，⬚⬚⬚から脳幹へ進入する．紫色の部分は血腫のため，剥離操作は不要で吸引して除去できる．

摘　出

- 側頭葉をリトラクトして，小脳テントや後頭蓋窩の硬膜を切開し，中脳から橋の前側面を露出する．
- この時点で，脳底動脈，後大脳動脈，上小脳動脈，動眼神経，滑車神経，三叉神経などの構造が同定される[17]（図 6）．
- MEP モニターで中脳や橋の表面を刺激して，錐体路を同定する．同定できたらここにピオクタニンブルー溶液でマーキングをしておく．
- 錐体路を避けて術前にシミュレートした entry point に小切開を加え，摘出を開始する．
- この後の摘出の方法については，occipital transtentorial approach の項と同じである．ここでは省略する．

術後管理

- 術後は数日間 ICU 管理とし，呼吸や循環の安定を図る．
- 巨大な血管腫の場合などを除き，手術が順調であれば術後に抜管する．

VI-5 小児脳動静脈奇形 / 硬膜動静脈瘻に対する血管内治療

石黒友也

はじめに

- 小児の頭蓋内動静脈シャント疾患には，Galen 大静脈瘤，硬膜動静脈瘻，脳動静脈奇形・瘻がある．
- 硬膜動静脈瘻（AVF）は，dural sinus malformation with arteriovenous shunt (DSM with AV shunt)，infantile dural arteriovenous shunt (IDAVS)，adult type of DAVS に分けられる．
- Galen 大静脈瘤，DSM with AV shunt，IDAVS，脳 AVF が小児期に特徴的なものである．
- これらの疾患を治療するためには，発生を含めた血管構築の理解だけでなく，小児期に特有の病態を理解する必要がある．

臨床症状 [18, 19]

- 疾患の種類に関係なく，発症する時期に応じて特徴的な症状を認める．
- 新生児期は心不全を中心とする systemic symptom を，2 歳までの乳幼児期は髄液吸収障害による hydrovenous symptom を，それ以降は静脈性高血圧や脳損傷・出血などによって発達遅延，頭痛，痙攣，神経症状などの arteriovenous symptom を呈する❶❷．
- Hydrovenous symptom が進行すると melting brain syndrome となる❸．
- Galen 大静脈瘤は，胎生期を含めて新生児期から乳幼児期に発症することが多い．
- DSM with AV shunt は胎生期を含めて新生児期から乳幼児期に，IDAVS は乳幼児期から小児期に，adult type of DAVS は小児期以降に発症することが多い．
- 脳動静脈奇形（AVM）は 6 歳以降に発症することが多く，脳 AVF はテント上病変では新生児期から乳幼児期に，テント下病変では乳幼児期以降に発症することが多い．

治療適応 [19～21]

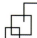

- 治療の最終目標は，動静脈シャントの消失と患児の正常な成長・発達であるが，困難なことも多く，年齢や臨床症状などに応じて症例ごとに検討する．

Memo 1

Systemic symptom

胎児や新生児の頭蓋内に動静脈シャント疾患があると，上大静脈へ還流する血液量が増加して右心系に容量負荷が生じる．胎児期は血管抵抗の低い胎盤の存在により，心不全が顕在化することは稀である．出生とともに胎盤循環が消失し，さらに肺呼吸の開始に伴って肺血管抵抗が低下するため，結果的に右心系への容量負荷が増加する．そのため肺うっ血が生じて肺高血圧となる．
また，動静脈シャント疾患の存在により頭蓋内の血管抵抗は低下しており，拡張期に病変部への盗血現象が生じるため，全身臓器の虚血につながる．さらに，拡張期圧の低下などによって冠動脈血流の低下が生じて心筋虚血となる．

Memo 2

Hydrovenous symptom

動静脈シャント疾患によって正常脳静脈の還流障害があると，静脈性高血圧から髄液吸収障害が生じて，巨頭症や水頭症を認めるようになる．このような水頭症に対しては，脳室−腹腔シャント術は合併症が多いので，血管内治療で動静脈シャントを減じることが治療の第一選択となる．

各部位の脳動静脈奇形／硬膜動静脈瘻や特殊な病態の治療

- 新生児の場合は心不全をコントロールして，全身状態の安定化を図ることが目標である．
- 新生児期の治療のタイミングは Neonatal Evaluation Score（表1）が参考になるが，最終的には新生児科医や小児循環器内科医と密な連携をとりながら，心負荷や肺高血圧の程度，患児の全身状態，脳障害の程度などを総合的に判断して決定する．
- 乳幼児期以降は静脈性高血圧をコントロールして，正常な発達・成長を維持することが目標となる．
- 乳幼児期の治療のタイミングは，hydrovenous symptom を発症する前である生後4〜5ヵ月頃が望ましい．

表1. Neonatal Evaluation Score

点数	心機能	脳機能	呼吸機能	肝機能	腎機能
5	正常	正常	正常	—	—
4	心負荷はあるが，内科的治療を要さない	神経症状を伴わない脳波異常	多呼吸はあるが，哺乳良好	—	—
3	内科的治療でコントロール良好な心不全	非痙攣性の一過性神経症状	多呼吸あり，哺乳不良	正常	正常
2	内科的治療でコントロール不良な心不全	孤発性痙攣発作	人工呼吸器管理を要する（FiO_2＜25%で正常酸素飽和度）	肝腫大はあるが，肝機能障害なし	内科的治療で十分な利尿が得られる
1	人工呼吸器管理を要する心不全	繰り返す痙攣発作	人工呼吸器管理を要する（FiO_2＞25%で正常酸素飽和度）	一過性から中等度までの肝機能障害	内科的治療で十分な利尿が得られない
0	内科的治療抵抗性の心不全	神経脱落症状	人工呼吸器管理を行うも酸素化不良	凝固異常を伴う肝機能障害	無尿

心機能，脳機能，呼吸機能，肝機能，腎機能を 21 点満点で評価して，13 点以上は保存的加療，8〜12 点は緊急の血管内治療，7 点以下または脳障害を認める場合は治療適応なしとしている．

（文献21より引用改変）

Memo 3

Melting brain syndrome

白質を中心としたびまん性の脳損傷で，通常は両側対称性に起こるが，脳 AVM・AVF では局所的に認めることがある．画像上は脳萎縮および白質の石灰化が認められる（図1）．この現象はいったん始まると比較的急速かつ不可逆的に進行するので，緊急治療の対象となる．

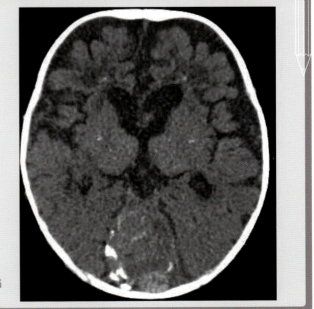

図1. Melting brain syndrome の単純 CT
DSM with AV shunt の 3 ヵ月，男児．両側大脳半球の萎縮とそれに伴う脳室拡大，さらに深部白質の石灰化を認めている．

血管内治療 [18, 19]

- 小児頭蓋内動静脈シャント疾患の治療法には，血管内治療，外科手術，定位放射線治療があるが，患児の年齢や症状，high flow の動静脈シャントであること，その低侵襲性から血管内治療が第一選択になることが多い．
- 血管内治療には経動脈的塞栓術と経静脈的塞栓術があり，一部の硬膜AVF を除いて経動脈的塞栓術を中心に行う．
- 新生児や乳幼児でも大腿静脈には 5〜6 Fr シースの留置は可能であるが，大腿動脈には 4 Fr シースとする．
- 大腿動脈の閉塞は臨床症状を呈することは少ないが，両側が閉塞すると血管内治療のアクセスルートを失うことになるため注意が必要である．
- 胎児期診断されている場合には，出生時に臍帯動脈・静脈を確保しておくと，治療時のアクセスルートとして利用できる．特に体重が 2,500 g 以下の場合には，大腿動脈閉塞のリスクを避けるために非常に有用である．
- マイクロカテーテルは使用する塞栓物質により選択するが，操作をする際にはモニター上と実際の血管の曲率半径の差が成人よりも大きいことに留意して，血管壁に力がかかりすぎないようにする．
- 液体塞栓物質には NBCA（n-butyl-2-cyanoacrylate）と Onyx™（Covidien 社）とがあり，high flow の動静脈シャントに対しては NBCA のほうが適している❹．
- 使用できる造影剤量は，新生児では 4〜5 mL/kg，乳幼児期以降は 6〜8 mL/kg である．

Galen 大静脈瘤 [19〜21]（図 2）

- 胎生 6〜11 週頃までに形成される前脳の脈絡叢に関連した動静脈シャント疾患で，病変は中間帆や四丘体槽の脈絡裂に存在する．
- 前・後脈絡叢動脈や前大脳動脈の脈絡叢枝，四丘体動脈が主たる栄養血管となる．
- 静脈瘤は正常の Galen 大静脈が拡張したものではなく，終脳の脈絡叢の還流静脈として胎生 6〜11 週の間に認められる median vein of prosencephalon の一部が遺残し，動静脈シャントの流出路として拡張したものである．
- 形態から choroidal type と mural type に分類され，前者はより原始的な形態で多数の栄養血管が血管網を介して静脈瘤に流入しており，後者は 1 本から数本の栄養血管が静脈瘤壁に動静脈シャントを形成している．
- 男児に多く，新生児期に発症する場合の多くは choroidal type で，mural type は乳幼児期以降に発症することが多い．
- 治療は経動脈的塞栓術が第一選択で，非常に high flow の動静脈シャントであるため高濃度の NBCA を使用する．
- 静脈瘤は median vein of prosencephalon の遺残であるため，正常の深部静脈系との交通はないとされているが，血管撮影で同定できていないだけの可能性もあるため，経静脈的塞栓術は第一選択にはならない❺．

Memo 4

NBCA と Onyx™ の違い

NBCA は陰イオンを含んだ液体に接すると，すみやかに重合を起こしてポリマーを形成し硬化接着する．一方，Onyx™ は血管内で溶媒であるジメチルスルホキシド（DMSO）が血液中へ拡散し，溶質であるエチレン・ビニルアルコール共重合樹脂（EVOH）が析出する．NBCA は油性造影剤（リピオドール®）で希釈して濃度を調節する．非常に強い接着性を有するため，high flow の動静脈シャントでは高濃度（60% 以上）の NBCA が頻用される．Onyx™ は非接着性で，1 本の血管から多量に注入することができるため，脳 AVM や硬膜 AVF に有用である．

Memo 5

Vein of Galen aneurysmal dilatation

Galen 大静脈瘤と鑑別すべき病態に，vein of Galen aneurysmal dilatation（VGAD）がある．これは脳 AVM・AVF の流出路として，正常の Galen 大静脈が二次的に拡張したものである．VGAD は深部静脈系との交通があるため，経静脈的塞栓術は禁忌となる．

各部位の脳動静脈奇形/硬膜動静脈瘻や特殊な病態の治療 VI

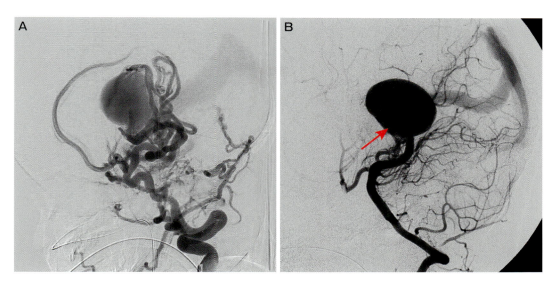

図2. Galen大静脈瘤
A：choroidal type．日齢5日，女児．右総頚動脈撮影側面像．前・後脈絡叢動脈や前大脳動脈などから複数の栄養血管を認め，シャント血流は静脈瘤からfalcine sinusを介して流出している．B：mural type．5ヵ月，男児．左椎骨動脈撮影側面像．1本の後脈絡叢動脈が静脈瘤壁に動静脈シャントを形成しており（→），シャント血流はfalcine sinusを介して流出している．

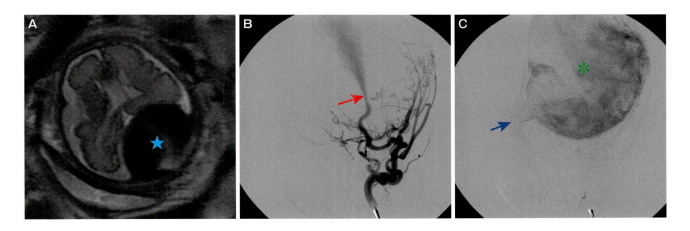

図3. DSM with AV shunt
日齢0日，男児．A：胎児MRI T2強調画像（胎生35週）．後頭部に巨大なvenous pouch（★）を認める．B：左総頚動脈撮影正面像 動脈相．中硬膜動脈だけでなく後頭動脈の硬膜枝などもvenous pouchの壁で動静脈シャントを形成している．特に後頭動脈からの栄養血管の1本は，venous pouch内に向かってジェット流となっている（→）．C：左総頚動脈撮影正面像 毛細血管相．シャント血流はvenous pouch（＊）内で渦を巻きながらゆっくりとS状静脈洞から内頚静脈へ流出している（→）．

DSM with AV shunt[20, 21]（図3）

- 胎生16〜24週頃に起こる静脈洞交会や横静脈洞の形成過程の異常により，これらが巨大なpouch状に拡張して，その壁に動静脈シャントが形成されたものである．
- 中硬膜動脈などの複数の硬膜動脈が栄養血管となり，シャント血流はvenous pouch内をゆっくりと渦を巻くように流れていく．
- 男児に多く，新生児期から乳幼児期にかけて発症することが多い．

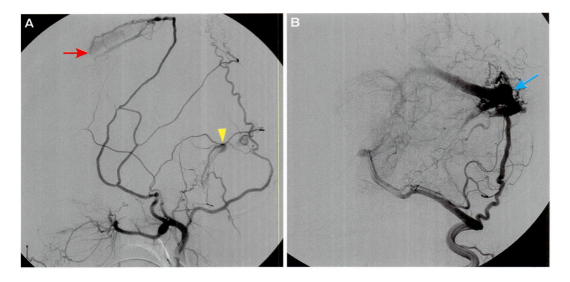

図4. IDAVS
9歳, 男児. A：右外頚動脈撮影側面像. 上矢状洞中1/3部に中硬膜動脈からの動静脈シャント（→）, 右横静脈洞に中硬膜動脈や上行咽頭動脈, 後頭動脈などからの動静脈シャント（▶）を認めている. B：右椎骨動脈撮影側面像. 静脈洞交会に後硬膜動脈からの動静脈シャント（→）を認めている.

- Venous pouch 内の血栓形成の進行により, 消費性凝固障害（consumptive coagulopathy）を呈することがある.
- Venous pouch は正常脳静脈の還流路として機能していることが多いため, 治療は NBCA や Onyx™ での経動脈的塞栓術が第一選択となる.

IDAVS[20, 21]（図4）

- 小児の硬膜 AVF のうち最も頻度が高く, どの年齢層にも認められ, 特に乳幼児期までに発症することが多い.
- 複数の静脈洞に high flow の動静脈シャントを形成していることが多い.
- 皮質動脈からの動静脈シャントが二次性に形成されることがある.
- 経過中に流出路である頚静脈球に狭窄や閉塞をきたすことが多く, hydrovenous symptom が急速に進行することがある.
- 治療は経静脈的塞栓術と経動脈的塞栓術を組み合わせて行うが, 複数の静脈洞に病変を認めるため根治は困難で再発を繰り返すことが多い.

Adult type of DAVS[21]

- 成人例と同様に, 静脈洞血栓症や外傷などをトリガーとして形成された硬膜 AVF である.
- 幼児期に多く, 海綿静脈洞部が好発部位である.
- IDAVS と異なり, 複数の静脈洞に病変を認めることは少ない.
- 治療は成人例と同様に行うが, 長期的にみると別の静脈洞に新たな動静脈シャントが形成されることがあるため, 可能な限りは保存的加療を行う.

各部位の脳動静脈奇形／硬膜動静脈瘻や特殊な病態の治療

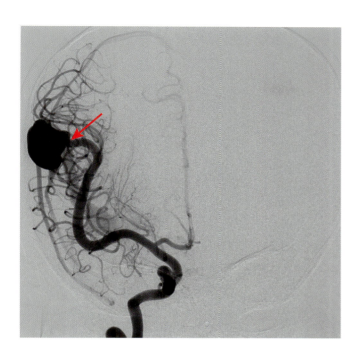

図5. 脳AVF
8ヵ月，男児．右内頚動脈撮影正面像．中大脳動脈がM3 portionで静脈瘤へ直接流入し（→），そこから複数の皮質静脈へ流出している．

脳動静脈奇形・動静脈瘻[18, 20〜22]（図5）

- 脳AVM・AVFはいずれも軟膜下に病変を認める．
- 脳AVMはnidusを介する動静脈シャントであるのに対して，脳AVFは栄養血管が直接，drainerへシャントしている．
- 脳AVMが胎生期や新生児期に症候性となるのは稀で，発症は6歳以降に多く，その治療は成人例と大きな違いはない．
- 脳AVFは新生児期を含めてあらゆる時期に発症するが，テント上病変では新生児期から乳幼児期までの間に，テント下では乳幼児期以後に発症することが多い．
- 脳AVFは静脈瘤を合併することが多く，その壁に1つまたは複数のシャントポイントを認める．
- 脳AVFの治療は外科手術でも可能であるが，経動脈的塞栓術が主流である．
- 塞栓物質にはNBCA，Onyx™，コイルがあり，その選択は病変の部位，栄養血管の蛇行の程度，正常血管の分枝の有無などから判断する．
- 脳AVM・AVFは，基礎疾患として遺伝性出血性毛細血管拡張症（hereditary hemorrhagic telangiectasia：HHT）やcapillary malformation-arteriovenous malformation（CM-AVM）といった遺伝性疾患がないかを常に念頭に置く必要がある❻❼．
- HHT，CM-AVMともに特徴的な皮膚所見を有しているが，小児期には皮膚病変が乏しいことが多いため，家族歴も詳細に聴取する必要がある．

> **Memo 6**
> **Hereditary hemorrhagic telangiectasia (HHT)[18]**
> 常染色体優性遺伝で，原因遺伝子に第9染色体のEndoglinや第12染色体のactivin receptor-like kinase1（ALK1）などが同定されている．これらはいずれも血管形成や維持に重要な働きをしているTGF-βシグナル伝達系の遺伝子である．臨床的には繰り返す鼻出血，皮膚や粘膜の毛細血管拡張病変，肺・中枢神経系・肝臓のAVM・AVFが認められる．HHTの約10％以上に脳AVM・AVFを合併し，多発性に認めることがある．

> **Memo 7**
> **Capillary malformation-arteriovenous malformation (CM-AVM)[22]**
> 常染色体優性遺伝で，原因遺伝子に第5染色体のRASA1が同定されている．RASA1によってcodeされるタンパク質は，細胞の成長，増殖，分化に関与しているRas/MAPKシグナル伝達系を抑制している．CM-AVMは皮膚に多発性の毛細血管奇形を認め，約20％に頭蓋内や頭頚部，四肢のAVM・AVFを合併する．

VI
6 小児脳動静脈奇形／硬膜動静脈瘻に対する定位放射線治療

林　基弘，田村徳子，堀場綾子，森谷圭佑，川俣貴一

適　応

- 小児脳動静脈奇形（AVM）における定位放射線治療の適応は，基本的に成人症例の適応と変わらない．治療を希望する非出血例・手術および血管内治療困難例などが好適応となる．
- 小児脳動静脈瘻（AVF）に関しては，基本的に定位放射線治療が第一選択とはならない．
- ARUBA 研究により積極的治療介入の是非が問われている時代ではあるが，小児例はこれからの長き人生を不安なく生活していくために，低リスクによる定位放射線治療の実践が可能であるならば，積極的導入を考慮すべきと筆者らは考える❶．
- ほとんどの症例（特に 12 歳以下）が全身麻酔下管理での治療となることから，治療動線や管理は決して容易でなく，各施設でもって受け入れの可否が異なる．

ポイント

- 小児脳 AVM に対する定位放射線治療は，成人例に比し治療反応性が良い傾向にある．その特性を活かした線量計画（照射線量・体積・段階治療の場合のタイミング）が必要になる❷❸．
- 脳 AVM に関する定位放射線治療は，脳腫瘍に比し辺縁線量を比較的高く設定せざるを得ず，症例によっては照射野が大きくなってしまう場合がある．そのため，いかに合併症としての放射線障害（放射線壊死）を予防していくかがカギになる．

Pitfalls 1

脳 AVM に対する定位放射線治療（ガンマナイフ）のゴールは，「AVM 画像上消失＝完全閉塞」ではなく，血管内皮細胞へのダメージ・壁肥厚・硝子化変性などの経年的変化を狙ったものであり，むしろ血管壁肥厚に伴う「壁脆弱性の改善（＝破裂出血リスク低下）」およびその内腔狭小化に伴う「血流低下（＝結果として血流ゼロとなり完全閉塞へと至る）」と認識をあらたにすべきである．完全にカバーし治療を終えられた場合は，1 年経過時に出血率が 1〜2％／年と有意に低下し，未治療自然出血率の半分程度に達するというエビデンスも報告されている．放射線障害を回避できる治療が可能ならば，行うことの意義は大きいと考える．

Memo 2

Pollock & Flickinger スコア

AVM に対する grading で，Spetzler−Martin grade は手術可否と是非を決めるうえできわめて重要であることがよく知られている．一方で，radiosurgery の治療優位性を示すために，Pollock & Flickinger により新たなスコアリングが提唱された．その計算式は下記の通りである．

$(0.1) \times$ （nidus 体積）$+ (0.02) \times$ （年齢）$+ (0.3) \times$ （AVM 局在：前頭葉・側頭葉は 0，頭頂葉・後頭葉・脳室内・脳梁・小

脳は 1，大脳基底核・脳幹は 2）

上記スコアが 1 未満，1.0〜1.5，1.5〜2.0，2.0 超の 4 群に分けて評価しており，スコアが低いものほど反応が良く，定位放射線治療による治療優位性が高いとされている．特に，三因子の一つに「年齢」があり，小児例であれば計算上スコアは上がりがたく，小児 AVM は成人のそれに比較し反応性が一般に良いということになる．

- 長期的フォローが必要となるため，放射線障害併発例ではその後の晩期障害（7〜8年後）としての囊胞形成や海綿状血管腫発生にも注意を払う必要がある[23]．
- ガンマナイフ治療後に認められる浮腫性変化（T2WI における higher intensity）は，必ずしも放射線障害によるものだけでなく，occlusive hyperemia ❹によるものも考慮すべきである．その発症時期によって，他治療の介入を積極的に検討せねばならない．

治療の実際・治療動線とシステム❺

- CT 室内ストレッチャー上にて全身麻酔導入（プロポフォール）を施行する．その後，CT 検査台へ移動させフレーム装着を行い，次いで CT（位置決め）撮像を連続して行う．ロスタイムと移動を最小限にすべく勘案したシステムとしている[24, 25]❻．
- CT 撮像後，血管撮影室もしくは直接ガンマナイフ室へストレッチャー移動する．最終的にガンマナイフ室到着後，治療計画終了まで麻酔管理を継続して行う（図2）．
- 治療開始となれば，被曝環境下であり，医療者の立ち入りは不可である．そのため，各種モニタリングを室外にて管理し，安全な治療を遂行するよう努める．照射終了後，フレームを外し，その後全身麻酔より覚醒させ帰室としている．

Tips 3

小児脳 AVM 完全消失後出血リスク

ガンマナイフ治療後，小児脳 AVM 完全閉塞率は成人のそれとほとんど変わらない．しかし，閉塞後出血に関しては，小児症例の場合，その原因の一つとして "de novo AVM" の可能性が稀ながらあるために，20歳以下ではこまめな経過観察を推奨している．治療時血管撮影には明らかに映っていない nidus（＝血流がない）が，ガンマナイフ治療後その非照射部に血流が流れ込むことで顕性化し，次いで出血にまで至る症例が報告されている．

Pitfalls 4

Occlusive hyperemia

脳 AVM ガンマナイフ治療後，T2WI にて higher intensity を呈することが稀ならず認められる．たいがいは半年後に多く認められ，照射量が高くかつ照射体積が大きい場合は，そのエネルギーの高さから放射線障害の可能性を強く疑う．実際，転移性脳腫瘍治療などでよく認められている．しかし，一方で照射量・体積を一定以下に保った状況下での治療においては，放射線障害よりもむしろ occlusive hyperemia を疑っている．これは出現時期がほぼ二峰性であり，半年前後で進行性に出現する early occlusive hyperemia と，2年前後で突如出現する delayed occlusive hyperemia に分類している．前者は臨床症状を伴わず，1年前後でほぼ寛解してしまう良性の経過で，nidus の超早期における流量の変化を受けているものと推測している．実際に3年経たずに完全閉塞へと至る症例が多い．一方で後者は，drainer レベルにおける急速な血栓形成が主と考えられており，進行性に神経症状が進み，出血へと至る症例が少ないことから，早急な対応が必要と考えている．

Tips 5

小児全身麻酔下ガンマナイフ治療

全身麻酔下でのガンマナイフ治療実施に際しては，成人に行う局所麻酔下でのそれとは全く異なり，システム的に注意せねばならない点が多い．当科では，必ず事前に麻酔科医師・看護師・臨床工学士（ME）・診療放射線技師などを交え，患者情報および実際のシミュレーションを繰り返し行い確認作業にあたっている．以前は手術室にてガス麻酔下，フレーム装着を行い，その後鎮静下で MRI・CT・血管撮影，そして治療へと至った．この過程で，患者の体動・管理・治療中リスク・長時間化など問題が山積で

あった．通常はフレーム装着後の各種検査が，各画像への座標化（coordination）の観点から必須であった．しかし，治療用コンピュータ（Leksell GammaPlan®：Elekta 社）のバージョンアップにより，現在では位置決め用の単純 CT（および必要とした場合の血管撮影）のみで治療遂行が可能となり，検査時間・移動時間など全身麻酔下でのリスクを減じるべく治療システムが構築できるようになった．さらに，静脈麻酔薬使用や遠隔被曝環境下でのモニタリングなどの技術進歩により，いっそう安全に治療が行える環境となった[24]．

Troubleshooting 6

治療前検査として血管撮影が必要，かつ AVM 局在が左右どちらか側方に位置する場合は，固定ポストが前後にあると，画像 subtraction をかけたときに AVM そのものの描出が悪くなってしまうことが知られている．CT 画像における pin artifact を防ぐため，上述 BIS モニターパッドを装着するためにも，患側前方ポストをあえて装着せず 3 点固定として行っている（図 1）．

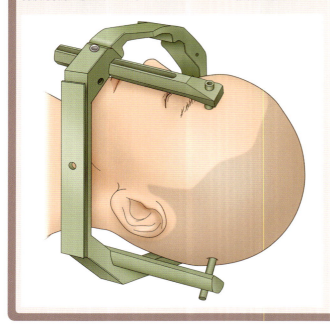

図 1. CT 室内における頭部フレーム固定
患者右側側方に AVM が存在．よって，前方ポストに左側を使用．BIS モニターは右側前頭部に装着する．

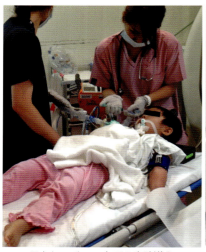

ストレッチャー上での麻酔導入

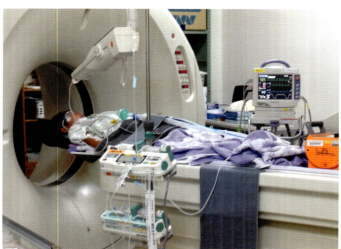

CT 撮影

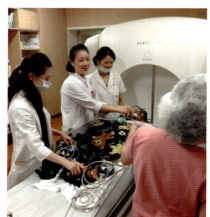

ガンマナイフ室にて治療

図 2. 全身麻酔下ガンマナイフ治療における現場と動線
CT 室内で麻酔導入しフレーム固定．CT 撮影後，ガンマナイフ室へ移動．治療計画後，厳重モニター管理下に照射実践する．非常に多くの医療者によるチームワークが必要[24,25]．

治療計画（ガンマナイフ）

- Leksell GammaPlan® へすべての画像データをインストールする．現在のシステムでは，位置決め用 CT が1つあれば，血管撮影以外の画像 DICOM データはフレーム非装着下であっても，co-registration という機能を用いることで同一の座標化（coordination）が可能となっている．
- 造影 CT は 3D-CTA 原画像を用い，ちょうど nidus と drainer の移行部が同時によく描出されるタイミングで撮像できるよう，注入量・タイミングを統一化している．
- MRI は T2WI axial 2.0 mm thickness，造影 3D T1WI axial 1.0 mm thickness，非造影 TOF および造影 TOF の 4 種を AVM 用に基本パッケージとして撮像している．
- 当科では AVM 治療計画専用 work space を Leksell GammaPlan® 内に設定し，CT および MRI は三方向（axial, coronal, sagittal）それぞれが，そして血管撮影は正面側面像それぞれにおいて動脈相・中間相・静脈相が流れとして同時にすべて同一モニター上に表示できるよう工夫している（図3）．

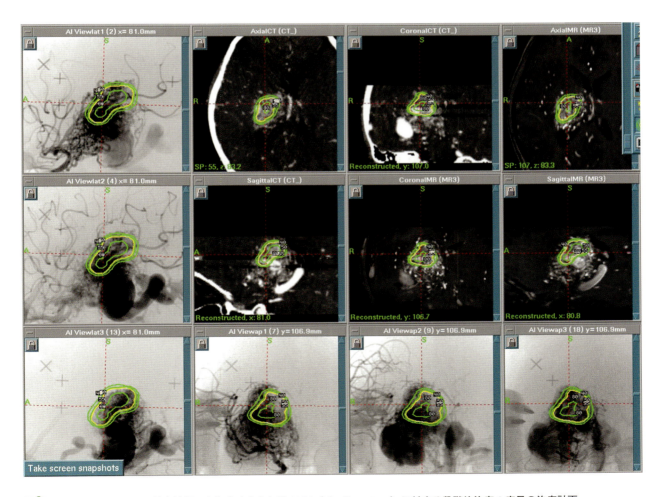

図3．右前頭葉深部－大脳基底核部に占拠する大きな脳 AVM（plexiform type）に対する段階的治療1度目の治療計画
9歳，女児．本患者は緩徐進行性の左片麻痺を主訴に受診．成長とともに発達する drainer による内包への圧迫と考え，閉塞ではなく流量を下げるための照射計画を考案した．結果，1年後に麻痺の進行は止まり，以後2度のガンマナイフを施行し，現在はほぼ消失にまで至っている．

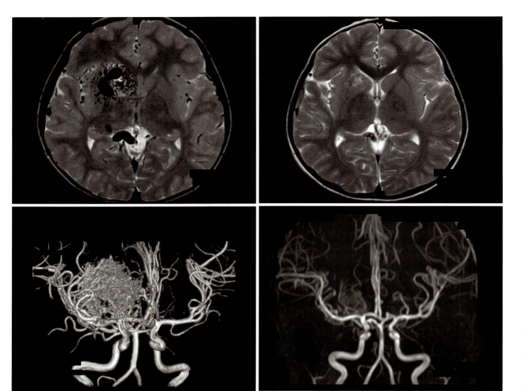

図4 右被殻-尾状核に占拠する大きな脳AVM（plexiform type）に対する段階的治療1度目照射後の経緯

10歳，男児．神経学的異常はなく，照射野外における閉塞も認められ，8ヵ月後にほぼ消失にまで至っている．3年経過後，残存nidusがあるようであれば，そこで2度目の治療を施す予定である．

- 当科では，drainerに移行する直前のAVM nidusをpriority targetとして治療計画を立てている．AVM完全閉塞に至らしめるための最低線量は22 Gy（辺縁線量）とされており，当科では22～24 Gyを処方線量として全症例に用いている[26]．
- その際，放射線障害を回避するうえでの照射体積は，Flickinger volume-dose risk曲線から4 ccと定めて行っている．意図的未照射部に関しては2～3年の経過の後，再治療とすべく段階的治療を行っている[26]．**7**

治療成績

- 当科における上記治療方針に基づく，小児脳AVM 22症例に対するガンマナイフ治療成績として完全閉塞率は77％（最大径3 cm以下は89％，3 cm超は62.5％）であり，放射線障害を起因とする脳浮腫は認めていない[27]．
- 一方で，ごく早期よりnidusの閉塞を疑わせるocclusive hyperemiaに伴う浮腫性変化は9％に認められていた．しかし，そのうち症候性てんかんなど実際に症状を呈する症例はいなかった[27]．
- 晩発性障害の一つとして知られている囊胞形成は認めていない．フォロー中の出血は3症例に認められた[27]（図4）．

Memo 7

Large AVMに対するガンマナイフ分割照射

現在，10 ccを超えるlarge AVMに対して，血管内治療を先行して行う症例は増えつつあるが，処置後nidusが描出しづらくなり，治療計画targeting上不利となることが少なくない．それに対して，ガンマナイフ単独で治療を行おうと考えると，単回治療では放射線障害リスクが上がってしまい，かつ治療効果も不十分とならざるを得ない．その場合，nidusに対する部分分割にて対応するようにしている．① feeder側nidusを優先targetとして，② feederごとの各コンパートメントに分けて，③ drainer側nidusを優先targetとして，④ no policy（こだわりなく上下・左右などのようにtargetを決める）にて段階的に照射を行うという方法が取られている．現状では，どの方法が優位なのかに関する報告はない．筆者らは病理学的理由，つまり最大のshunting pointかつ破裂を惹起しやすい脆弱な箇所への優先照射が必要と考え，③による治療方法を選択している．外科手術と異なり，ガンマナイフ後は急な流量の変化がないことから安全に行えている．

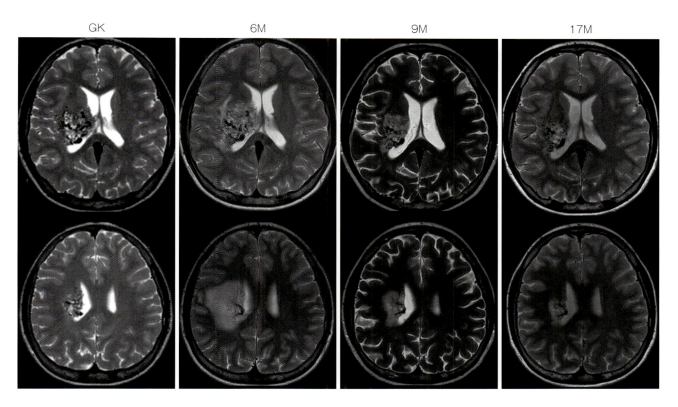

図5. 右前頭葉－大脳基底核に占拠する大きな脳AVM（diffuse type）に対する段階的治療1度目照射後の経緯
12歳，女児．半年後に左片麻痺を伴う大きな浮腫出現．治療後17ヵ月時MRIにて浮腫はほぼ消失したが，まだリハビリテーションを要する麻痺は残存している．

副作用・限界

- かなり大きなAVM症例であり，4ccごとの部分分割ではいつ治療が終わるかわからない症例に対し，上記治療方針と若干異なる治療方法（照射体積を10ccとし，辺縁線量を18Gyとして行った．それでも22Gy領域は4ccとなるように設定した）にて行った結果，6ヵ月後に麻痺を伴うかなり強い浮腫性変化（放射線障害＋occlusive hyperemia）を生じた（図5）．
- また，別症例で脳室内外局在diffuse type large AVM症例に対して段階的治療を施し，治療反応性は良く一度消失が確認されたが，その5年後に小さな出血を繰り返している．症例により治療経過が成人以上に異なるので，末永くフォローが必要となる（図6）．

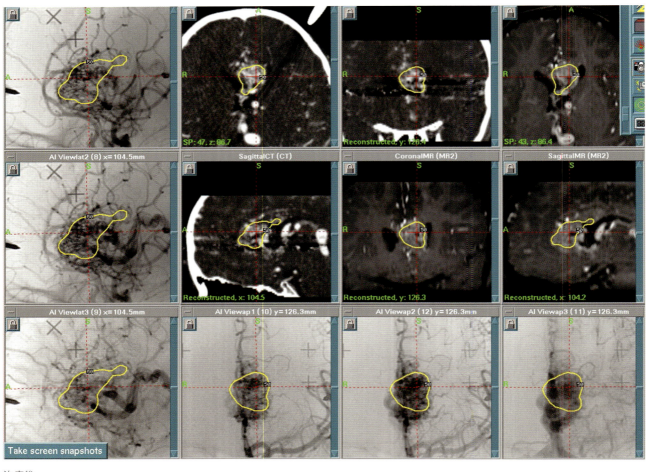

治療後

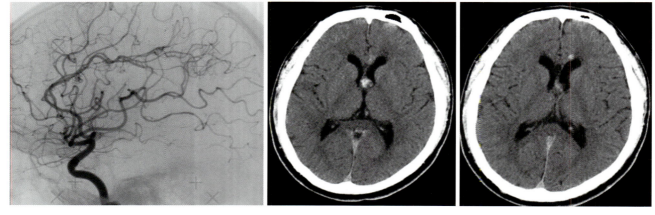

図6. 左側脳室内外に占拠する大きな脳AVM（diffuse type）に対する段階的治療1度目の照射計画
9歳，男児．治療後12年，総計3度のガンマナイフ施行．血管撮影上は明らかなnidus描出不可であっても再三の出血あり．

第 Ⅵ 章 文　　献

1) Stein BM : Arteriovenous malformations of the medial cerebral hemisphere and the limbic system. *J Neurosurg* **60** : 23-31, 1984.

2) Kim YB, Young WL, Lawton MT ; UCSF BAVM Study Project : Parafalcine and midline arteriovenous malformations : surgical strategy, techniques, and outcomes. *J Neurosurg* **114** : 984-993, 2011.

3) Yaşargil MG, Jain KK, Antic J, et al. : Arteriovenous malformations of the anterior and the middle portions of the corpus callosum : microsurgical treatment. *Surg Neurol* **5** : 67-80, 1976.

4) Yaşargil MG, Jain KK, Antic J, et al. : Arteriovenous malformations of the splenium of the corpus callosum : microsurgical treatment. *Surg Neurol* **5** : 5-14, 1976.

5) Kikuchi H, Miyamoto S, Nagata I, et al. : Surgical treatment of pericentral arteriovenous malformation. *J Clin Neurosci* **5** : 87-90, 1998.

6) Rodríguez-Hernández A, Kim H, Lawton MT, et al. : Cerebellar arteriovenous malformations : anatomical subtypes, surgical results, and increased predictive accuracy of the supplementary grading system. *Neurosurgery* **71** : 1111-1124, 2012.

7) 森田明夫，村井保夫，木村俊運：Occipital transtentorial apparoch の基本. 脳外誌 **23** : 812-819, 2014.

8) 石井　暁，宮本　亨：脳動静脈奇形に対する集学的治療―塞栓術の役割. 脳外誌 **24** : 180-188, 2015.

9) Verheggen R, Finkenstaedt M, Rittmeyer K, et al. : Intra-and paraventricular arteriovenous malformations: symptomatology, neuroradiological diagnosis, surgical approach and postoperative results. *Acta Neurochir* **131** : 176-183, 1994.

10) Oran I, Parildar M, Derbent A : Ventricular/paraventricular small arteriovenous malformations: role of embolization with cyanoacrylate. *Neuroradiology* **47** : 287-294, 2005.

11) 岸田悠吾，佐藤　拓，齋藤　清，他：ViewSite™ を用いた脳内・脳室内深部腫瘍摘出術. *Nuerol Surg* **42** : 311-325, 2014.

12) Cantore G, Missori P, Santoro A : Cavernous angiomas of the brain stem. Intra-axial anatomical pitfalls and surgical strategies. *Surg Neurol* **52** : 84-93, 1999.

13) Saito N, Sasaki T, Chikui E, et al : Anterior transpetrosal approach for pontine cavernous angioma — case report. *Neurol Med Chir* **42** : 272-274, 2002.

14) Matsushima T, Fukui M, Inoue T, et al. : Microsurgical and magnetic resonance imaging anatomy of the cerebello-medullary fissure and its application during fourth ventricle surgery. *Neurosurgery* **30** : 325-330, 1992.

15) Kyoshima K, Kobayashi S, Gibo H, et al. : A study of safe entry zones via the floor of the fourth ventricle for brain-stem lesions. Report of three cases. *J Neurosurg* **78** : 987-993, 1993.

16) 片山容一，冨永悌二，斉藤延人 編：ビジュアル脳神経外科 3 脳幹・基底核・小脳. メジカルビュー社，2011.

17) Kin T, Nakatomi H, Shojima M, et al. : A new strategic neurosurgical planning tool for brainstem cavernous malformations using interactive computer graphics with multimodal fusion images. *J Neurosurg* **117** : 78-88, 2012.

18) Begbie ME, Wallace GM, Shovlin CL : Hereditary haemorrhagic telangiectasia (Osler-Weber-Rendu syndrome) : a view from the 21st century. *Postgrad Med J* **79** : 18-24, 2003.

19) Berenstein A, Fifi JT, Niimi Y, et al. : Vein of Galen malformations in neonates : new management paradigms for improving outcomes. *Neurosurgery* **70** : 1207-1213, 2012.

20) 石黒友也, 小宮山雅樹：小児の脳血管内治療. *Neurol Surg* **41** : 731-742, 2013.

21) Lasjaunias P, ter Brugge KG, Berenstein A : Surgical Neuroangiography Vol. 3 (2nd ed). Springer, Berlin, 2006, pp27-453.

22) Revencu N, Boon LM, Mulliken JB, et al. : Parkes Weber syndrome, vein of Galen aneurysmal malformation, and other fast-flow vascular anomalies are caused by RASA1 mutations. *Hum Mutat* **29** : 959-965, 2008.

23) Izawa M, Chernov M, Hayashi M, et al. : Management and prognosis of cysts developed on long-term follow-up after Gamma Knife radiosurgery for intracranial arteriovenous malformations. *Surg Neurol* **68** : 400-406, 2007.

24) Kamata K, Hayashi M, Nagata O. et al. : Initial experience with the use of remote control monitoring and general anesthesia during radiosurgery for pediatric patients. *Pediatr Neurosurg* **47** : 158-166, 2011.

25) Kamata K, Hayashi M, Muragaki Y, et al. : How to control propofol infusion in pediatric patients undergoing gamma knife radiosurgery. *Acta Neurochir Suppl* **116** : 147-150, 2013.

26) Hayashi M, Tamura N, Yomo S, et al. : Gamma Knife® radiosurgical strategy for pediatric high-grade arteriovenous malformations : advantages of staged radiosurgery prior to targeting nidus proximal to the drainer. *Radisourgery* **7** : 332-340, 2010.

27) Tamura N, Hayashi M, Chernov M, et al. : Outcome after Gamma Knife surgery for intracranial arteriovenous malformations in children. *J Neurosurg* **117** : 150-157, 2012.

索　引

欧　文

A

ABR　*087*
ACB dAVF　*198*
adult type of DAVS　*276*
aggressive type　*198*
ALK1　*005*
angiogenesis　*002*
anterior condylar confluence　*137*
anterior petrosal approach　*270*
anterior spinal axis　*215*
arterialized draining vein　*229*
arteriovenous symptom　*272*
ARUBA 研究　*009, 010, 066, 125, 278*
ascending ramus of cingulate sulcus　*246*
AVM board system　*073*

B

Barrow 分類　*020*
blank roadmap　*102*
Bonnet-Dechaume-Blanc 症候群　*049*
Borden 分類　*021, 022, 145, 192*
bridging vein　*237*

C

CAMS　*004*
capillary malformation　*044*
──-arteriovenous malformation　*277*
cavernous malformation　*050*
CCM1 遺伝子　*051*
cerebral proliferative angiopathy　*008*
cerebrofacial arteriovenous metameric syndrome　*004, 049*
chronic encapsulated hematoma　*051*
clinical target volume　*167*
CM　*044*
CM-AVM　*048, 277*
Cobb 症候群　*004, 049*

Cognard 分類　*021, 022, 171*
collector　*137*
conformity index　*122*
cortical venous reflux　*161*
CPA　*008*
cranialization　*203*
CTV　*167*

D

developmental venous anomaly　*057*
dimethyl sulfoxide　*111*
DMSO　*111*
──の副作用　*113*
dorsal somatic branch　*239*
DSA　*013, 215*
DSM with AV shunt　*275*
dural AVF　*025, 226, 237*
DVA　*057*
── with early venous filling　*060, 061*

E

early venous filling　*124*
eloquence area　*010*
eloquent cortex　*086*
eloquent tract　*086*
endoglin　*005*
epidural AVF　*027, 230, 237, 239*
ethylene vinyl alcohol copolymer　*111*
EVOH　*111*

F

flow reduction　*214*
flow void　*207*
functional MRI　*011*

G

Galen 大静脈　*266*
──瘤　*274*
Goose Neck™ Snare　*108*
gradient index　*122*
gross tumor volume　*167*
GTV　*167*

H

hereditary hemorrhagic telangiectasia　*004, 277*
HHT　*004, 005, 048, 277*
high-grade AVM　*073*
high intensity spots　*137*
Histoacryl®　*111*
hydrovenous symptom　*272*

I

ICG　*080, 201*
──蛍光脳血管造影　*080, 217*
──ビデオ血管撮影　*099, 222*
IDAVS　*276*
iDSA　*072*
IMP-SPECT　*018*
infrafacial triangle　*269*
International Society for the Study of Vascular Anomalie 分類　*042*
intramedullary AVM　*029, 226, 237, 241*
isocentric planning　*167*
isolated sinus　*174, 175*
ISSVA　*042*

L

lateral cerebellomedullary fissure approach　*268*
Lawton 分類　*192*
Leksell GammaPlan®　*281*
LM　*045*
lymphatic malformation　*045*

M

Marathon™　*103, 178*
──の抜去　*107*
MDCTA　*215*
medial cerebellomedullary fissure approach　*268*
medial posterior choroidal artery　*089*
medullary vein　*057*
MEG　*011*
melting brain syndrome　*273*
MEP　*087*

micro-doppler の波形　*263*

migration の予防　*159*

motor area　*249*

MRI　*031*

MR tractography　*011*

N

NBCA　*111, 118, 144, 154, 156, 175*

Neonatal Evaluation Score　*273*

nidus 剥離法　*074*

non sinus type　*191*

O

occipital transtentorial approach　*265*

occlusive hyperemia　*279*

Onyx™　*103, 111, 118, 144, 154, 156, 175, 178, 249*

──── Adapter　*105*

P

paraventricular AVM　*260*

park bench position　*255*

PDCN　*086*

pericranial flap　*200*

perimedullary AVF　*027, 226, 237, 240*

perinidal dilated capillary network　*086*

PET　*012*

petrosal type AVM　*257*

Picard 分類　*191*

planning target volume　*167*

plug and push 法　*105, 106, 116, 156*

Pollock & Flickinger スコア　*278*

posterior dural branch　*239*

posterior lateral approach　*208*

posterior spinal artery　*241*

prelaminar branch　*239*

pressure cooker technique　*110*

PTV　*167*

R

radiation-induced optic neuropathy　*122*

radicular vein　*205*

radiculomeningeal artery　*239*

radiosurgery　*125*

RION　*122*

Rosenthal 脳底静脈　*266*

S

Scepter®　*109*

Schobinger の動静脈奇形病期分類　*047*

selective TVE　*147*

SEP　*087*

sequential planning　*168*

shunted pouch　*145*

shunting point　*163*

sinus packing　*189*

SMAD4　*005*

SPAVF　*220*

SPECT　*011*

Spetzler-Martin 分類　*007, 014, 066, 073, 246*

sphenobasal vein　*139*

sphenopetrosal vein　*139*

spinal arteriovenous metameric syndrome　*049*

Sturge-Weber 症候群　*048*

suprafacial triangle　*269*

systemic symptom　*272*

S 状静脈洞部　*171*

T

TAE　*153, 177*

target embolization　*215*

TDAVF　*191*

telangiectasia　*044*

tentorial sinus　*191*

tentorial type AVM　*254*

TGF-β　*005*

time of flight　*161*

time-stage 法　*126*

TOF　*161*

──── 原画像　*137*

trans-4th ventricle approach　*267*

trans-cervical approach　*148*

trans-femoral approach　*148*

transarterial embolization　*153, 177*

transvenous embolization　*110, 177, 185*

turn-back embolization technique　*150*

TVE　*142, 145, 177, 185*

V

varix　*058*

vasa corona　*241*

vascular anomaly　*042*

vasculogenesis　*002*

VEGF　*003*

vein of Galen aneurysmal dilatation　*274*

venous anomaly　*051*

venous malformation　*046*

venous pouch　*234*

vental somatic branches　*239*

ventral epidural vain　*239*

VEP　*087*

VGAD　*274*

VM　*046*

volume-stage 法　*127*

W

Wyburn-Mason 症候群　*049*

┃和　文┃

あ

圧迫性神経根症　*233*

圧迫性脊髄症　*233*

い

苺状血管腫　*044*

遺伝性出血性毛細血管拡張症　*004, 048*

インジゴカルミン　*222*

う

うっ血性脊髄症　231

え

液体塞栓物質　111, 154, 178
円筒脳べら　260

お

横静脈洞部　171

か

外側脊髄動脈　204
外転神経麻痺　190
海綿状血管腫　046, 050, 058, 061
海綿静脈洞部　185
架橋静脈温存　087
下錐体静脈洞　187
画像診断，脊髄動静脈シャント　031
眼圧上昇　016
眼球突出　016
冠状縫合　246
完全閉塞　164
ガンマナイフ　055, 119, 125, 161, 281
顔面静脈　188

く

くも膜開放　229

け

計画標的体積　167
蛍光血管造影　080
経静脈的塞栓術　142, 145, 177, 182, 185, 186, 195
経動脈的塞栓術　144, 153, 177, 178, 180, 193, 238
痙攣　051
外科治療　095
　——，脳動静脈奇形　080, 086
外科的シャント離断術　196
血管奇形　042
血管構造，動静脈奇形　004
血管新生　002
血管性腫瘍　042
血管造影　036

血管内治療
　——，小児　272
　——，頭蓋内硬膜動静脈瘻　145, 153
　——，脊髄動静脈シャント　237
　——，脳動静脈奇形　101, 111
血管発生　002
結膜充血　016
限局性脱毛　165
健忘症状　247

こ

後篩骨動脈　198
後脊髄静脈　205
後頭動脈　176
硬膜外静脈　230
硬膜外動静脈瘻　035, 237, 239
硬膜血管　162, 163
硬膜動静脈瘻　032, 145, 161, 166, 225, 237, 272, 277, 278
　——の再発　163
固体塞栓物質　180

さ

サイバーナイフ　166, 219
残存 nidus　071

し

シェル　166
シャント還流　136
重症度分類，硬膜動静脈瘻　021
出血発症　249
術後出血　259
術後塞栓　131
術前 3 次元融合画像　086
術前塞栓　130
　——術　260
術中 DSA　247
術中 ICG 蛍光脳血管撮影　074, 080
術中出血　259
上眼静脈　185
照射ターゲット　162
静注多列 CT　036
上椎体静脈洞　188
小児　272, 278

　——全身麻酔下ガンマナイフ治療　279
　——動静脈奇形　003
小脳延髄裂　269
小脳動静脈奇形　254
静脈うっ血　059, 061
静脈うっ滞　017
静脈還流形態　020, 171
静脈奇形　046
静脈性血管腫　051
静脈石　046
上矢状静脈洞部　177
神経モニタリング　222
診断
　——，頭蓋内硬膜動静脈瘻　020
　——，脳動静脈奇形　009

す

髄質静脈　057
髄内 glomus 動静脈奇形　033
髄内型脊髄動静脈奇形　214, 237
髄内若年性動静脈奇形　033
髄内動静脈奇形　029, 241
頭蓋頚椎移行部硬膜動静脈瘻　204, 226
頭蓋内硬膜動静脈瘻　015, 020, 136, 145, 153, 161, 166
頭痛　051
ステロイド投与　209

せ

成因と発育，動静脈奇形　004
脊髄回旋法　224
脊髄硬膜外動静脈瘻　027, 230
脊髄硬膜動静脈瘻　025
脊髄硬膜内操作　223
脊髄終糸動静脈瘻　220
脊髄症　205
脊髄髄内動静脈奇形　214, 237
脊髄動静脈奇形　214, 237
脊髄動静脈シャント　025, 031, 237
　——疾患分類　226
脊髄動静脈瘻　237
脊髄辺縁部動静脈瘻　027, 034, 220, 237, 240

責任血管の同定　028
前篩骨動脈　198
前頭蓋底部硬膜動静脈瘻　198
前脊髄静脈　205
前脊髄動脈　205
選択的色素動注法　222
浅中大脳静脈　190
前頭洞　200

そ

造影 MRA　035
側臥位　249
塞栓術　114, 116
塞栓物質　025, 111

た

ターゲット塞栓　147
第四脳室底　269
帯状溝　247
大脳半球間裂動静脈奇形　246
耐容線量　169

ち

中位胸椎硬膜動静脈瘻　227
中間カテーテル　178
中硬膜動脈　176
中心前小脳静脈　266
鳥距動脈　091, 093

て

定位的 MR 撮影　122
定位的脳血管撮影　120
定位放射線治療　119, 125, 161
　——，小児　278
　——，頭蓋内硬膜動静脈瘻　161, 166
テント部硬膜動静脈瘻　191

と

盗血現象　018
動注　080
　——多列 CT　036
頭頂後頭葉動脈　091
動脈瘤　007

な

内頚静脈直接穿刺　148
内大脳静脈　266
内椎骨静脈叢　230

に

肉眼的腫瘍体積　167
乳児血管腫　044
妊娠分娩　008

の

脳幹部海綿状血管腫　265
脳磁図　011
脳室近傍部動静脈奇形　260
脳静脈還流障害　136
脳神経障害　176
脳動静脈奇形　066, 073, 080, 086, 101, 111, 119, 125, 272, 277, 278
嚢胞形成　279
脳梁縁動脈　249
脳梁周囲動脈　249
脳梁動静脈奇形　246

は

ハイブリッド手術室　221
拍動性耳鳴　016
発生学的分類，硬膜動静脈瘻　022
晩発性放射線障害　124
晩発性放射線視障害　122

ひ

皮質静脈逆流　140
　——の残存　174, 175
非表在性脳動静脈奇形　095
病期分類，海綿静脈洞部硬膜動静脈瘻　023

ふ

腹臥位　249
複視　017
浮腫　016
フルオレセイン　080
フレーム固定　161
フレキシブル吸引管　264
分割照射　131

へ

辺縁部脊髄動静脈瘻　027, 034, 220, 237, 240

ほ

放射線障害　278
放射線誘発性合併症　165
母斑　042

ま

マイクロカテーテル　117
慢性被膜化血腫　051

み

脈管形成　002

も

毛細血管拡張症　044
毛細血管奇形　044

り

リピオドール®　113, 175
臨床判断分析，定位放射線治療　119
臨床病態
　——，脊髄動静脈シャント　025
　——，頭蓋内硬膜動静脈瘻　015
　——，脳動静脈奇形　002
臨床標的体積　167
リンパ管奇形　045

れ

レクセル G フレーム　119, 121

ろ

瘻孔　164

わ

ワーキングスペース　247

数字

3D コンピュータ画像　037
3D シミュレーション　096

プライム脳神経外科3

脳・脊髄動静脈奇形と頭蓋内・脊髄硬膜動静脈瘻

発　行　2019 年 5 月 24 日　第 1 版第 1 刷 ©
監修者　木内博之　斉藤延人
編集者　中瀬裕之
発行者　青山　智
発行所　株式会社 三輪書店
　　　　〒 113-0033 東京都文京区本郷 6-17-9 本郷綱ビル
　　　　TEL 03-3816-7796　FAX 03-3816-7756
　　　　http://www.miwapubl.com
装　丁　齋藤久美子（カバー写真：Matthew Mullan/EyeEm/Getty Images）
印刷所　シナノ印刷 株式会社

本書の内容の無断複写・複製・転載は，著作権・出版権の侵害となる
ことがありますのでご注意ください．

ISBN 978-4-89590-589-3　C3047

JCOPY ＜出版者著作権管理機構　委託出版物＞

本書の無断複製は著作権法上での例外を除き禁じられています．
複製される場合は，そのつど事前に，出版者著作権管理機構（電
話 03-5244-5088，FAX 03-5244-5089, e-mail: info@jcopy.or.
jp）の許諾を得てください．